D1723689

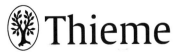

Fallbuch Gynäkologie und Geburtshilfe

Claudia Pedain
Julio Herrero Garcia

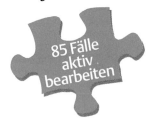

85 Fälle aktiv bearbeiten

III

Georg Thieme Verlag
Stuttgart · New York

Dr. med. Claudia Pedain
Gineclinic
Lázaro Cárdenas, 4 bajos
08017 Barcelona
c.pedain@telefonica.net

Dr. med. Julio Herrero Garcia
Profesor asociado de la Universidad Autónoma de
Barcelona
Hospital Universitari Materno-Infantil Vall d'Hebron
P/Vall d'Hebron 119 – 129
08035 Barcelona

Bibliografische Information Der Deutschen Bibliothek

Die Deutsche Bibliothek verzeichnet diese Publika-
tion in der Deutschen Nationalbibliographie; detail-
lierte bibliografische Daten sind im Internet über
http://dnb.ddb.de abrufbar.

© 2003 Georg Thieme Verlag
Rüdigerstraße 14
D-70469 Stuttgart
Telefon: +49/0711/8931-0
Unsere Homepage: http://www.thieme.de

Printed in Germany

Umschlaggestaltung: Thieme Marketing
Umschlagfoto: Tobias Oexle, Stuttgart
Satz und Druck: Druckhaus Götz GmbH, Ludwigsburg,
    gesetzt auf CCS Textline

ISBN 3-13-136371-1   1 2 3 4 5 6

Wichtiger Hinweis: Wie jede Wissenschaft ist die Me-
dizin ständigen Entwicklungen unterworfen. For-
schung und klinische Erfahrung erweitern unsere Er-
kenntnisse, insbesondere was Behandlung und medikamentöse Therapie anbelangt. Soweit in diesem
Werk eine Dosierung oder eine Applikation erwähnt
wird, darf der Leser zwar darauf vertrauen, dass Autoren, Herausgeber und Verlag große Sorgfalt darauf ver-
wandt haben, dass diese Angabe **dem Wissensstand
bei Fertigstellung des Werkes** entspricht.

Für Angaben über Dosierungsanweisungen und
Applikationsformen kann vom Verlag jedoch keine Ge-
währ übernommen werden. **Jeder Benutzer ist ange-
halten,** durch sorgfältige Prüfung der Beipackzettel
der verwendeten Präparate und gegebenenfalls nach
Konsultation eines Spezialisten festzustellen, ob die
dort gegebene Empfehlung für Dosierungen oder die
Beachtung von Kontraindikationen gegenüber der Angabe in diesem Buch abweicht. Eine solche Prüfung ist
besonders wichtig bei selten verwendeten Präparaten
oder solchen, die neu auf den Markt gebracht worden
sind. **Jede Dosierung oder Applikation erfolgt auf eigene Gefahr des Benutzers.** Autoren und Verlag ap-
pellieren an jeden Benutzer, ihm etwa auffallende Un-
genauigkeiten dem Verlag mitzuteilen.

Vorwort

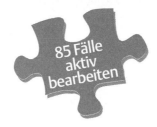

„Ein Buch zur Vorbereitung für die mündliche Prüfung in Gynäkologie und Geburtshilfe ..." lautete die Anfrage, mit welcher der Thieme Verlag vor fast genau einem Jahr an uns herangetreten ist. Das Konzept, unser Fachgebiet anhand typischer (und eben auch atypischer) Fallgeschichten aus unserem Berufsalltag zu schildern fanden wir so interessant, dass wir zugesagt haben an diesem Projekt mitzuarbeiten. Die 85 Fallbeispiele, die schließlich entstanden sind, fassen die wichtigsten gynäkologischen Krankheitsbilder und geburtshilflichen Situationen aus dem Praxisalltag zusammen, auch die gynäkologische Onkologie, Endokrinologie und Reproduktionsmedizin finden sich in den Fallbeispielen vertreten. Um diese Situationen möglichst realistisch darzustellen, sind die einleitenden Krankheitsgeschichten so formuliert, wie sie vielleicht die Patientin erzählen würde, was die Krankenschwester berichten würde, die mitten in der Nacht den diensthabenden Arzt weckt oder was der Oberarzt sagt, der Anweisungen im Klinikjargon gibt. Wie in der Praxis müssen Untersuchungsergebnisse – Laborwerte, Ultraschallbilder, Kardiotokogramme – bewertet und zur Diagnosefindung oder Therapieentscheidung herangezogen werden. Unser Ziel war es, einen Fragenkatalog zu konzipieren, der nicht nur Wissen vermitteln soll, um eine mündliche Prüfung zu bestehen, sondern der auch bei den ersten Schritten im Praxisalltag hilfreich ist und mit dem fallorientiert Themen bearbeitet werden können. Aus diesem Grunde haben wir – auf den ersten Blick vielleicht „leicht" anmutende – Fallgeschichten wie die Erstverschreibung eines oralen Antikonzeptivums, die „ganz normale" Schwangerenvorsorge oder aber der Wunsch nach einer Krebsvorsorge (das tägliche Brot des niedergelassenen Facharztes für Gynäkologie und Geburtshilfe) mit in das Buch aufgenommen. Auch die „klassischen" gynäkologischen Notfallsituationen finden sich natürlich als Fallbeispiele wieder: Was ist zu tun, bei einem Notfallkaiserschnitt? Welche Primärmaßnahmen müssen bei der kreislaufinstabilen Patientin mit positivem Schwangerschaftstest und sonographisch leerem Cavum uteri veranlasst werden?

Da für das diagnostische und therapeutische Vorgehen der hier vorgestellten Erkrankungsbilder oftmals mehrere Optionen existieren, haben wir uns bei der Beantwortung der Fragen und in den Kommentaren auf die Leitlinien und Empfehlungen der Deutschen Gesellschaft für Gynäkologie und Geburtshilfe bezogen. Bei den onkologischen Fallbeispielen haben wir bewusst davon abgesehen, nach spezifischen Behandlungsstrategien zu fragen, da wir die Erfahrung gemacht haben, dass bei Druck eines Lehrbuches der bis dahin gültige „Goldstandard" aufgrund neuer Studienergebnisse oftmals bereits modifiziert werden muss. Dem interessierten Leser sei für diese speziellen Fragestellungen weiterführende Fachliteratur empfohlen. Das Studium der Fachliteratur möchten wir unseren Lesern auch aus einem weiteren Grund ans Herz legen: Bei dem vorliegenden Buch handelt es sich um eine Fragensammlung, die es ermöglichen soll, sich mit dem bereits erlernten Grundwissen kritisch auseinander zu setzen und dieses zu vertiefen. Ein Lehrbuch kann und soll dieses Buch nicht ersetzen.

Abschließend möchten wir uns bei den Mitarbeitern des Thieme Verlages für die hervorragende Zusammenarbeit bedanken, insbesondere bei Frau Dr. med. Petra Fode, die uns mit ihrem unermüdlichen Einsatz, ihrer konstruktiven Kritik und ihren kritischen Nachfragen eine große Hilfe war. Bedanken möchten wir uns auch ganz herzlich bei Herrn Dr. med. Fernando Puig, der uns einen Teil der sonographischen Abbildungen zur Verfügung gestellt hat. Zuletzt möchten wir allen Lesern viel Erfolg bei ihren Prüfungen wünschen. Kritik und Verbesserungsvorschläge sind uns immer willkommen.

Vilassar de Mar im Juli 2003
Claudia Pedain
Julio Herrero Garcia

Inhaltsverzeichnis

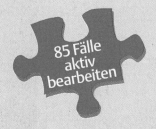

85 Fälle aktiv bearbeiten

!!! – *Schwierige Fälle*

!!! – Schwierige Fälle

!!! – Schwierige Fälle

Inhaltsverzeichnis
nach Themen

Inhaltsverzeichnis
Antworten und Kommentare

XIII

85 Fälle Antworten und Kommentare

Fälle

!!! = *Schwieriger Fall / schwierige Frage*

32-jährige Patientin mit Anämie und Hypermenorrhoe

In Ihrer Sprechstunde stellt sich eine 32-jährige, auffällig blasse Patientin vor, die über Müdigkeit und Abgeschlagenheit klagt. Der Hausarzt hatte bereits ein kleines Blutbild veranlasst, der Hb-Wert liegt bei 8,9 g/dl. Die Fragen zum Zyklus beantwortet die Patientin wie folgt: „In den ersten 2 Tagen der Periodenblutung muss ich fast alle 2 Stunden einen neuen Tampon verwenden, die Periode dauert mittlerweile fast 8 Tage". Bei der vaginalen Tastuntersuchung tastet sich der Uterus vergrößert. Vaginalsonographisch können Sie einen glatt begrenzten, 5 cm großen dem Uterus zugehörigen Befund darstellen, der von der Echogenität her dem Myometrium entspricht und eine homogene Binnenstruktur aufweist.

1.1 Wie lautet Ihre Verdachtsdiagnose? Spezifizieren Sie bitte die Diagnose nach vermutlicher Lokalisation des ursächlich in Frage kommenden Befundes!

1.2 Listen Sie 4 Punkte auf, die bei dieser Erkrankung eine Indikation zur Operation darstellen könnten. Besteht speziell bei dieser Patientin eine Indikation zur Operation?

1.3 Welche möglichen operativen Therapieverfahren kennen Sie? Welche Zugangswege sind möglich? Nennen Sie jeweils 2 Punkte!

1.4 Wie würden Sie eine 52-jährige Patientin mit gleichem Krankheitsbild behandeln?

Antworten und Kommentar *Seite 88*

Patientin mit papillären Tumoren im Genitalbereich

In Ihrer Praxis stellt sich eine 30-jährige Patientin vor, die über gelegentlichen Juckreiz im Vulvabereich und perianal klagt. Die Patientin gibt an, dass sie sich bisher selbst mit einer Creme behandelt habe, eine Besserung der Beschwerden sei nicht eingetreten. Außerdem habe sie das Gefühl, es seien jetzt zahlreiche Knötchen im Bereich der Vulva und besonders im Analbereich aufgetreten. Bei der Untersuchung zeigt sich Ihnen folgendes Bild (s. Abb.).

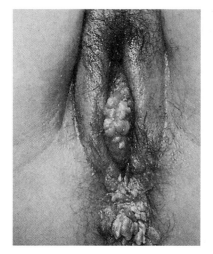

Foto: Vulva

2.1 Welche Diagnose stellen Sie?

2.2 Nennen Sie – unabhängig vom Patientenalter – mindestens 2 mögliche Differenzialdiagnosen bei papillären Befunden in der Anogenitalregion!

2.3 Nennen Sie mindestens 2 mögliche Behandlungsformen die generell bei der gesuchten Erkrankung in Frage kommen!

2.4 Muss mit Rezidiven gerechnet werden und wenn ja, warum?

2.5 Wie würden Sie vorgehen, wenn eine schwangere Patientin am Geburtstermin mit gleichem Befund, regelmäßiger Wehentätigkeit und Muttermunderöffnung auf 4 cm in den Kreißsaal kommt?

Antworten und Kommentar *Seite 89*

22-jährige Patientin mit rechtsseitigem Unterbauchschmerz

Im Nachtdienst stellt sich bei Ihnen eine 22-jährige Patientin mit seit ca. 3 Stunden bestehenden, heftigen „wehenartigen" Schmerzen im rechten Unterbauch vor. Bei der Untersuchung ist das Abdomen gespannt und der gesamte Unterbauch druckschmerzhaft. Bei der vaginalen Tastuntersuchung lässt sich ein deutlicher Portio-Schiebe-Lüftungsschmerz auslösen. Die Körpertemperatur liegt bei 37,7 °C. Die letzte Periode war eine Woche zuvor. Das Labor ergibt 22.000 Leukozyten/µl und ein CRP von 16 mg/l.

3.1   Wie lautet Ihre Verdachtsdiagnose?

3.2   Welche ist die wichtigste Differenzialdiagnose?

3.3   Welche weiteren möglichen Ursachen müssen Sie bei jungen Patientinnen mit akuten Unterbauchschmerzen neben den entzündlichen Erkrankungen generell in Betracht ziehen? Listen Sie 3 mögliche Ursachen auf!

3.4   Welche Untersuchungen (nennen Sie mindestens 4) nehmen Sie vor bzw. ordnen Sie an? Welche Leitbefunde würden Sie jeweils bei der von Ihnen geäußerten Verdachts- und wichtigsten Differenzialdiagnose erwarten?

3.5   Würden Sie eine Laparoskopie/-tomie bei der Patientin in Betracht ziehen und wenn ja, unter welchen Bedingungen?

Antworten und Kommentar *Seite 90*

29-jährige II. Gravida/I. Para am ET-1 unter der Geburt

Sie haben gerade Ihr AiP begonnen und sind heute zum ersten Mal im Kreißsaal eingesetzt. Die Klinik, in der Sie arbeiten ist ärztlicherseits völlig unterbesetzt und man hat Sie quasi „ins kalte Wasser" geworfen; eine Einarbeitungsphase hat nicht stattgefunden. Ihr zuständiger Oberarzt hat Sie mit den Worten „wenn was ist, ruf mich an!" alleine zurückgelassen. Während Sie noch hoffen, es möge nichts passieren, werden Sie bereits in einem der Kreißsäle verlangt:

„Kommen Sie doch bitte zur Geburt!". Beim Betreten des Kreißsaals werden Sie von der Hebamme informiert: 29-jährige II. Gravida, I. Para am ET – 1, Kind in I. Schädellage, Schätzgewicht 3500 g, keine bekannten Schwangerschaftsrisiken. Ein Blick auf die Gebärende, die gerade eine Wehe hat, zeigt Ihnen, dass der kindliche Kopf bereits in der Vulva sichtbar ist, in der Wehenpause allerdings zurücksinkt.

> **4.1**   Wer hat nun nach Ihrem Eintreffen im Kreißsaal die Leitung der Geburt, Sie oder die Hebamme?

Nach mehreren Presswehen bleibt der kindliche Kopf auch in der Wehenpause in der Vulva sichtbar. Das CTG zeigt den abgebildeten Befund (s. Abb.)

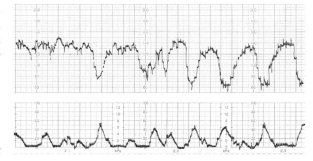

CTG unter der Geburt

> **4.2**   Falls überhaupt, welche Dezelerationsform liegt vor? Beurteilen Sie das CTG: Normal – suspekt – pathologisch?

> **4.3**   Die Hebamme bittet Sie, einen (mediolateralen) Dammschnitt auszuführen. Wo führen Sie den Schnitt aus bzw. welche Strukturen durchtrennen Sie? In welchem Moment führen Sie den Schnitt aus? Entscheiden Sie sich für eine Lokalanästhesie des Dammes?

Die Geburt lief folgendermaßen ab: Nacheinander wurden Stirn, Gesicht und Kinn über den Damm geboren. Die äußere Drehung des Kopfes wurde von der Hebamme unterstützt.

> **4.4**   In welche Richtung hat die Hebamme den kindlichen Kopf „gedreht"? Aus welcher Lage wurde das Kind geboren?

15 Minuten nach der Geburt hat sich die Plazenta noch immer nicht gelöst, eine stärkere Blutung ist nicht zu verzeichnen. Die Patientin verspürt kaum Nachgeburtswehen.

> **4.5**   Würden Sie diesen Zustand als „Plazentaretention" bezeichnen? Wie ist Ihr weiteres Vorgehen bei fehlenden Lösungszeichen?

Antworten und Kommentar *Seite 92*

57-jährige Patientin mit Postmenopausenblutung

Eine 57-jährige Patientin stellt sich wegen einer angeblich erstmalig aufgetreten, vaginalen Blutung in Ihrer Sprechstunde vor. Die letzte reguläre Menstruationsblutung hatte die Patientin 3 Jahre zuvor. Bei der Spekulumeinstellung zeigt sich eine Schmierblutung aus dem Zervikalkanal, der Uterus tastet sich vergrößert und weich. Sonographisch zeigt sich der abgebildete Befund (s. Abb.). Die Patientin hat keine nennenswerten Vorerkrankungen und nimmt, abgesehen von einem Östrogenpräparat keine Medikamente („wegen der Hitzewallungen, dass besorgt mir meine Schwester immer, und was meiner Schwester hilft, kann mir ja nicht schaden!"). Die Patientin wiegt 95 kg bei einer Größe von 160 cm.

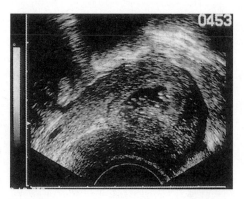

Sono: Uterus

5.1 Beschreiben Sie Ihre erste diagnostische Maßnahme in Stichworten!

Ihre Diagnostik hat ein „gut differenziertes Adenokarzinom" ergeben. Sie haben sich zu einer abdominalen Hysterektomie mit Adnexektomie entschlossen. Der intraoperative Schnellschnittbefund lautet: „Tumor infiltriert die äußere Hälfte des Myometriums, Zervix frei".

5.2 Welcher zusätzliche operative Schritt ist jetzt durchzuführen?

5.3 Benötigt die Patientin eine Nachbehandlung?

5.4 „Was meiner Schwester hilft, kann mir ja nicht schaden!" Können Sie der Patientin zustimmen?

5.5 Erklären Sie den Zusammenhang zwischen Adipositas und Korpuskarzinom. Nennen Sie 3 weitere Risikofaktoren für ein Korpuskarzinom!

Antworten und Kommentar *Seite 94*

38-jährige I. Gravida/Nullipara in der 12 + 4 SSW bei Z. n. IVF

In Ihrer Praxis stellt sich eine 38-jährige, fröhliche Patientin mit den Worten: „Ich glaube ich bin schwanger!" vor. Der von Ihnen durchgeführte Schwangerschaftstest ist tatsächlich positiv. Die Patientin erzählt ihnen, dass sie sich schon lange ein Kind gewünscht habe, jetzt – beim 3. IVF-Versuch (IVF = In-vitro-Fertilisation) – habe es endlich geklappt; der Embryotransfer sei am 7. Mai gewesen. Die Patientin war bislang immer gesund, die Familienanamnese ist bezüglich Stoffwechsel-, genetischen oder kardiovaskulären Erkrankungen leer. Rechnerisch befindet sich die Patientin in der 12 + 4. SSW (Schwangerschaftswoche), sie erklärt Ihnen, dass sie erst jetzt den Schwangerschaftstest gemacht habe, weil sie nicht wieder so eine Enttäuschung wie bei den vorherigen IVF-Versuchen erleben wollte.

Sie führen bei der Patientin eine Ultraschalluntersuchung (I. Screening) zur Bestätigung der Schwangerschaft durch, die Herzaktion des Embryos ist positiv (s. Abb.).

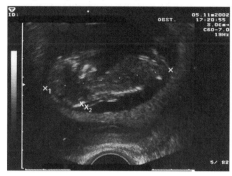

Sono: x_1 gemessene SSL: 52 mm
x_2 Nackenödem 1,8 mm

6.1 Welche Aussagen können Sie anhand der Abbildung noch über die Schwangerschaft treffen?

6.2 Wie viele Ultraschalluntersuchungen („Screening") sind bei komplikationslosem Schwangerschaftsverlauf nach den Mutterschaftsrichtlinien vorgesehen und zu welchem Zeitpunkt?

6.3 Nennen Sie der Patientin den errechneten Geburtstermin!

6.4 Die Patientin ist hocherfreut: „Kann ich sofort einen Mutterpass bekommen – mein Mann glaubt das sonst nie!". Welche Untersuchungen, Blutentnahmen und sonstigen Maßnahmen müssen Sie bei der Erstuntersuchung noch veranlassen, um den Mutterpass ausstellen bzw. entsprechend den Mutterschaftsrichtlinien ausfüllen zu können?

6.5 Würden Sie die geschilderte Patientin als Risiko-Schwangere einstufen?

Antworten und Kommentar *Seite 95*

68-jährige Patientin mit „Druckgefühl nach unten" und Harnverhalt

In Ihrer Sprechstunde stellt sich eine 68-jährige Patientin vor und berichtet Ihnen, dass sie seit ein paar Tagen das Gefühl habe, aus ihrer Scheide „würde etwas herausfallen". Weiterhin berichtet die Patientin über Probleme beim Wasserlassen („bisher habe ich beim Arbeiten, beim Laufen und bei jedem Hustenstoß ungewollt und wie aus heiterem Himmel Urin verloren und jetzt wird die Blase gar nicht mehr leer!"), über Verstopfung und neu aufgetretene Rückenschmerzen. Die Patientin hatte 3 Spontangeburten, es gibt keine nennenswerten Vorerkrankungen. Bei der Untersuchung stellt sich Ihnen der abgebildete Befund dar (s. Abb.).

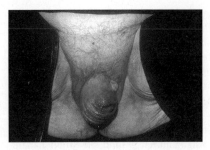

Foto: Vulva

7.1 Welche Diagnose stellen Sie anhand der Abbildung?

7.2 Wie nennt man die Inkontinenzform, die die Patientin beschreibt? Warum kann die Patientin plötzlich die Blase nicht mehr entleeren und wie nennt man den zugrunde liegenden Mechanismus?

7.3 Welche Therapie schlagen Sie der Patientin vor? Erläutern Sie Ihr Vorgehen in Stichworten!

7.4 Welche Therapie würden Sie einer multimorbiden, inoperablen Patientin mit gleichem Befund vorschlagen? Nennen Sie Nachteile dieser Therapieform!

Antworten und Kommentar *Seite 97*

Patientin mit vaginaler Blutung und positivem Schwangerschaftstest

Im Nachtdienst stellt sich eine 25-jährige Patientin mit einer vaginalen Blutung vor, die nach Aussagen der Patientin „ganz schön stark gewesen sei", jetzt aber fast sistiere. Das Datum der letzten Periode weiß die Patientin nicht („vielleicht so vor 6 oder 7 Wochen?"). Da sie momentan mitten im Examensstress sei, habe sie das Ausbleiben der Periode auf den Stress zurückgeführt. Die Nachtschwester teilt Ihnen mit, dass der Schwangerschaftstest positiv sei. Bei der Spekulumeinstellung zeigt sich eine Schmierblutung aus dem Zervikalkanal. Sonographisch kommt der abgebildete Befund (s. Abb.) zur Darstellung. Der Zervikalkanal ist geschlossen, der Uterus tastet sich klein und fest, die linke Adnexe erscheint Ihnen vergrößert und diskret druckdolent. Die Bestimmung des β-HCG-Wertes im Serum ist aus technischen Gründen momentan nicht möglich.

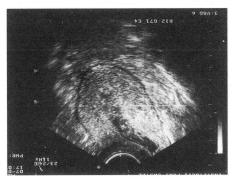

Sono: Uterus

8.1 Wie lautet Ihre Verdachtsdiagnose und die mögliche Differenzialdiagnose?

8.2 Wenn eine Bestimmung des β-HCG-Wertes möglich wäre und einen Wert von 3000 IE/l erbracht hätte – wie würde Ihre Diagnose dann lauten?

Sie haben bei der Patientin eine Kürettage durchgeführt. Der kurz vor der Operation doch noch bestimmte β-HCG-Wert lag bei 2500 IE/l. Eine Woche später teilt der Pathologe Ihnen Folgendes mit: Dezidualisiertes Endometrium, Trophoblastgewebe nicht nachweisbar. Der erneut bestimmte β-HCG-Wert liegt nun bei 3400 IE/l.

8.3 Wie lautet Ihre Diagnose jetzt? Welche Therapie besprechen Sie mit der Patientin?

8.4 Wie erklärt sich die vaginale Blutung bei einer Extrauteringravidität?

Antworten und Kommentar *Seite 99*

Patientin mit schmerzhafter Schwellung im Bereich der rechten Labie

In Ihrer Sprechstunde stellt sich eine 30-jährige Patientin vor und berichtet von einer „Schwellung" im Bereich des Scheideneingangs. Die Patientin gibt an, dass Sie beim Sitzen und Laufen unerträgliche Schmerzen und ein Spannungsgefühl habe. Bei der Untersuchung der Patientin tasten Sie einen druckschmerzhaften, fluktuierenden Befund, der die rechte große Labie vorwölbt. Die Haut über dem Befund ist hochrot und überwärmt (s. Abb.).

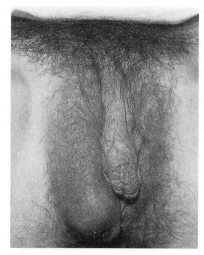

Foto: Vulva

9.1 Wie lautet ihre Verdachtsdiagnose?

9.2 Erklären Sie in kurzen Stichworten, wie es zu der beschriebenen Schwellung kommt!

9.3 Welche sexuell übertragbare Erkrankung müssen Sie ursächlich in Betracht ziehen und wie schließen Sie diese aus?

9.4 Welche Therapie besprechen Sie mit der Patientin?

9.5 Muss davon ausgegangen werden, dass die Erkrankung rezidivieren könnte?

Antworten und Kommentar *Seite 100*

10

55-jährige Patientin mit suspektem Tastbefund in der rechten Mamma

In Ihrer Praxis stellt sich eine 55-jährige Patientin vor, die erstmals einen „Knoten" im oberen äußeren Quadranten der rechten Mamma bemerkt hat. Die Patientin ist äußerst beunruhigt und berichtet Ihnen, dass ihre Schwester vor einem Jahr an einem Mammakarzinom verstorben sei. Außer täglich 1×1 Tabl. Presomen (= konjugierte Östrogene + Medrogeston) nimmt die Patientin keine weiteren Medikamente. Die Patientin nimmt das Präparat seit 7 Jahren wegen Hitzewallungen. Bei der Palpation der Brust tasten Sie im oberen äußeren Quadranten der rechten Brust einen ca. 2 cm großen, derben, nicht schmerzhaften und gegenüber der Haut unverschieblichen Knoten.

10.1 Nennen Sie 5 typische klinische Befunde eines Mammakarzinoms!

10.2 Welche 3 Risikofaktoren für ein Mammakarzinom finden sich in der Anamnese? Nennen Sie 3 weitere zusätzliche Risikofaktoren!

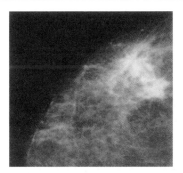

Die von Ihnen veranlasste Mammographie zeigt einen sternförmig konfigurierten, unscharf begrenzten Befund mit strahligen Veränderungen im oberen äußeren Quadranten rechts.

Mammographie: Mammakarzinom

10.3 Welches weitere Vorgehen besprechen Sie mit der Patientin?

10.4 Unter welchen Bedingungen kommt eine brusterhaltende Therapie (= BET) in Frage?

Antworten und Kommentar *Seite 101*

35-jährige Wöchnerin mit Fieber und vermindertem Wochenfluss

Sie werden im Nachtdienst zu einer Wöchnerin gerufen, die 5 Tage zuvor ihr erstes Kind zur Welt gebracht hat. Die Patientin stillt nicht. Bei der Patientin sind – bei bis dahin subjektivem Wohlbefinden – erstmalig Temperaturen von 38,5 °C rektal aufgetreten, der Wochenfluss ist vermindert und übelriechend.

Bei der Untersuchung tasten Sie den Fundus uteri 2 Querfinger oberhalb des Nabels, die Gebärmutter ist weich und im Fundusbereich etwas druckschmerzhaft, der Zervikalkanal ist gerade eben für den Finger passierbar.

11.1 Welche Verdachtsdiagnose haben Sie? Nennen Sie eine mögliche Differenzialdiagnose!

11.2 Wie behandeln Sie die Patientin?

11.3 Würden Sie der Patientin Bettruhe verordnen?

11.4 Was kommt ursächlich für das geschilderte Krankheitsbild in Frage? Nennen Sie 3 mögliche Ursachen!

Antworten und Kommentar *Seite 103*

Drittgebärende mit regelmäßiger Wehentätigkeit und Beckenendlage

In Ihrem Kreißsaalnachtdienst erscheint eine hochschwangere ausländische Patientin mit regelmäßiger Wehentätigkeit zur Aufnahme. Die Patientin spricht fast kein Deutsch und wiederholt immer wieder „ich Geburt – jetzt! Zehntes Monat". Ein Mutterpass existiert nicht, eine Schwangerenvorsorge hat wohl auch nicht stattgefunden („kein Doktor, ich schon 2 Kinder, immer normale schnelle Geburt!"). Die Hebammenschülerin, die ihnen assistiert, hat Mühe, die Herztöne des Kindes aufzufinden um ein CTG abzuleiten. Schließlich gelingt es ihr, die Herztöne etwas oberhalb des Nabels abzuleiten. Bei der vaginalen Untersuchung tasten Sie den Muttermund auf 5 cm eröffnet, der vorangehende Kindsteil tastet sich auffallend weich und unregelmäßig, die Fruchtblase steht. Die Ultraschalluntersuchung bestätigt Ihren Verdacht. Das Kind liegt in vollkommener Steiß-Fußlage, eine Plazenta praevia können Sie ausschließen. Die Biometrie des Kindes ergibt ein Schätzgewicht von ca. 3100 g.

12.1 Wie sieht Ihr weiteres geburtshilfliches Vorgehen aus? Würden Sie die Spontangeburt abwarten oder möchten Sie einen Kaiserschnitt durchführen?

12.2 Klären Sie die Mutter über die möglichen Risiken für das Kind bei einer vaginalen Entbindung auf. Erklären Sie ihr auch, aus welchen geburtsmechanischen Besonderheiten sich diese erhöhte Gefährdung ergibt.

12.3 Ist es sinnvoll, bei einer Geburt aus Beckenendlage frühzeitig die Fruchtblase zu eröffnen?

!!! **12.4** Beschreiben Sie in Stichworten, was man unter „Manualhilfe nach Bracht" versteht. Nennen Sie den Zeitpunkt, ab dem der Geburtshelfer bei der Manualhilfe aktiv werden muss!

12.5 Kann man Schwangeren mit einem Kind in Beckenendlage neben den Optionen primärer Kaiserschnitt versus vaginale Geburt aus Beckenendlage noch eine weitere Alternative bezüglich der Entbindung anbieten?

Antworten und Kommentar *Seite 104*

28-jährige Patientin mit übel riechendem Fluor

In ihrer Sprechstunde stellt sich eine 28-jährige Patientin vor und klagt über vermehrten, extrem unangenehm riechenden vaginalen Ausfluss, der seit etwa 1 Woche bestünde. Die Patientin berichtet weiterhin über Brennen und Juckreiz der Vagina. Auch ihr Freund habe Beschwerden beim Wasserlassen. Bei der Untersuchung finden Sie grün-gelblichen, schaumigen Fluor sowie unregelmäßig große, rote Flecken im Bereich der Vaginalwand und der Portio. Sie fertigen ein mikroskopisches Nativpräparat sowie ein Gram-Präparat des Fluors an (s. Abb.).

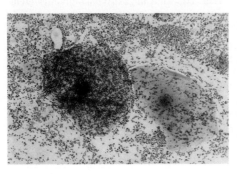

Gram-Präparat

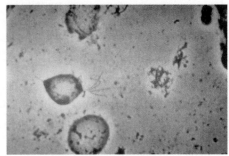

Nativpräparat

13.1 Welche 2 Erreger können Sie als Ursache der Kolpitis auf den mikroskopischen Bildern erkennen bzw. aufgrund von bestimmten Zellveränderungen und der typischen Anamnese vermuten?

13.2 Was versteht man unter dem so genannten „Amintest"?

13.3 Womit würden Sie die Patientin behandeln?

13.4 Würden Sie den Partner der Patientin mitbehandeln und wenn ja womit?

13.5 Stellen Sie sich vor, das Nativpräparat gehöre nicht zu einer 28-jährigen, sondern zu einer 8-jährigen Patientin. Wäre dieser Befund beweisend für einen sexuellen Missbrauch?

Antworten und Kommentar *Seite 106*

35-jährige Patientin mit prämenstruellen Schmerzen in beiden Brüsten

Eine 35-jährige Patientin stellt sich in ihrer Praxis vor und berichtet über folgende Beschwerden: Seit ca. 4 Monaten habe sie kurz vor Einsetzen der Menstruationsblutung fast unerträgliche Schmerzen in beiden Brüsten. Die Brüste würden sich geschwollen anfühlen, manchmal würde sie nachts aufwachen, weil sie nicht mehr wüsste, wie sie liegen solle. Jede Erschütterung der Brust sei schmerzhaft, Joggen kurz vor der Menstruation sei unmöglich geworden. Mit Beginn der Menstruation würden die Schmerzen aber wieder nachlassen. Bei der Tastuntersuchung stellt sich der Drüsenkörper unregelmäßig dar, mit nur schwer voneinander abgrenzbaren knotigen Anteilen und inhomogener Konsistenzveränderung.

Aufgrund der Anamnese und Ihrer Untersuchung vermuten Sie eine Mastopathie.

14.1 Welche 2 weiterführenden Untersuchungen veranlassen Sie zunächst bei dieser Patientin?

Das Ergebnis Ihrer Untersuchungen lautet: Gruppierte, polymorphe Mikroverkalkungen im oberen äußeren Quadranten rechts.

14.2 Was raten sie der Patientin?

Nach 2 Wochen liegt das endgültige Ergebnis der Diagnostik vor, der letzte Satz des schriftlichen Befundes lautet: Stadium Prechtel I.

14.3 Wie würden Sie die Patientin behandeln? Nennen Sie eine Therapiemöglichkeit!

14.4 Die Patientin möchte von Ihnen wissen, ob Sie ein erhöhtes Risiko für Brustkrebs habe. Was antworten Sie der Patientin?

Antworten und Kommentar *Seite 107*

Patientin in der 29. SSW mit vorzeitiger Wehentätigkeit

Sie haben Nachtdienst im Kreißsaal und werden gerufen, weil eine 32-jährige Patientin mit Unterbauchbeschwerden angekommen sei. Die Patientin ist in der 29+3 SSW (Schwangerschaftswoche) und berichtet Ihnen von einem „ziehenden, periodisch wiederkehrenden Schmerz im Unterbauch". Zur Anamnese ist anzumerken, dass eine Abruptio und ein Abort in der 12. SSW sowie eine Konisation bei rezidivierendem Pap IIID vorausgegangen sind. Ihre Untersuchungen ergeben folgende Befunde: Spekulumuntersuchung: Muttermund auf 2–3 cm eröffnet, Zervix fast verstrichen, Fruchtblase wölbt sich vor. CTG: unregelmäßige uterine Kontraktionen, kindliche Herzfrequenz o. B.. Schädellage, Kind zeitgerecht entwickelt, Schätzgewicht 1560 g. Temperatur 36,8 °C, Puls 80/min, RR 130/70 mmHg, Laborwerte unauffällig.

15.1 Zählen Sie 3 therapeutische/organisatorische Maßnahmen auf, die Sie primär veranlassen.

15.2 Sie haben sich für den Einsatz von β-Sympathomimetika entschieden. Mit welchen häufigen Nebenwirkungen müssen Sie rechnen? Bei Auftreten welcher Nebenwirkungen müssen Sie die Therapie abbrechen?

Zwei Stunden später klagt die Patientin trotz der von Ihnen veranlassten Therapie über regelmäßige, schmerzhafte Kontraktionen. Der Muttermund ist auf 6 cm eröffnet, dünnsaumig, das CTG zeigt fetales Wohlbefinden.

15.3 Warten Sie auf einen Spontanpartus oder klären Sie die Patientin über einen Kaiserschnitt auf?

15.4 Mit welchen Besonderheiten (z. B. geburtsmechanisch) müssen Sie bei einer Frühgeburt bei vaginaler Spontangeburt rechnen?

15.5 Wie hätte ihre weitere Therapie ausgesehen, wenn die Patientin bei Aufnahme Wehen, Fieber ($\geq 38\,°C$), eine Tachykardie über 100 SpM, eine Leukozytose von über 15 000/µl, und einen druckdolenten Uterus gehabt hätte und das CTG wie in der Abbildung (s. Abb.) ausgesehen hätte?

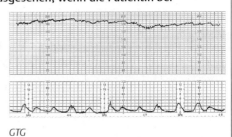

CTG

Antworten und Kommentar *Seite 109*

22-jährige Patientin mit sekundärer Amenorrhoe

In Ihrer Sprechstunde stellt sich eine 22-jährige, sehr adipöse Patientin vor, die Ihnen berichtet sie habe die letzte Periodenblutung ca. 4 Monate zuvor gehabt, der Zyklus sei aber eigentlich schon immer unregelmäßig gewesen. Die Patientin beklagt sich zudem über einen ausgeprägten Haarwuchs im Bereich der Oberlippe und der Wangen. Bei der gynäkologischen Untersuchung fällt Ihnen eine starke Behaarung an der Innenseite der Oberschenkel und eine dichte Schambehaarung auf, die sich in einer dünnen Linie bis zum Nabel fortsetzt. Der Ultraschall zeigt den abgebildeten Befund (s. Abb.). Bei der Patientin ist 2 Jahre zuvor eine laparoskopische Appendektomie durchgeführt worden, bei der eine Biopsie aus dem Ovar entnommen wurde. Die Patientin hat den histolgischen Befund dabei: verdickte Tunica albuginea, Hy-perplasie der Theca interna, verdicktes kortikales Stroma, multiple subkapsuläre Follikel verschiedener Reifestadien.

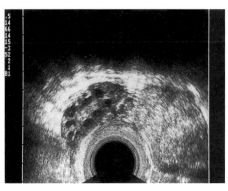

Sono: Ovar

16.1 Wodurch wird die Amenorrhoe wahrscheinlich verursacht?

16.2 Durch welche Laborwerte können Sie Ihre Diagnose noch untermauern (geben Sie jeweils an, welches Ergebnis Sie erwarten, z. B. erhöht/erniedrigt)?

!!! 16.3 Zu welcher Behandlung raten Sie der Patientin? Zu welcher Behandlung würden Sie der Patientin raten, wenn aktuell Kinderwunsch bestünde?

16.4 An welche Ursachen müssen Sie differenzialdiagnostisch bei einem Hirsutismus denken?

!!! 16.5 Wie können Sie unterscheiden, ob es sich um eine Hyperandrogenämie ovariellen und/oder adrenalen Ursprungs handelt?

Antworten und Kommentar *Seite 111*

38-jährige schwangere Patientin mit Wunsch nach pränataler Diagnostik

In Ihrer Praxis stellt sich eine 38-jährige II. Gravida/Nullipara in der 8 + 4 SSW (SSW = Schwangerschaftswoche) vor, die von Ihnen in der Schwangerschaft betreut werden möchte. Die Patientin erzählt Ihnen, dass sie sich schon lange ein Kind gewünscht habe, jetzt – beim 3. IVF-Versuch (IVF = In-vitro-Fertilisation) habe es endlich geklappt. In der Klinik habe man in der vorangegangen Woche bereits einen Ultraschall gemacht, es sei alles in Ordnung mit der Schwangerschaft. Die Patientin war bislang immer gesund, die Familienanamnese bezüglich Stoffwechsel-, kardiovaskulären oder genetischen Erkrankungen ist leer. Auch in der Familie des Partners sind keine schwerwiegenden Vorerkrankungen bekannt. Sie untersuchen die Patientin und können eine intrauterine, vitale, zeitgerecht entwickelte Einlingsschwangerschaft bestätigen. Die Patientin ist trotzdem besorgt und erklärt Ihnen, dass sie auf jeden Fall „auf Nummer sicher gehen möchte" und weitere Untersuchungen wünsche, um festzustellen ob das Kind gesund sei. Sie könne sich nicht vorstellen, ein „behindertes" Kind auf die Welt zu bringen und großzuziehen, da würde Sie sich lieber für einen Abbruch entscheiden.

Die Patientin berichtet Ihnen, ihrer Freundin habe man einfach ein Röhrchen Blut abgenommen und anhand des mütterlichen Blutes festgestellt, dass das Kind gesund sei.

17.1 Wie heißt der Test und welche Parameter untersucht der Test? Kann man mit diesem Test wirklich feststellen, ob das Kind gesund ist?

17.2 Würden Sie bei der geschilderten Patientin diesen Test ebenfalls als sinnvoll betrachten?

17.3 In welcher Schwangerschaftswoche führt man eine („klassische") Amniozentese zur Gewinnung von Fruchtwasser zur Karyotypisierung normalerweise durch?

17.4 Über welche wichtigen Punkte müssen Sie eine Patientin vor Durchführung einer Amniozentese aufklären?

17.5 Was versteht man unter einer Chordozentese? Nennen Sie 2 mögliche Indikationen für eine Chordozentese.

Antworten und Kommentar *Seite 112*

Schwangere in der 36. SSW mit Geminigravidität

In Ihrer Schwangerenberatung stellt sich eine 33-jährige I. Gravida, Nullipara in der 36. SSW (Schwangerschaftswoche) mit Zwillingsschwangerschaft zur Besprechung des geburtshilflichen Vorgehens vor. Der bisherige Schwangerschaftsverlauf war unauffällig, bekannte Schwangerschaftsrisiken liegen nicht vor. Der von Ihnen durchgeführte Ultraschall erbringt folgendes Ergebnis: Führender (I.) Zwilling in Schädellage (SL), Schätzgewicht 2560 g, II. Zwilling ebenfalls in Schädellage, Schätzgewicht 2610 g. Fruchtwassermenge bei den Feten normal, Vorderwandplazenta. Die Patientin zeigt sich sehr besorgt darüber, „dass die beiden ja noch so klein seien" und möchte von Ihnen wehenhemmende Medikamente verordnet bekommen, damit die Geburt noch etwas verzögert werden kann und die Zwillinge noch wachsen können.

18.1 Die Patientin betont, dass sie unbedingt eine Spontangeburt möchte. Ergeben sich aus der Fallschilderung Indikationen für eine primäre Sectio oder können Sie den Wunsch nach einer Spontangeburt befürworten?

18.2 Welchen Entbindungsmodus besprechen Sie mit einer Patientin, wenn der führende Zwilling in Beckenendlage (BEL) und der II. Zwilling in Schädellage liegt?

18.3 Was ist von dem Wunsch der Patientin nach wehenhemmenden Medikamenten zu halten?

18.4 Mit welchen Komplikationen ist bei einer Geminigravidität generell in erhöhtem Maße zu rechnen (während Schwangerschaft und Geburt)? Nennen Sie je 5 Punkte!

!!! **18.5** Woran denken Sie, wenn Sie bei einer Zwillingsschwangerschaft eine Wachstumsdiskordanz, ein Polyhydramnion des größeren und ein Oligohydramnion des kleineren Zwillings diagnostizieren und im Mutterpass das abgebildete Ultraschallbild aus der Frühschwangerschaft finden (s. Abb.)?

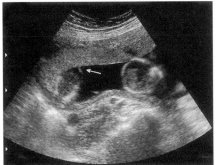

Sono: Geminigravidität

Antworten und Kommentar *Seite 114*

Vorsorgeuntersuchung bei einer 42-jährigen gesunden Patientin

In Ihrer Praxis stellt sich eine 42-jährige Patientin zur gynäkologischen Vorsorgeuntersuchung vor. Die Patientin ist beschwerdefrei, es bestehen keine Vorerkrankungen und außer einer Appendektomie vor 20 Jahren gibt die Patientin keine Voroperationen an. Die Zyklusanamnese ist unauffällig (28 Tage Zyklus, Blutungsdauer 5 Tage). Die Patientin hat zwei gesunde Töchter im Alter von 13 und 17 Jahren, beide Geburten waren komplikationslose Spontangeburten. Die Patientin nimmt keine Medikamente. Auf Ihre Frage nach dem Zeitpunkt der letzten Vorsorgeuntersuchung antwortet die Patientin, dass es ihr peinlich sei, aber das sei vor 5 Jahren gewesen, als man ihr die Kupferspirale eingesetzt habe. Eine Mammographie sei bislang nicht erfolgt.

19.1   Welche Untersuchungen – entsprechend dem Programm zur gesetzlichen Krebsvorsorge – führen Sie durch? Veranlassen Sie eine Mammographie?

19.2   Wann sollte die Patientin – bei unauffälligem Ergebnis der jetzigen Untersuchung – zur nächsten Vorsorgeuntersuchung kommen?

19.3   Die Patientin möchte von Ihnen wissen, ob sie ihre 17-jährige Tochter ebenfalls zur Vorsorgeuntersuchung schicken solle oder ob das noch Zeit habe?

19.4   Die Patientin möchte außerdem wissen, wie sicher denn die Spirale eigentlich sei. Eine Bekannte von ihr sei mit 39 Jahren trotz liegender Spirale noch einmal schwanger geworden. Was antworten Sie der Patientin?

Antworten und Kommentar *Seite 115*

Patientin mit Ulkus im Bereich der Vulva

In Ihrer Praxis stellt sich eine 27-jährige russische Patientin vor, die sich erst seit wenigen Tagen in Deutschland aufhält. Die Überweisungsdiagnose des niedergelassenen Allgemeinmediziners lautet: „12. Schwangerschaftswoche, erbitte gynäkologische Abklärung". Bei der Untersuchung der Patientin zeigt sich im Bereich der rechten kleinen Labie ein kreisrundes, flaches, fast wie ausgestanzt wirkendes Ulkus mit hartem Rand, das ca. 1 cm groß ist. Die Patientin gibt weder Schmerzen noch sonstige Beschwerden an und hat nie ähnliche Ulzera, auch nicht im Bereich anderer Körperregionen, gehabt. Das Ulkus besteht seit einer Woche. Die inguinalen Lymphknoten sind angeschwollen und von derber Konsistenz, aber nicht druckschmerzhaft (s. Abb.).

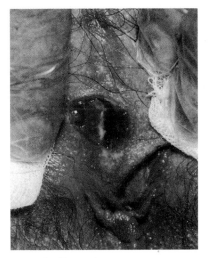

Foto: rechte kleine Labie

20.1 Was ist Ihre Verdachtsdiagnose in diesem Fall?

20.2 Welche Erkrankungen könnten differenzialdiagnostisch bei einem Ulkus der Vulva noch in Frage kommen? Nennen Sie 4 Diagnosen!

20.3 Was ist Ihr erster diagnostischer Schritt (abgesehen von einer ausführlichen gynäkologischen Untersuchung)?

Nach 3 Tagen liegen folgende Ergebnisse vor: TPHA-, FTA-Abs- und VDRL-Test positiv.

!!! **20.4** Kann der Labormediziner alleine aus diesen Ergebnissen, in Unkenntnis des klinischen Befundes eine Aussage darüber treffen, ob eine frische, behandlungsbedürftige Infektion vorliegt?

Sie gelangen zu dem Schluss, dass eine behandlungsbedürftige Erkrankung vorliegt.

20.5 Listen Sie Ihre 3 nächsten Maßnahmen auf!

20.6 Ist damit zu rechnen, dass das Neugeborene bei sofortiger medikamentöser Therapie der Mutter Zeichen einer konnatalen Infektion aufweist?

Antworten und Kommentar *Seite 117*

Patientin mit Pruritus vulvae

In Ihrer Sprechstunde stellt sich eine 65-jährige Patientin mit einer Überweisung des behandelnden Hausarztes vor: „Therapieresistenter Pruritus vulvae, erbitte Untersuchung und Therapievorschlag". Die Patientin berichtet Ihnen, dass der Juckreiz seit ca. einem halben Jahr bestehe, in letzter Zeit seien auch Schmerzen hinzugekommen und ihr sei ein „übler Geruch" aufgefallen, der wohl von der Vulva ausgehe. Bislang sei sie mit verschiedenen Salben behandelt worden. Bei der Untersuchung stellt sich der ca. 3 cm große abgebildete Befund dar (s. Abb.). Die Patientin hat keine wesentlichen Vorerkrankungen.

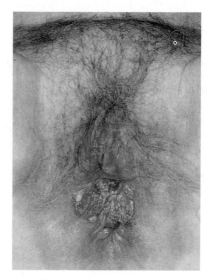

Foto: Vulva

21.1 Was ist Ihre erste diagnostische Maßnahme?

Die weiteren Untersuchungen haben folgendes Ergebnis erbracht: Auf die Vulva beschränktes Plattenepithelkarzinom, Maximaldurchmesser ca. 4 cm, keine regionären Lymphknoten tastbar, keine Fernmetastasen.

21.2 Wie sieht die Standardtherapie in diesem Fall aus?

21.3 Würden Sie der Patientin zum jetzigen Zeitpunkt eine Chemotherapie empfehlen? Wenn ja, begründen Sie warum!

21.4 Wie schätzen Sie die Prognose der Patientin ein? Machen Sie eine Angabe zur 5 Jahres-Überlebensrate!

Antworten und Kommentar *Seite 118*

14-jährige Patientin mit Wunsch nach Verhütung

In Ihrer Praxis stellt sich ein 14-jähriges Mädchen alleine vor und bittet Sie, ihr die Pille zu verschreiben. Die junge Frau erklärt Ihnen, dass Sie seit mehreren Wochen regelmäßig Geschlechtsverkehr mit ihrem Freund habe. Bislang hätten Sie mit Kondomen verhütet, allerdings sei ihr diese Methode zu unsicher und ihr Freund möchte keine Kondome mehr benutzen. Zuletzt hätten Sie deshalb mehrfach ungeschützten Verkehr gehabt. Ihre Eltern dürften auf keinen Fall erfahren, dass sie die Pille einnehme, sie wüssten nicht einmal, dass sie einen Freund habe.

22.1 Dürfen Sie einem 14-jährigen Mädchen ohne Einwilligung eines Erziehungsberechtigten ein orales Antikonzeptivum verordnen oder sollten Sie besser die Eltern des Mädchens informieren?

22.2 Müssen Sie mit einer Beeinträchtigung der körperlichen Entwicklung des Mädchens rechnen, wenn Sie in so jungem Alter eine Pille rezeptieren?

22.3 Welche Untersuchungen sollten Sie generell durchführen, bevor Sie die Pille erstmalig einer Patientin rezeptieren?

22.4 Für wie viele Monate rezeptieren Sie die Pille bzw. wann bestellen Sie die Patientin zu einer Kontrolluntersuchung ein?

22.5 Über welche wichtigen Punkte müssen Sie die Patientin aufklären, wenn erstmalig eine Pille eingenommen wird?

!!! **22.6** Welche Pille (bzw. welches Gestagen) würden Sie einer Frau verordnen, die unter einer ausgeprägten Akne bzw. unter Androgenisierungserscheinungen leidet?

Antworten und Kommentar *Seite 119*

Schwangere Patientin mit Gestationsdiabetes und Geburtsbeginn

Sie haben Kreißsaaldienst und werden von der Hebamme über das Eintreffen einer 19-jährigen I.Gravida/Nullipara in der 39 + 2 SSW (Schwangerschaftswoche) mit Blasensprung (1 Stunde zuvor) informiert. Dem Mutterpass entnehmen Sie, dass bei der Patientin ein Gestationsdiabetes besteht, der mit diätetischen Maßnahmen behandelt wurde. An den von der Patientin sporadisch durchgeführten Blutzuckertagesprofilen sehen Sie, dass keine zufriedenstellende Stoffwechselkontrolle erreicht worden war. Die Patientin ist extrem adipös (Gewicht: 114 kg bei einer Größe von 172 cm). Das Kind liegt in Schädellage, Schätzgewicht 3900 g (Beurteilung eingeschränkt bei extrem adipöser Bauchdecke der Mutter). Der Muttermund ist knapp fingerdurchgängig, die Zervix weich, der Kopf beweglich über Beckeneingang, Abgang von klarem Fruchtwasser. Das Kardiotokogramm zeigt ein unauffälliges kindliches Befinden bei unregelmäßiger Wehentätigkeit.

23.1 Welches Vorgehen besprechen Sie mit der Patientin? Stationäre Aufnahme zur Geburt oder schicken Sie die Patientin, die ja nur unregelmäßige Wehentätigkeit hat wieder nach Hause?

8 Stunden später informiert Sie die Hebamme über einen „Geburtsstillstand in der Austreibungsperiode" bei der geschilderten Patientin: „Pfeilnaht im I. schrägen Durchmesser, Spinae ischiadicae sind nicht mehr zu tasten, Höhenstand Leitstelle (kleine Fontanelle) + 3".

!!! **23.2** Wo steht der Kopf mit seinem größten Umfang? Könnte bei diesem Höhenstand eine vaginal operative Entbindung (z. B. Forceps) erfolgen?

Sie führen eine Vakuumextraktion durch. Nach der Geburt des kindlichen Kopfes bleibt die äußere Drehung aus. Der Halsbereich des Kindes ist nicht sichtbar, der Kopf scheint dem Beckenausgang fasst wie „aufgepresst". Der gesamte Anblick erinnert an eine Schildkröte im Panzer, das Kind steckt regelrecht fest.

!!! **23.3** Welcher geburtshilfliche Notfall wird hier geschildert und was hindert das Kind anatomisch am Tiefertreten?

!!! **23.4** Schildern Sie stichwortartig, wie das in dieser Situation meist zuerst durchgeführte geburtshilfliche Manöver zur Entwicklung des Kindes abläuft und warum es funktionieren kann.

Antworten und Kommentar *Seite 121*

49-jährige Patientin mit Hitzewallungen und Zyklusverlängerung

In Ihrer Praxis stellt sich eine 49-jährige Patientin vor, die über mehrfach täglich auftretende Hitzewallungen klagt. Es komme zu einer sichtbaren Rötung der Haut, die meist im Kopf- und Nackenbereich beginne und sich dann über Brust und Rücken bis auf die Arme ausbreite. Die Patientin berichtet weiter, dass ihr „Herz dabei schneller schlage" und „ihr Schweißperlen auf der Stirn stünden". Die Patientin erklärt Ihnen, dass Sie so unter diesen Hitzewallungen leide, dass es Ihr kaum noch möglich sei, sich auf Ihre berufliche Tätigkeit zu konzentrieren. Nennenswerte Vorerkrankungen bestehen keine. Die Periodenblutung sei regelmäßig, sie habe aber bemerkt, dass der Zyklus mittlerweile 35 Tage lang sei, früher habe sie „pünktlich auf den Tag genau" alle 4 Wochen ihre Periodenblutung gehabt.

24.1 „Ich glaube ich bin in der Menopause!" Ist diese Aussage medizinisch korrekt? Definieren Sie die Begriffe Menopause und Klimakterium!

24.2 Welche Symptome hat die Patientin möglicherweise noch? Zählen Sie die charakteristischen Symptome auf, die mit einer nachlassenden Ovarialfunktion einhergehen können!

24.3 Würden Sie der Patientin eine Hormonersatztherapie vorschlagen? Welche Vorteile bzw. Nachteile/Nebenwirkungen der Therapie würden Sie der Patientin nennen?

24.4 Eine Hormonersatztherapie lehnt die Patientin kategorisch ab. Welche nichthormonellen Therapiealternativen können Sie der Patientin anbieten um a) die Hitzewallungen günstig zu beeinflussen und b) eine Prävention bezüglich einer Osteoporose zu erreichen?

Antworten und Kommentar *Seite 123*

28-jährige schwangere Patientin mit Hypertonie, Proteinurie und Ödemen

In Ihrer Schwangerenberatung stellt sich eine 28-jährige albanische Patientin in der ca. 32./33. SSW vor, die sich erst seit 3 Tagen in Deutschland befindet. Eine Schwangerenvorsorge ist bisher nicht erfolgt, es handelt sich um die erste Schwangerschaft. Ihnen fällt auf, dass die Patientin erhebliche Ödeme im Gesichtsbereich hat. Die Patientin leidet wohl unter einer Nierenerkrankung, Genaueres können Sie aufgrund sprachlicher Schwierigkeiten nicht herausfinden. Der Urinschnelltest ist positiv für Eiweiß. Das bereits durchgeführte CTG ist unauffällig, allerdings sind die in 10-minütigem Abstand gemessenen Blutdruckwerte alle erhöht (systolisch: > 150 mmHg, max. 170 mmHg; diastolisch: > 90 mmHg, max. 110 mmHg). Bei der Ultraschalluntersuchung (Biometrie) fällt Ihnen auf, dass das Kind von der Größe her etwa der 30. SSW entspricht.

25.1 Nennen Sie Ihre Verdachtsdiagnose. Zählen Sie 5 diagnostische Maßnahmen auf, die Sie durchführen bzw. veranlassen werden. Würden Sie die Patientin ambulant behandeln oder stationär aufnehmen?

25.2 Falls es bei der Patientin erforderlich wäre, den Blutdruck durch intravenöse Gabe von Medikamenten zu senken – welches Medikament würden Sie anordnen? Welchen „Zielblutdruck" würden Sie anstreben und worauf müssen Sie bei der Blutdrucksenkung achten?

25.3 Erklären Sie den pathogenetischen Zusammenhang zwischen dem Krankheitsbild und der Wachstumsrestriktion!

Antworten und Kommentar *Seite 124*

36-jährige Patientin mit akutem Abdomen

Sie werden im Nachtdienst am Heiligabend wegen einer 36-jährigen Patientin mit akutem Abdomen gerufen, die vom Notarztwagen in die Klinik gebracht wird. Die Patientin ist blass, ihr stehen Schweißperlen auf der Stirn, der Blutdruck beträgt 80/40 mmHg. Der gesamte Unterbauch der Patientin ist druckempfindlich und bretthart. Bei der bimanuellen Tastuntersuchung lässt sich ein deutlicher Portioschiebeschmerz auslösen, im linken Adnexbereich tastet sich eine druckschmerzhafte Resistenz. Der Ehemann teilt Ihnen noch mit, dass etwa 6 Wochen zuvor (15. November) eine laparoskopische Tubensterilisation durchgeführt worden sei, das Datum der letzten Periode sei der 1. November gewesen. In den vorangehenden 2 Wochen habe seine Frau verstärkt über Übelkeit und ein Spannungsgefühl in den Brüsten und seit gestern auch über linksseitige Unterbauchschmerzen geklagt. Der behandelnde Frauenarzt habe bereits heute morgen eine Untersu-chung durchgeführt und dringend dazu geraten, sich umgehend in die Klinik zu begeben, aber seine Frau hätte ja unbedingt vorher noch den Weihnachtsbaum schmücken wollen. Die Bilder der Sonographie habe der Frauenarzt mitgegeben (s. Abb). In der von Ihnen durchgeführten Kontrollsonographie stellt sich freie Flüssigkeit im Douglasraum dar.

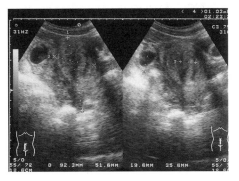

Sono: Uterus und linke Adnexe

26.1 Was ist die wahrscheinlichste Ursache für das akute Abdomen der Patientin?

26.2 War der gewählte Zeitpunkt (15. November) geeignet, eine Tubensterilisation durchzuführen oder hätte man den Eingriff besser zu einem anderen Zeitpunkt durchführen sollen?

26.3 Besteht generell (unabhängig vom Datum der Sterilisation) ein Zusammenhang zwischen der Tubensterilisation und dem bei der Patientin wahrscheinlich vorliegenden Krankheitsbild?

26.4 Welche Anweisungen geben Sie der OP-Schwester, bevor Sie mit der Patientin in den OP fahren? Möchten Sie das Instrumentarium für eine Laparoskopie oder für eine Laparotomie vorbereitet haben?

Antworten und Kommentar *Seite 126*

Wöchnerin mit Fieber und Unterbauchschmerz am 3. postpartalen Tag

Im Notdienst stellt sich eine Patientin am 3. postpartalen Tag vor, die bereits am 1. postpartalen Tag aus der Klinik entlassen wurde. Sie klagt über Unterbauchschmerz, persistierendes Fieber von mehr als 38 °C, das in den Abendstunden noch angestiegen sei und starken, übelriechenden Wochenfluss. Die Patientin gibt an, sich insgesamt sehr „schlecht" zu fühlen, klagt über Kopfschmerzen und erzählt, dass die Geburt insgesamt sehr lange gedauert habe und die Fruchtblase schon 2 Tage davor geplatzt sei.

27.1 Was vermuten Sie als wahrscheinlichste Ursache des Fiebers?

27.2 Nennen Sie 5 Differenzialdiagnosen, die Sie generell bei Fieber im Wochenbett bedenken müssen!

27.3 Nennen Sie die wichtigste therapeutische Maßnahme bei der o. g. Patientin!

Nachdem Sie die Patientin 48 Stunden mit der von Ihnen angeordneten Therapie behandelt haben, hat die Patientin nach wie vor Temperaturen bis 39 °C, Leukozyten und CRP steigen an.

27.4 Mit welcher schweren Komplikation müssen Sie rechnen?

!!! 27.5 Inwiefern modifizieren Sie ihre Therapie? Nennen Sie das/die Medikament(e)!

Antworten und Kommentar *Seite 127*

40-jährige und 25-jährige Patientin mit Kontaktblutung

In Ihrer Praxis stellt sich eine 40-jährige Patientin vor und berichtet über vermehrten, übelriechenden vaginalen Ausfluss und rezidivierende Zwischenblutungen, insbesondere nach dem Geschlechtsverkehr. Bei der Spekulumuntersuchung finden Sie ein dunkelrotes, polypöses Gebilde von ca. 1 cm Durchmesser, das der Portiooberfläche breitbasig aufsitzt und Ihnen auf den ersten Blick benigne erscheint. Ihre zweite Patientin an diesem Tag ist eine 25-jährige Patientin, die ebenfalls über Zwischen- und Kontaktblutungen klagt. Bei der Spekulumuntersuchung finden sie eine den äußeren Muttermund umgebende zirkuläre Rötung, von papillär-traubenartiger Oberfläche, die bei Berührung mit dem Spekulum leicht blutet. Die Patientin nimmt seit 6 Monaten einen Ovulationshemmer ein.

28.1 Äußern Sie eine Verdachtsdiagnose bezüglich des polypösen Gebildes und schildern Sie Ihr weiteres Vorgehen bei der 40-jährigen Patientin!

28.2 Wie nennt man den bei der 25-jährigen Patientin beschriebenen Befund? Erklären Sie, wie es zur Entwicklung dieses geröteten, vulnerablen Bezirkes kommt!

Sie führen bei der 25-jährigen Patientin eine Kolposkopie durch. Ihr Befund lautet: „Felderung auf der vorderen Muttermundslippe, nach Betupfen mit Essigsäure weiß".

28.3 Ist das ein Normalbefund? Erläutern sie die Begriffe „essigweiß" und „Felderung".

28.4 Welche Ursachen müssen Sie bei Blutungen nach dem Geschlechtsverkehr (unabhängig vom Lebensalter und den oben geschilderten Befunden) generell in Betracht ziehen?

Antworten und Kommentar *Seite 129*

2 Patientinnen mit Zustand nach Mammakarzinom

In Ihrer onkolgischen Ambulanz stellt sich eine 44-jährige Patientin vor, bei der 9 Monate zuvor eine Ablatio mammae rechts mit Lymphonodektomie wegen eines Mammakarzinoms (Stadium pT3 pN1 M0) durchgeführt wurde. Dem Nachsorgepass können Sie entnehmen, dass es sich nicht um einen regulären Nachsorgetermin handelt, sondern die Patientin um einen Termin wegen „Schmerzen" gebeten hatte. Die Patientin schildert Ihnen, dass sie seit einiger Zeit „Knochenschmerzen", insbesondere im Bereich der Wirbelsäule und des Beckens habe, die sie früher so nie hatte. Sie glaube, dass sei sicher eine Osteoporose, schließlich würde sie sich ja durch die medikamentöse Behandlung mit Tamoxifen in den „Wechseljahren" befinden. Ihre zweite Patientin an diesem Tage ist eine 64-jährige Patientin, die sich zur 1. Nachsorgeuntersuchung nach brusterhaltend operiertem Mammakarzinom rechts mit axillärer Lymphonodektomie vorstellt. Die Patientin gibt relatives Wohlbefinden an, klagt allerdings über eine Bewegungseinschränkung des rechten Armes seit der Operation, die sie erheblich behindere.

29.1 In welchen Abständen finden normalerweise die Nachsorgeuntersuchungen bei einem Mammakarzinom statt?

29.2 Über welchen Gesamtzeitraum würden Sie Patientinnen mit Mammakarzinom zur Nachsorge einbestellen?

!!! 29.3 Welches bildgebende Verfahren würden Sie regelmäßig in der Nachsorge von Patientinnen mit Z. n. Mammakarzinom einsetzen?

29.4 Wie lautet Ihre Verdachtsdiagnose bezüglich der Knochenschmerzen der 44-jährigen Patientin? Welche Untersuchung veranlassen Sie zur Diagnosesicherung?

Bei der Untersuchung der 64-jährigen Patientin stellen Sie fest, dass die Scapula deutlich vom Brustkorb „abgehoben" erscheint, die Patientin kann den Arm nicht mehr über 90° anheben.

29.5 Was ist die wahrscheinlichste Ursache dieser Funktionseinschränkung?

Antworten und Kommentar *Seite 130*

31-jährige II. Gravida/I. Para am ET + 6

In Ihrem Kreißsaaldienst stellt sich eine 31-jährige II. Gravida/I. Para am ET + 6 (Entbindungstermin) mit Überweisung des Frauenarztes „Überschreitung des Geburtstermins, erbitte weitere Kontrolle und Therapie" vor. Aus dem Mutterpass geht hervor, dass der bisherige Schwangerschaftsverlauf unauffällig war, Erkrankungen bzw. Schwangerschaftsrisiken lie-

gen bei der Patientin nicht vor. Die Schwangere ist Mutter eines gesunden, 2-jährigen Knaben (Spontanpartus am ET − 5, Geburtsgewicht 3640 g). Die nochmalige Überprüfung des errechneten Geburtstermins anhand der letzten Periode und der Frühsonographien lässt keinen Zweifel aufkommen, ET + 6 stimmt.

30.1 Welche Auswirkungen kann die Überschreitung des Geburtstermins grundsätzlich auf den Fetus haben? Nennen Sie die 2 wesentlichsten Punkte.

30.2 Welche Kontrolluntersuchung(en) meint der überweisende Frauenarzt? Zählen Sie 2 Untersuchungen auf, die es Ihnen ermöglichen, eine beginnende Plazentainsuffizienz bzw. das kindliche Befinden abschätzen zu können.

30.3 In welchen Intervallen würden Sie die Patientin wieder zu weiteren Kontrollen einbestellen?

30.4 Nennen Sie 5 Indikationen zur Geburtseinleitung!

Antworten und Kommentar *Seite 132*

19-jährige Patientin mit sekundärer Amenorrhoe und Galaktorrhoe

In Ihrer Praxis stellt sich eine 19-jährige Patientin wegen einer seit 4 Monaten bestehenden, sekundären Amenorrhoe vor. Die Patientin berichtet Ihnen, dass der Zyklus eigentlich immer sehr regelmäßig gewesen sei (28/4 Tage, Menarche 14. Lebensjahr). Erwähnenswerte Vorerkrankungen oder Operationen hatte die Patientin nicht, eine regelmäßige Medikamenteneinnahme verneint die junge Frau. Mehrere Schwangerschaftstests habe sie bereits durchgeführt, alle seien negativ gewesen. Bei der Untersuchung der Brust fällt Ihnen auf, dass bei Druck auf den retroareolären Bereich ein milchiges Sekret aus der Mamille austritt, ansonsten ist die gynäkologische Untersuchung unauffällig. Die Patientin berichtet außerdem über Sehstörungen „wie Scheuklappen" und Kopfschmerzen.

31.1 Wie lautet Ihre Verdachtsdiagnose bezüglich der Ursache der Amenorrhoe und wie lässt sich diese Verdachtsdiagnose sichern?

31.2 Erklären Sie der Patientin den pathophysiologischen Zusammenhang zwischen der bei ihr vermutlich vorliegenden Erkrankung und der Amenorrhoe.

!!! 31.3 Nach 1 Woche stellt sich die Patientin erneut zur Befundbesprechung in Ihrer Sprechstunde vor, den Befund der zwischenzeitlich durchgeführten Untersuchung zeigt die Abbildung (s. Abb). Welche Therapie schlagen Sie der Patientin vor?

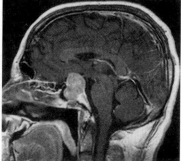

MRT: Hypophyse

31.4 An welche möglichen Ursachen müssen Sie differenzialdiagnostisch bei einer Hyperprolaktinämie denken?

31.5 Kann eine Hypothyreose Ursache einer sekundären Amenorrhoe sein und wenn ja, wie erklärt sich der Zusammenhang?

Antworten und Kommentar *Seite 133*

25-jährige Patientin in der 9. SSW mit Diabetes mellitus Typ I

In Ihrer Spezialambulanz für Schwangere stellt sich eine 25-jährige I. Gravida/Nullipara in der 9. SSW (Schwangerschaftswoche) vor. Die Patientin ist beschwerdefrei und wünscht lediglich ein Informationsgespräch. Anamnestisch besteht seit 10 Jahren ein Diabetes mellitus Typ I. Aus den von der Patientin mitgebrachten Unterlagen geht hervor, dass eine leichtgradige diabetische Nephropathie (Stadium Ia) vorliegt.

Den Blutzuckertagesprofilen der 3 vorangehenden Monate ist zu entnehmen, dass die präprandialen Blutglukosewerte unter einer intensivierten Insulintherapie ca. bei 110 mg/dl und nahezu sämtliche postprandialen Werte über 140 mg/dl lagen. Die Schwangerschaft sei eigentlich nicht geplant gewesen, jetzt würde sie sich jedoch sehr auf das Kind freuen.

32.1 Wie beurteilen Sie die präkonzeptionelle Stoffwechsellage der Patientin? Warum ist eine gute präkonzeptionelle Blutzuckereinstellung bei Typ-I-Diabetikerinnen wichtig?

!!! **32.2** Die Patientin möchte von Ihnen wissen, ob sie in der Schwangerschaft denn nicht mehr Insulin brauchen würde, schließlich sei sie jetzt „quasi zu zweit". Klären Sie die Patientin über den Insulinbedarf in der Schwangerschaft auf!

32.3 Die Patientin möchte von Ihnen wissen, welche Risiken für sie und das Kind durch den Diabetes während der Schwangerschaft bestehen. Zählen Sie jeweils 3 mögliche Risiken für Mutter und Kind auf!

32.4 Zuletzt möchte die Patientin noch über die Geburt informiert werden: Sie hätte mal gehört, dass Diabetikerinnen häufig Frühgeburten hätten. Trifft diese Aussage zu und wenn ja warum?

Antworten und Kommentar *Seite 134*

28-jährige schwangere Patientin mit Kopfschmerzen und Augenflimmern

Sie haben Dienst und werden wegen einer 28-jährigen I. Gravida/Nullipara mit HES (Hypertensive Erkrankung in der Schwangerschaft) in den Kreißsaal gerufen. Die Patientin ist Ihnen bekannt, Sie haben sie am Morgen mit den Symptomen Hypertonie, Proteinurie, Gesichtsödeme und intrauteriner Wachstumsrestrikti-on stationär aufgenommen. Anamnestisch ist eine präexistente Nierenerkrankung bekannt. Sie hatten mit einer oralen antihypertensiven Therapie begonnen. Die Hebamme teilt Ihnen mit, dass die Patientin akut über Stirnkopfschmerz, Augenflimmern und Übelkeit klage, der Blutdruck beträgt 190/110 mmHg.

33.1 Unter welchem Begriff würden Sie die genannten Befunde zusammenfassen?

Gerade in dem Moment, als Sie bei der Patientin eintreffen, setzen bei dieser „Zuckungen" in den Extremitäten ein, die sich über den Körperstamm in Richtung Kopf ausbreiten.

33.2 Nennen Sie die erforderlichen Notfallmaßnahmen!

33.3 An welche Ursachen müssen Sie differenzialdiagnostisch bei einem Krampfanfall in der Schwangerschaft ohne Kenntnis der Anamnese denken?

Dank Ihrer Therapie ist die Patientin nun wieder wach, orientiert und stabilisiert, der Blutdruck beträgt 150/90 mmHg, das CTG zeigt den abgebildeten Befund (s. Abb.).

33.4 Wie gehen Sie jetzt weiter vor?

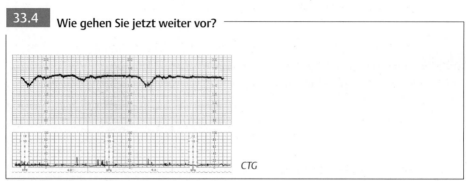

CTG

Antworten und Kommentar *Seite 136*

28-jährige I. Gravida/Nullipara in der 12 + 5 SSW

In Ihrer Praxis stellt sich eine 28-jährige I. Gravida/Nullipara in der 12 + 5 SSW (SSW = Schwangerschaftswoche) zur Vorsorgeuntersuchung vor. Bei der Erstuntersuchung 4 Wochen zuvor konnten Sie keinerlei anamnestische Risikofaktoren feststellen. Auch bei der heutigen Untersuchung gibt die Patientin Wohlbefinden an, unter Übelkeit oder verstärkter Müdigkeit leide sie nicht, ganz im Gegenteil, sie „fühle sich pudelwohl". Bei der Erstuntersuchung war es Ihnen nicht möglich, das genaue Schwangerschaftsalter festzulegen (die Patientin kann keine zuverlässigen Angaben zum Datum der letzten Periodenblutung machen, ein möglicher Konzeptionstermin ist nicht erinnerlich). Sie haben daher Schwangerschaftsalter und Entbindungstermin zunächst vorläufig anhand der sonographisch ermittelten SSL (= Scheitel-Steiß-Länge) festgelegt. 10 Tage zuvor haben Sie einen zweiten Ultraschall durchgeführt, anlässlich der heutigen Untersuchung einen 3. Ultraschall. Die ermittelten Werte haben Sie in eine Kurve übertragen (s. Abb.).

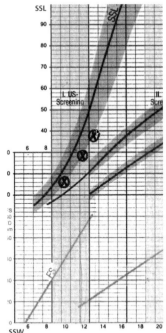

Normogramm: Ergebnis von 3 Ultraschalluntersuchungen

34.1 Die Patientin fragt, welche Untersuchungen denn heute durchgeführt werden sollen. Erklären Sie der Patientin, welche Untersuchungen Sie heute und bei jedem weiteren Vorsorgetermin regelmäßig durchführen werden.

34.2 Entscheiden Sie anhand der Abbildung ob Sie den vorläufigen Entbindungstermin und das Schwangerschaftsalter beibehalten oder eine Terminkorrektur vornehmen müssen.

34.3 In welchen Abständen bestellen Sie Schwangere mit komplikationslosem Schwangerschaftsverlauf zu Vorsorgeuntersuchungen ein? In welcher Schwangerschaftswoche registrieren Sie das erste „Routine-CTG"?

34.4 Wie ermitteln Sie bei einer Schwangeren in der z. B. 30. SSW in der Schwangerenvorsorge normalerweise die Lage des Kindes (ein Ultraschallgerät steht Ihnen nicht zur Verfügung)?

Die Patientin möchte von Ihnen wissen, ob sie nächsten Monat nach Kenia in den Urlaub fliegen könne – ihr ginge es doch so gut, sie sei ja nur schwanger und nicht krank und habe sich so auf die Rucksack-Tour mit Zelt durch das Landesinnere gefreut!

!!! 34.5 Begründen Sie, warum Sie eine Reiseerlaubnis erteilen oder von der Reise abraten!

Antworten und Kommentar *Seite 137*

60-jährige Patientin mit imperativem Harndrang und Hyperurikämie

In Ihrer Urodynamiksprechstunde stellt sich eine 60-jährige Patientin mit Überweisung des Hausarztes vor: „Urinverlust – erbitte weitere differenzialdiagnostische Abklärung und Therapievorschlag". Die Patientin berichtet Ihnen, dass sie tagsüber 10 – 12× und nachts 3 – 4× auf die Toilette müsse. Sie habe unfreiwilligen Urinverlust und kurz vorher verspüre sie jedes Mal einen plötzlichen („einschießenden"), kaum unterdrückbaren Harndrang und manchmal schaffe sie es nicht mehr rechtzeitig die Toilette zu erreichen. Die geschilderte Symptomatik bestünde seit ca. 1 Monat. Medikamente nimmt die Patientin momentan keine („das Allopurinol hat mein Hausarzt abgesetzt wegen meiner hohen Leberwerte"), an Grunderkrankungen ist eine primäre Hyperurikämie bekannt.

Sie möchten eine Urodynamik durchführen.

35.1 Welche Untersuchung sollten Sie bei den geschilderten Symptomen der Urodynamik voranstellen?

!!! 35.2 Die urodynamische Untersuchung erbringt unwillkürliche spontane Detrusorkontraktionen während der Zystotonometrie. Wie lautet Ihre Diagnose?

35.3· Könnte eine Urethrozystoskopie Ihnen bei der Suche nach der möglichen Ursache der Inkontinenz von diagnostischem Nutzen sein? Wie lautet Ihre Verdachtsdiagnose ?

35.4 Nennen Sie ein Medikament (Wirkstoff) zur Behandlung der Dranginkontinenz und dessen Angriffspunkt bzw. Wirkungsweise.

Antworten und Kommentar *Seite 139*

Patientin mit pathologischer Schenkelhalsfraktur bei Mammakarzinom

In Ihrer Tumorambulanz stellt sich eine 65-jährige Patientin vor, die sich mit Hilfe von 2 Gehstöcken fortbewegt. Die Patientin berichtet Ihnen, sie liege wegen eines Oberschenkelhalsbruches stationär in der Orthopädie und man habe ihr gesagt, dass der Bruch etwas mit dem Brustkrebs zu tun habe, an dem sie vor Jahren operiert worden sei. Die Patientin übergibt Ihnen einen Arztbrief, dem Sie folgenden Sachverhalt entnehmen: „Pathologische Schenkel-halsfraktur. Versorgung mit Tumorendoprothese. Histo: Ossäre Metastase eines invasiv-duktalen Mammakarzinoms, Östrogen- und Progesteronrezeptor positiv. Erbitte Therapievorschlag". Weitere Metastasen konnten mittels bildgebender Diagnostik ausgeschlossen werden, die Patientin ist subjektiv beschwerdefrei. 3 Jahre zuvor erfolgte eine Ablatio mammae und axilläre Lymphonodektomie links, eine adjuvante Therapie erfolgte nicht.

36.1   Wie lautet Ihr Therapievorschlag? Nennen Sie einen Wirkstoff!

!!!   **36.2**   Wie würde Ihr Therapievorschlag aussehen, wenn die Patientin starke Beschwerden hätte (z. B. eine ausgeprägte Dyspnoe bei pulmonaler Lymphangiosis carcinomatosa)?

36.3   Welche Alternative zur operativen Stabilisierung gibt es bei der Behandlung von Knochenmetastasen, wenn keine pathologische Fraktur vorliegt, sondern Schmerzen im Vordergrund stehen?

Sie haben eine Nachuntersuchung des Tumorgewebes veranlasst. Der Befund der Pathologie lautet: HER-2 Überexpression, 3fach positiv.

!!!   **36.4**   Welche Therapieform könnten Sie aufgrund der Überexpression noch einsetzen? Wie heißt diese Substanz und wie wirkt sie?

Antworten und Kommentar *Seite 140*

Patientin mit sekundärer Dysmenorrhoe und Sterilität

In Ihrer Sprechstunde stellt sich eine junge Frau mit akut aufgetretenen, stechenden Schmerzen im rechten Unterbauch vor. Die Patientin gibt nur zögerlich Auskunft auf Ihre Fragen, schließlich ergreift der Mann das Wort: „Dieser Schmerz heute, das ist ja nur die Spitze vom Eisberg! Meine Frau hat fast immerzu Schmerzen, z. B. beim Geschlechtsverkehr, beim Stuhlgang, sogar schon zwei Tage bevor sie ihre Periode bekommt. So schlimm kann das doch mit den Schmerzen gar nicht sein! Als wir uns kennen gelernt haben war das nicht so. Und das mit unserem Nachwuchs will auch nicht klappen…. seit 2 Jahren nimmt sie schon keine Pille mehr!"

Der Ultraschall zeigt im Bereich des rechten Eierstockes eine ca. 5 cm große, glatt begrenzte Raumforderung mit homogen echoarmer Binnenstruktur (s. Abb.).

37.1 Um was handelt es sich (in Zusammenschau mit der Anamnese) höchstwahrscheinlich?

Sono:
rechtes Ovar

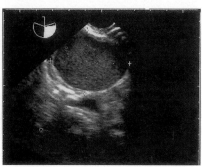

37.2 Wie entsteht dieser Befund?

!!! **37.3** Wie therapieren Sie diese Patientin?

37.4 Warum wird die Patientin nicht schwanger? Nennen Sie 2 mögliche Ursachen!

37.5 Was ist von der Empfehlung „Schwangerschaft ist die beste Therapie" an Patientinnen mit Endometriose zu halten? Erläutern Sie den Hintergrund dieser Aussage!

Antworten und Kommentar *Seite 141*

25-jährige Patientin mit vaginalem Pruritus und Fluor

In Ihrer Sprechstunde stellt sich eine 25-jährige Patientin vor, die über unerträglichen Juckreiz und Brennen in der Scheide und im Scheideneingang sowie über vermehrten Ausfluss klagt. Bei der Untersuchung der Patientin stellen Sie geruchlosen, krümeligen, weißlichen Fluor sowie grau-weißliche Beläge im Introitusbereich und im Bereich der Vagina fest. Sie fertigen ein Präparat für die Betrachtung unter dem Mikroskop an. Ihre Frage, ob diese Beschwerden häufiger auftreten würden, verneint die Patientin (s. Abb.).

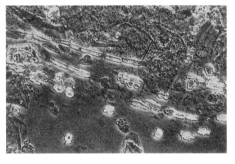

Nativpräparat

38.1 Wie lautet die Diagnose? Welchen Erreger vermuten Sie?

38.2 Nennen Sie mindestens 5 Faktoren, die die Entstehung einer Infektion im Vulvovaginalbereich begünstigen können!

38.3 Wie behandeln Sie die Patientin?

38.4 Müssen Sie den Partner der Patientin mitbehandeln?

38.5 Nennen Sie die typischen klinischen Befunde bei einer durch Gardnerella bzw. durch Trichomonaden verursachten Kolpitis!

Antworten und Kommentar *Seite 142*

Patientin in der 23. SSW mit Oligohydramnion

In Ihrer Schwangerenberatung stellt sich eine 25-jährige I. Gravida/Nullipara in der 23. SSW (Schwangerschaftswoche) zum 2. Ultraschallscreening vor. Der bisherige Schwangerschaftsverlauf war unauffällig, bekannte Schwangerschaftsrisiken liegen bei der bislang gesunden Patientin nicht vor. Als die Patientin das Untersuchungszimmer betritt, fällt Ihnen bereits auf, dass die Patientin extrem schlank wirkt und kaum einen Schwangerschaftsbauch hat. Bei der Untersuchung tasten Sie den Fundus uteri 3 Querfinger unterhalb des Nabels, der Symphysen-Fundus-Abstand beträgt 18 cm.

!!! 39.1 Bei der Ultraschalluntersuchung haben Sie das Gefühl, dass die Fruchtwassermenge vermindert ist (s. Abb.) – wie können Sie dieses „Gefühl" sonographisch objektivieren?

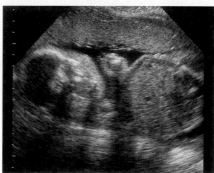

Sono: 23. SSW

39.2 Nennen Sie 5 mögliche Ursachen eines Oligohydramnions!

39.3 Welche zwei wichtigen Auswirkungen sind bei einem Oligohydramnion in der 23. SSW auf die organische und körperliche Entwicklung des Kindes zu befürchten?

In Ihrer Sprechstunde stellt sich noch eine Patientin mit idiopathischem Polyhydramnion vor, die Sie voraussichtlich auch bei der Geburt betreuen werden.

39.4 Mit welchen Komplikationen müssen Sie unter der Geburt und in der Nachgeburtsperiode verstärkt rechnen und warum?

Antworten und Kommentar *Seite 144*

33-jährige I. Gravida/Nullipara in der 42. SSW

Bei Dienstbeginn im Kreißsaal nehmen Sie eine 33-jährige I. Gravida/Nullipara in der 42. SSW (ET + 10 Tage) mit Überweisung des niedergelassenen Frauenarztes zur Geburtseinleitung auf. Die vaginale Untersuchung ergibt den folgenden Befund: Muttermund 1 cm eröffnet, Portio 1,5 cm, derb, sakral, Kopf dem Becken aufgesetzt (Bishop-Score 3 – 4). Die Fruchtwassermenge ist sonographisch vermindert, das Aufnahme-CTG unauffällig. Laut Dokumentation im Mutterpass hat es sich bislang um einen unauffälligen Schwangerschaftsverlauf gehandelt.

40.1 Würden Sie den erhobenen Zervixbefund als „geburtsreif" oder „geburtsunreif" klassifizieren?

40.2 Beschreiben Sie die typischen Veränderungen der Zervix uteri zur Geburt hin!

Sie entscheiden sich, die Geburtseinleitung mittels eines vaginal applizierbaren Prostaglandingels zu beginnen.

!!! 40.3 Erklären Sie, wie die Substanz wirkt. Über welche wichtigen Nebenwirkungen bzw. über welches Risiko müssen Sie die Patientin bei einer Geburtseinleitung mittels dieses vaginal bzw. intrazervikal applizierbaren Medikamentes aufklären?

Eine Stunde später werden Sie zu der geschilderten Patientin wegen eines auffälligen CTGs (s. Abb.) dringend in den Kreißsaal gerufen. Die Hebamme teilt Ihnen mit, sie habe bereits einen „Bolus" verabreicht.

40.4 Was meint die Hebamme damit?

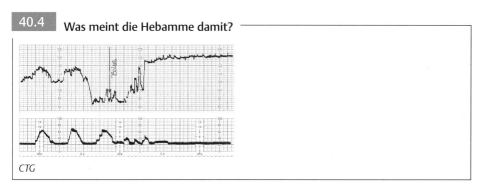

CTG

40.5 Nennen Sie weitere adäquate Notfallmaßnahmen in dieser Situation (der geburtshilfliche Befund stellt sich unverändert unreif dar).

Antworten und Kommentar *Seite 145*

32-jährige Patientin mit Zervixkarzinom

Sie sind als Stationsarzt in der operativen Abteilung einer Frauenklinik eingesetzt und müssen die mit der Post eingegangenen histologischen Befunde Ihrer Patientinnen beurteilen. Unter den Ergebnissen befindet sich auch die histologische Beurteilung einer Knipsbiopsie, die Sie bei einer 32-jährigen Patientin aus einem zentralen, polypösen Tumor der Portiooberfläche entnommen hatten: „Verhornendes Plattenepithelkarzinom der Cervix uteri". Ihrer Einschätzung nach ist die ca. 1,5 cm große „Läsion" auf die Zervix begrenzt, für eine Infiltration der Parametrien oder der Vagina besteht klinisch kein Anhalt.

41.1 Nennen Sie 3 ätiologisch bedeutsame Faktoren des Zervixkarzinoms!

41.2 Die Patientin möchte wissen, ob denn nun eine Operation, eine Bestrahlung, eine Chemotherapie oder eine kombinierte Therapie notwendig sei. Welches therapeutische Vorgehen besprechen Sie mit der Patientin? Begründen Sie ihre Entscheidung!

41.3 Klären Sie die Patientin ausführlich über die von Ihnen geplante Therapie auf, nennen sie ihr 3 typische Komplikationen!

!!! **41.4** Wie ist die Prognose der Patientin bei negativem Lymphknotenstatus? Wie wahrscheinlich ist es, dass Sie bei dieser Patientin Metastasen in den pelvinen/paraaortalen Lymphknoten finden?

Antworten und Kommentar *Seite 147*

Wöchnerin mit Schmerzen in der rechten Mamma und Fieber

Im Notdienst stellt sich eine Frau mit ihrem etwa 2 Wochen alten Säugling bei Ihnen vor. Die Patientin berichtet, dass sie seit 3 Tagen Schmerzen in der rechten Brust habe, über 39 °C Temperatur und Schüttelfrost sowie Kopfschmerzen. Sie habe bislang versucht, das Kind häufig anzulegen, die Brust nach dem Stillen zusätzlich auszustreichen und sie habe die Brust gekühlt. Trotz dieser Maßnahmen habe die Rötung der Brust zugenommen und die Schmerzen seien schlimmer geworden. Das Fieber sei auch nicht zurückgegangen. Die Frau betont, dass sie unbedingt weiterhin stillen möchte.
Bei der Untersuchung zeigt sich der obere äußere Quadrant der rechten Mamma stark gerötet, der Bereich tastet sich überwärmt.

42.1 Zählen Sie Ihre 4 nächsten diagnostischen Schritte auf!

Sie diagnostizieren bei der Patientin eine fortgeschrittene Mastitis puerperalis, für eine Abszedierung besteht kein Anhalt.

42.2 Wie behandeln Sie die Patientin?

!!! **42.3** Wie würden Sie die Patientin bezüglich des Stillens beraten?

3 Tage später untersuchen Sie die Patientin erneut und tasten im oberen, äußeren Quadranten der rechten Mamma einen druckschmerzhaften Befund mit zentraler Fluktuation.

42.4 Zu welchem weiteren Vorgehen würden Sie der Patientin raten? Beschreiben Sie die durchzuführende Therapie in Stichworten!

42.5 An welche Erkrankung müssen Sie differenzialdiagnostisch denken, wenn sich eine „Mastitis puerperalis" als therapieresistent gegenüber der Standardtherapie erweist?

Antworten und Kommentar *Seite 148*

Patientin (30. SSW) mit akutem Unterbauchschmerz und vaginaler Blutung

Sie haben Nachtdienst im Kreißsaal und werden von der diensthabenden Hebamme informiert, dass der Rettungswagen mit einer 32-jährigen I. Gravida, Nullipara in der 30. SSW (Schwangerschaftswoche) mit Unterbauchschmerzen eingetroffen sei. Die völlig aufgelöste Patientin berichtet Ihnen, dass die Unterbauchschmerzen ganz plötzlich begonnen hätten und sehr heftig, „stichartig" seien, außerdem habe sie seitdem eine leichte vaginale Blutung. Die Patientin leidet an einer chronischen Hypertonie, die aktuell mit α-Methyldopa (z.B. Dopegyt) 3 × 1 Tbl. und Dihydralazin (z.B. Nepresol) mit 2 × 1 Tbl. behandelt wird. Die Hebamme, die ein CTG abzuleiten versucht, bittet sie um eine Ultraschalluntersuchung, da es Ihr nicht gelingt, die kindlichen Herztöne zu lokalisieren. Zudem teilt sie Ihnen mit, dass sich der Uterus hart anfühle und stark druckempfindlich sei. Ihre Ultraschalluntersuchung ergibt, dass das Kind in Schädellage liegt und zeitgerecht entwickelt ist, die Herzaktion ist aber negativ.

43.1 Was ist die wahrscheinlichste Ursache des intrauterinen Fruchttodes?

43.2 Zählen Sie 3 disponierende Faktoren auf, die in der Anamnese von Patientinnen mit der geschilderten Symptomatik gehäuft zu finden sind.

43.3 Welche Gefahren drohen der Mutter bei diesem Erkrankungsbild?

Eine akute Gefährdung der Mutter konnten Sie ausschließen. Bei der vaginalen Tastuntersuchung ist die Zervix erhalten, derb, mediosakral und der Muttermund gerade eben fingerdurchgängig.

43.4 Erklären Sie der Patientin das weitere geburtshilfliche Vorgehen.

43.5 Muss eine Totgeburt standesamtlich angemeldet werden? Muss das Kind bestattet werden?

Antworten und Kommentar *Seite 150*

17-jährige Patientin mit primärer Amenorrhoe

In Ihrer jugendgynäkologischen Sprechstunde stellt sich eine 17-jährige Patientin vor, die noch keine Periodenblutung hatte. Die Patientin berichtet Ihnen sie würde Leistungssport betreiben und bisher hätte sie der ausbleibenden Regelblutung nicht so viel Bedeutung beigemessen, die Trainerin habe sie mit der Aussage beruhigt, „dass das bei Leistungssportlern eben manchmal so sei". In der Woche zuvor wollte sie mit ihrem Freund zum ersten Mal schlafen und er konnte nicht in die Scheide eindringen. „Irgendwie scheint die verschlossen zu sein!" Bei der körperlichen Untersuchung stellen Sie fest, dass die sekundären Geschlechtsmerkmale altersentsprechend normal ausgebildet sind. Bei der gynäkologischen Untersuchung stellen sich das äußere Genitale und der Introitus normal dar, eine Spekulumeinstellung gelingt Ihnen nicht, der Scheideneingang scheint „membranartig" verschlossen. Bei der abdominalen Ultraschalluntersuchung können Sie den Uterus nicht darstellen, die Ovarien stellen sich normal dar.

Eine Woche später liegt Ihnen das Ergebnis der Hormonanalyse vor: LH, FSH, Prolaktin, Testosteron, DHEA-S, Östrogen und Progesteron im Normbereich.

44.1 Wie lautet die Diagnose?

!! 44.2 Wie hätte Ihre Verdachstdiagnose gelautet, wenn die gleiche Patientin Ihnen im Zusammenhang mit der Amenorrhoe über zyklische, an Stärke zunehmende kolikartige Schmerzen im Unterleib berichtet hätte und Sie einen „Tumor" im kleinen Becken getastet hätten?

44.3 Wie hätte Ihre Verdachtsdiagnose gelautet, wenn Sie den Uterus und die Ovarien nicht hätten darstellen können, Achsel- und Schambehaarung nur spärlich oder überhaupt nicht vorhanden gewesen wäre, die Extremitäten auffallend lang gewesen wären und die Hormonanalyse folgenden Befund erbracht hätte: FSH normal oder $\uparrow$, LH $\uparrow$, 17β-Estradiol $\downarrow$, Testosteronwerte $\uparrow$ (entsprechend den für Frauen geltenden Normbereichen)? Wie sichern Sie diese Diagnose?

Antworten und Kommentar *Seite 151*

55-jährige Patientin mit Zunahme des Leibesumfangs

In Ihrer Sprechstunde stellt sich eine 55-jährige Patientin vor und berichtet, dass sie das Gefühl habe, ihr Bauchumfang würde zunehmen („meine Röcke passen mir nicht mehr"). Vom Essen komme das sicherlich nicht, da sie in letzter Zeit kaum noch Appetit verspüre. Zudem leide sie in letzter Zeit zunehmend an Verstopfung manchmal sei der Stuhlgang auch dunkelschwärzlich. Gelegentlich habe sie ein unspezifisches „Druckgefühl" im Unterbauch, jedoch keine Schmerzen. Bei der körperlichen Untersuchung finden Sie das Abdomen prall vorgewölbt, sonographisch zeigt sich viel Aszites sowie ein 6 cm großer, der linken Adnexe zuzuordnender, überwiegend zystischer Ovarialtumor (s. Abb.).

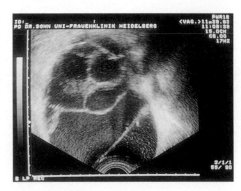

Sono: linke Adnexe

45.1 Welche sinnvollen Voruntersuchungen sollten Sie noch veranlassen, bevor Sie die Patientin zur stationären Aufnahme in eine Frauenklinik schicken?

Nach 2 Wochen erhalten Sie einen Arztbrief der Klinik mit folgenden Informationen: Seröses Zystadenokarzinom des linken Ovars, Tumorknoten von bis zu 1,5 cm Größe im Omentum majus/auf dem Dünndarm, paraaortale Lymphknotenmetastase, R0-Resektion".

45.2 Welches Tumorstadium liegt vor?

45.3 Welche weitere postoperative Therapie haben die Kollegen der Frauenklinik höchstwahrscheinlich mit der Patientin besprochen? Wie schätzen Sie die Prognose der Patientin ein?

!!! 45.4 Wie würde die weitere Therapie aussehen, wenn der Befund nicht „R0-" sondern „R2"-Resektion lauten würde?

!!! 45.5 Hätte man bei einer R2-Resektion eine pelvine und paraaortale Lymphonodektomie durchgeführt?

Antworten und Kommentar *Seite 152*

IV. Gravida/IV. Para mit verstärkter Blutung in der Nachgeburtsperiode

Sie haben während Ihres Kreißsaaldienstes gerade eine 34-jährige türkische Patientin von Ihrem 4. Kind, einem lebensfrischen Knaben, Geburtsgewicht 4300 g, Apgar 9/10/10 entbunden. Die Geburt verlief sehr rasch. Bei Eintreffen der Patientin im Kreißsaal war der Muttermund auf 8 cm erweitert, die Gebärende war kaum in der Lage, die Wehen zu veratmen und hatte bereits bei unvollständigem Muttermund unkontrolliert mitgepresst. Sie ließ sich weder sprachlich noch durch Gesten von der Hebamme anleiten.

Aufgrund des raschen Geburtsverlaufes war es Ihnen nicht möglich, einen intravenösen Zugang zu legen, postpartal haben Sie allerdings 3 IE Oxytocin i. v. verabreicht. Als sie gerade dabei sind im Nebenzimmer den Nabelschnur-pH-Wert des Neugeborenen zu bestimmen, ruft die Hebamme sie wegen einer „starken Blutung" in den Kreißsaal. Die Plazenta hat sich bereits gelöst und liegt ausgebreitet zwischen den Beinen der Patientin, Sie nehmen eine starke vaginale Blutung wahr.

46.1 Wie groß darf der Blutverlust normalerweise in der Nachgeburtsperiode sein?

Die Hebamme teilt Ihnen mit, dass die Plazenta vollständig sei, der Uterus ist gut kontrahiert, der Fundus steht ca. 1 Querfinger oberhalb des Nabels.

46.2 Zählen Sie ihre ersten 6 Maßnahmen in dieser Situation auf!

46.3 An welche Blutungsursache denken Sie und wie sichern Sie die Diagnose?

46.4 An welche Blutungsursache hätten Sie gedacht, wenn die Hebamme Ihnen z. B. mitgeteilt hätte, dass sie Gefäßabrisse an den Eihäuten bei der Inspektion der Plazenta gefunden hätte und Sie den Uterus groß und schlaff getastet hätten? Welche Maßnahmen hätten Sie in diesem Falle ergriffen?

46.5 Welche Medikamente/Wirkstoffe stehen Ihnen noch zur Verfügung, wenn bei einer atonischen Nachblutung ohne Plazentaretention keine ausreichende Blutstillung mit Oxytocin erreicht werden kann?

Antworten und Kommentar *Seite 154*

36-jährige Patientin mit unerfülltem Kinderwunsch

In Ihrer Praxis stellt sich eine 36-jährige Frau mit unerfülltem Kinderwunsch vor. Die Patientin berichtet Ihnen, dass sie 6 Monate zuvor die Pille abgesetzt habe, trotzdem werde sie einfach nicht schwanger. Der Zyklus sei regelmäßig (28/4–5, die von der Patientin mitgebrachten Aufzeichnungen bestätigen dies). An einem „Mangel an Gelegenheiten" könne es auch nicht liegen, sie habe 1–2× wöchentlich Geschlechtsverkehr mit ihrem Mann. Zur Vorgeschichte der Patientin ist zu erwähnen, dass ca. 10 Jahre zuvor eine Appendektomie erfolgte. Die Patientin war nie schwanger. Weiterhin berichtet die Patientin, dass sie ca. 15 Jahre zuvor mal eine „Unterleibsentzündung" gehabt hätte. Ihr Partner sei, soweit ihr bekannt, völlig gesund.

47.1 Würde man nach einem Zeitraum von 6 Monaten von „Sterilität" sprechen? Würden Sie weitere Diagnostik veranlassen oder zuwarten?

47.2 Wenn Sie in dem geschilderten Fall weitere (zunächst nicht-invasive) Diagnostik veranlassen würden, welche Untersuchungen halten Sie für sinnvoll? Nennen Sie ihre nächsten 5 diagnostischen Schritte.

Das Spermiogramm des Ehemanns ergab folgenden Befund: Dichte 56 Mio. Spermatozoen/ml, Motilität 30% progressiv bewegliche, 30% mäßig bewegliche und 40% unbewegliche Spermatozoen, Morphologie 60% normal geformte Spermatozoen. Bei der Ehefrau konnten Sie bislang keine Sterilitätsursache finden, Sie haben noch eine Hysterosalpingographie veranlasst. Das Ergebnis zeigt die Abbildung (s. Abb.).

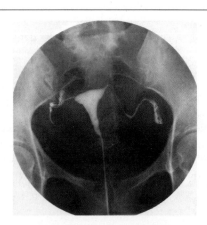

Hysterosalpingographie

!!! 47.3 Welche weitere Therapie besprechen Sie mit dem Patientenehepaar? Erklären Sie den Ablauf der geplanten Therapie!

Antworten und Kommentar *Seite 156*

20-jährige Patientin mit akuten Unterbauchschmerzen

Eine 20-jährige Patientin stellt sich mit seit ca. 4 Stunden bestehenden, akut aufgetretenen und „krampfartigen" Unterbauchschmerzen im Notdienst vor. Die Körpertemperatur liegt bei 37,8 °C. Die letzte Periode sei vor 5 Tagen gewesen. Bei der Untersuchung ist das Abdomen gespannt und der gesamte Unterbauch druckschmerzhaft. Bei der vaginalen Tastuntersuchung lässt sich ein deutlicher Portio-Schiebe-Lüftungsschmerz auslösen, sie tasten eine schmerzhafte, teigige Adnexschwellung beidseits. Das Labor ergibt 23.000 Leukozyten/µl, das CRP liegt bei 15 mg/l, die BSG bei 21/45. Die Überweisungsdiagnose des Hausarztes lautet „V. a. Adnexitis".

48.1 Sollte die Patientin tatsächlich eine Adnexitis haben – mit welchem Keimspektrum müssen Sie rechnen? Nennen Sie die 3 häufigsten Erreger!

48.2 Mit welchen Komplikationen und (Spät)folgen müssten Sie rechnen, wenn Sie die Patientin nicht behandeln würden?

!! **48.3** Mit welchem „antibiotischen Regime" würden Sie eine Adnexitis behandeln?

48.4 Welche weiteren Maßnahmen ordnen Sie an?

!! **48.5** Würden Sie den Partner der Patientin mitbehandeln?

Antworten und Kommentar *Seite 157*

Schwangere in der 19. SSW mit vaginalem Flüssigkeitsabgang

In Ihrem Kreißsaalnachtdienst stellt sich eine 37-jährige I. Gravida in der 19 + 3 SSW (Schwangerschaftswoche) vor und berichtet Ihnen, dass irgendetwas nicht stimme: Sie habe heute bereits 3 mal den Schlüpfer wechseln müssen, da dieser regelmäßig „durchfeuchtet" gewesen sei. Sie könne sich gar nicht erklären, wo diese ganze Flüssigkeit her komme. Die Patientin gibt außerdem an, dass sie in der Woche zuvor eine Amniozentese gehabt habe. Sonographisch stellt sich ein für die 19. SSW zeitgerecht entwickelter Fet sowie ein Oligohydramnion dar. Die Körpertemperatur der Patientin beträgt 36,8 °C, Puls 80/min, RR 130/70 mmHg. Die Laborwerte sind unauffällig, der Uterus ist nicht druckempfindlich.

49.1 Nennen Sie die einfachste und gebräuchlichste Untersuchungsmethode, mit der Sie einen vorzeitigen Blasensprung bestätigen oder ausschließen können.

49.2 Ihre Verdachtsdiagnose „vorzeitiger Blasensprung" hat sich bestätigt. Die Patientin ist völlig geschockt und möchte wissen, wie es jetzt weitergehen soll. Klären Sie die Patientin auf!

49.3 Wie würde Ihr Vorgehen aussehen, wenn sich die Patientin in der 29. SSW und nicht erst in der 19. SSW befunden hätte?

49.4 Bei einer Patientin mit vorzeitigem Blasensprung in der 32. SSW haben Sie im Vaginalabstrich β-hämolysierende Streptokokken der Gruppe B nachgewiesen. Würden Sie diesen Keim antibiotisch behandeln oder ist der Keim der normalen Vaginalflora zuzurechnen?

!!! **49.5** Zählen Sie 4 Antibiotika unterschiedlicher Wirkstoffgruppen auf, die Sie während der Schwangerschaft anwenden dürfen.

Antworten und Kommentar *Seite 158*

Wöchnerin mit starker vaginaler Blutung am 1. postpartalen Tag

Sie werden im Nachtdienst wegen einer starken vaginalen Blutung bei einer Wöchnerin (1. postpartaler Tag) gerufen. Die Stationsschwester teilt Ihnen auf Ihre Frage nach Besonderheiten bei der Entbindung mit, dass es bei der Geburt zu einer verzögerten Ablösung der Plazenta gekommen sei. Zudem sei die Gebärmutter weich und selbst für eine IV. Para zu groß. Der „Oxytocin-Tropf", den die Patientin im Kreißsaal nach der Geburt bekommen habe sei bis vor ca. 2 Stunden gelaufen.

50.1 Welche Verdachtsdiagnose stellen Sie?

50.2 Nennen Sie 3 weitere Ursachen für vaginale Blutungen im Wochenbett!

50.3 Welche Untersuchungen führen Sie durch, um die Verdachtsdiagnose zu sichern oder auszuschließen?

50.4 Welche Sofortmaßnahmen leiten Sie im vorliegenden Fall ein?

50.5 Welche Möglichkeiten der Therapie gibt es?

Antworten und Kommentar *Seite 160*

Schwangere mit Bläschen und Ulzera im Genitalbereich

In Ihrer Schwangerenberatung stellt sich eine 35-jährige II. Gravida/II. Para in der 40. Schwangerschaftswoche vor und klagt über Kopf- und Muskelschmerzen sowie über brennende, nahezu unerträgliche Schmerzen im Genitalbereich und Schmerzen bei der Miktion. Bei der Untersuchung finden Sie im Vulvabereich gruppenförmig angeordnete Ulzera mit rotem Hof. Die Patientin kann sich nicht erinnern, etwas Ähnliches jemals gehabt zu haben, auch ihr Freund, den sie jetzt seit 11 Monaten kenne, wäre kerngesund (s. Abb.).

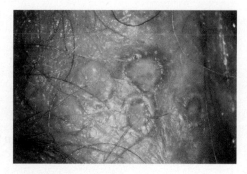

Foto: Ulzera im Vulvabereich

51.1 Wie lautet Ihre Verdachtsdiagnose?

51.2 Nachdem Sie der Patientin Ihre Diagnose mitgeteilt haben, schaut diese Sie skeptisch an: „Mein Freund ist aber doch gesund – wie soll ich ihm das denn erklären? Der muss doch denken, dass ich fremdgegangen bin!?" Welche Erklärung gibt es?

51.3 Wie würden Sie die Patientin behandeln?

51.4 Die Patientin möchte von Ihnen wissen, ob man bei der Geburt – es sei ja nun bald soweit – irgendetwas tun könne: „Ich habe so unerträgliche Schmerzen, ich kann mir kaum vorstellen, dass ich so das Kind auf die Welt bringen kann, wenn es nicht besser wird!" Was antworten Sie?

Antworten und Kommentar *Seite 161*

Patientin mit klimakterischen Beschwerden/Hormonersatztherapie

In Ihrer Praxis stellt sich eine 53-jährige Patientin mit „Wechseljahresbeschwerden" vor. Die Patientin erklärt Ihnen, dass die letzte Periodenblutung 9 Monate zuvor gewesen sei, danach sei keinerlei Blutung mehr aufgetreten. Bislang habe sie versucht, ihre Beschwerden mit pflanzlichen Mitteln zu „bekämpfen", so richtig erfolgreich sei die Therapie aber nicht. „Manchmal erkenne ich mich gar nicht wieder, ich bin so gereizt und aggressiv, es gibt Tage, da stört mich eine Fliege an der Wand!". „Mit den Hitzewallungen", sei es so schlimm wie nie zuvor. Sie würde Hormonen ja grundsätzlich ablehnend gegenüberstehen – aber so könne Sie nicht weitermachen. Zur Anamnese der Patientin ist zu berichten, dass vor Jahren eine abdominale Hysterektomie ohne Adnexektomie wegen einer Hypermenorrhoe durchgeführt worden war, nennenswerte Vorerkrankungen bestehen nicht.

Fall 52

53

52.1 Welche anamnestischen Informationen sollten Sie vor Beginn einer Hormonersatztherapie erfragen bzw. welche Untersuchungen würden Sie vor Beginn einer Hormonsubstitutionstherapie durchführen wollen?

52.2 Welche(n) Wirkstoff(e) der Gruppen I–X (siehe Tabelle im Anhang S. 222) würden Sie für die geschilderte Patientin für eine Hormonersatztherapie auswählen?

52.3 Orale oder transdermale Hormonersatztherapie – lassen Sie die Patientin entscheiden, welche Applikationsform ihr lieber ist oder gibt es medizinische Gründe, in bestimmten Situationen die eine oder andere Therapieform zu wählen?

52.4 Welches Präparat(e)/Wirkstoff(e) (siehe Tabelle im Anhang S. 222) hätten Sie ausgewählt, wenn keine Hysterektomie vorausgegangen wäre?

Antworten und Kommentar *Seite 163*

26-jährige und 60-jährige Patientin mit Ovarialzyste

In Ihrer Praxis stellt sich eine 26-jährige Patientin zur jährlichen Vorsorgeuntersuchung vor. Die Patientin berichtet über einen gelegentlich auftretenden, stechenden Schmerz im linken Unterbauch. Bei der Ultraschalluntersuchung zeigt sich folgendes Bild (s. Abb.).

Am gleichen Tag stellt sich eine 60-jährige Patientin ebenfalls bei Ihnen zur Vorsorgeuntersuchung vor. Die Patientin ist völlig beschwerdefrei. Die Ultraschalluntersuchung liefert den abgebildeten Zufallsbefund (s. Abb.).

Fall
53

54

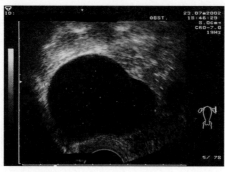

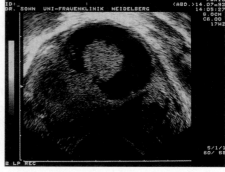

Sono des linken Ovars: Größe 40 × 50 mm

Sono des rechten Ovars: Größe 40 × 45 mm

53.1 Welchen Befund hat die 26-jährige Patientin aller Wahrscheinlichkeit nach?

53.2 Beschreiben Sie Ihr weiteres Vorgehen bei dieser Patientin!

Nach 5 Monaten stellt sich die 26-jährige Patientin erneut bei Ihnen vor und berichtet, die Beschwerden hätten trotz des Medikamentes in den letzten Tagen zugenommen. Der Ultraschall zeigt eine Größenzunahme des Befundes.

53.3 Wie gehen Sie vor?

53.4 Wie würden Sie den Befund der 60-jährigen Patientin bezüglich seiner Dignität bewerten?

53.5 Beschreiben Sie Ihre Vorgehensweise bei der 60-jährigen Patientin!
Könnte man den Befund ultraschallgesteuert punktieren, um eine zytologische Untersuchung zur Klärung der Dignität zu ermöglichen und der Patientin so vielleicht eine Operation ersparen?

Antworten und Kommentar *Seite 164*

Schwangere in der 37. SSW mit regelmäßiger Wehentätigkeit bei Querlage

In Ihrem Kreißsaalnachtdienst erscheint eine 36-jährige VI. Gravida/V. Para in der 37 + 3 SSW (Schwangerschaftswoche) mit regelmäßiger Wehentätigkeit zur Geburt. Dem Mutterpass können Sie entnehmen, dass die Patientin Mutter von 5 gesunden Kindern ist, alle Geburten waren Spontangeburten, die letzte Geburt erfolgte 11 Monate zuvor. Bei der Untersuchung der Patientin fällt Ihnen auf, dass der Fundus uteri auffallend breit erscheint. Bei Anwendung des I. Leopoldschen Handgriffs tasten Sie im Fundus einen gleichmäßigen, festen, walzenförmigen Widerstand. Mit dem II. Leopoldschen Handgriff tasten Sie auf der linken Seite einen hartes, rundliches, großes Teil, das sich zwischen den tastenden Fingern hin und her bewegen lässt. Bei der vaginalen Tastuntersuchung ist der Muttermund auf 4 cm eröffnet, die Fruchtblase steht, einen führenden Kindsteil können Sie nicht tasten, das kleine Becken erscheint leer.

54.1 In welcher Lage befindet sich das Kind (bitte definieren Sie die Lageanomalie genau unter Beachtung der Stellung des Rückens)?

54.2 Klären Sie die Patientin über den von Ihnen geplanten Entbindungsmodus auf! Nennen Sie der Patientin die möglichen Risiken und Komplikationen dieser Methode!

54.3 Falls die Patientin sich nicht mit dem von Ihnen geplanten Entbindungsverfahren einverstanden erklären sollte – welche Komplikationen werden im weiteren (spontanen, „unbehandelten") Geburtsverlauf voraussichtlich auftreten?

Noch während Sie die Patientin aufklären, kommt es zum Abfall der kindlichen Herztöne (s. Abb.). „Ich glaube, mir ist gerade die Fruchtblase geplatzt!" erklärt Ihnen die Patientin.

54.4 Nennen Sie die wahrscheinliche Ursache der Dezeleration. Zählen Sie Ihre nächsten 5 Schritte auf.

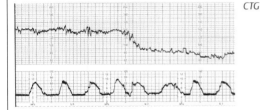

CTG

Antworten und Kommentar *Seite 165*

47-jährige Patientin mit druckschmerzhaftem Befund der rechten Mamma

Eine 47-jährige Patientin stellt sich in Ihrer Sprechstunde vor und berichtet, vor 2 Tagen erstmals einen Schmerz in der rechten Brust verspürt zu haben. Mittlerweile hätte sich in diesem Bereich ein druckschmerzhaftes Areal gebildet. Bei der Inspektion der Brust finden Sie die Haut im oberen äußeren Quadranten gerö-

tet und überwärmt. Sie können im beschriebenen Areal eine diffuse, druckschmerzhafte Verhärtung tasten. Die Patientin erklärt Ihnen, dass sie unter „Erregungs- und Unruhezuständen" leide und deshalb ein Neuroleptikum als Dauermedikation einnehmen müsse.

55.1 Welche Erkrankung vermuten Sie bei dieser Patientin?

55.2 An welche Erkrankung müssen Sie differenzialdiagnostisch unbedingt denken und wie schließen Sie diese Erkrankung aus?

!!! 55.3 Kann der beschriebene Befund der Brust im Zusammenhang mit der Einnahme des Neuroleptikums stehen und wenn ja, warum?

55.4 Wie therapieren Sie die Patientin?

Antworten und Kommentar *Seite 167*

28-jährige I. Gravida/Nullipara mit protrahiertem Geburtsverlauf

Sie haben Kreißsaalnachtdienst und werden von der Hebamme darüber informiert, dass es „mit der Geburt im ersten Kreissaal nicht so richtig voranginge". Es handle sich um eine 28-jährige Erstgebärende am Termin, das Kind sei „normal groß", „keine bekannten Schwangerschaftsrisiken". Anfangs sei die Muttermundseröffnung zügig vorangegangen, seit 2 Stunden sei der Befund unverändert: Der Muttermund sei auf 6 cm eröffnet, nachgiebig und verändere sich während der Wehe nur unwesentlich. Die Fruchtblase sei noch nicht gesprungen, der kindliche Kopf sei „beweglich über dem Beckeneingang". Die Patientin hat eine Periduralanästhesie (PDA). Das CTG ist unauffällig, im Verlauf der letzten 30 Minuten wurden 6 Wehen mit einer Maximaldauer von je 20 Sekunden registriert.

Sie untersuchen die Patientin und können den von der Hebamme erhobenen Befund bestätigen. Ein Anhalt für eine geburtsmechanische Anomalie ergibt sich nicht.

56.1 Welche Anordnung treffen Sie bzw. welche Maßnahme führen Sie durch, um „die Geburt wieder in Gang zu bringen"?

56.2 Welche Risiken für Mutter und Kind bringt ein protrahierter Geburtsverlauf mit sich?

Einige Stunden später werden Sie erneut von der Hebamme gerufen. Der Muttermund sei vollständig eröffnet, der kindliche Kopf stehe mit der Pfeilnaht im geraden Durchmesser im Beckeneingang, die kleine Fontanelle sei vorne zu tasten. Die Hebamme berichtet Ihnen, dass dieser Befund trotz entsprechender Lagerung seit 2 Stunden persistiere.

56.3 Welche Diagnose stellen Sie und wie gehen Sie vor?

Antworten und Kommentar *Seite 168*

28-jährige Patientin mit rezidivierendem Pap III D, histologisch CIN III

In Ihrer Praxis stellt sich eine 28-jährige Patientin vor, die eine „Zweitmeinung" von Ihnen wünscht. Die Patientin berichtet Ihnen, dass wiederholt Zellabstriche der Gruppe Pap III D festgestellt worden waren. Die Patientin hat zudem einen histopathologischen Befundbericht mit dem Ergebnis „CIN III" dabei. Aufgrund dieses Befundes habe ihr der Frauenarzt zur Konisation geraten. Die Patientin ist mit diesem Vorgehen nicht einverstanden, weil sie noch kinderlos ist und Komplikationen für eine spätere Schwangerschaft befürchtet. Außerdem hat Sie gehört, man könne noch so einen „Virus-Test" am Gebärmutterhals machen, dies hielte ihr Frauenarzt aber zum jetzigen Zeitpunkt nicht für nötig, sondern würde zur Konisation drängen.

57.1 Wenn einmalig zytologisch ein Pap III D festgestellt wird – wie sicher kann man sein, dass tatsächlich ein Pap III D vorliegt?

57.2 Wie sieht das weitere Vorgehen bei einem Abstrichergebnis der Gruppe Pap III D aus? Beschreiben Sie, welche diagnostischen Schritte der behandelnde Gynäkologe wahrscheinlich durchgeführt hat!

!!! **57.3** Würden Sie der Patientin ebenfalls zur Konisation raten oder würden Sie den „Virus-Test" durchführen?

!!! **57.4** Beschreiben Sie in Stichworten, wie der Zervixabstrich technisch durchgeführt wird und nennen Sie 3 Punkte, auf die Sie achten müssen, um zuverlässige Ergebnisse zu erzielen!

Antworten und Kommentar *Seite 169*

19-jährige Patientin nach ungeschütztem Geschlechtsverkehr

In Ihrer Praxis stellt sich gegen 10 Uhr morgens eine 19-jährige, sehr aufgeregte Patientin vor und berichtet Ihnen Angst zu haben, möglicherweise schwanger zu werden. Sie habe zwei Abende zuvor, etwa gegen 20 Uhr, mit ihrem Freund geschlafen und das Kondom sei kaputt gegangen. Die Patientin hat gehört, dass man eine mögliche Schwangerschaft noch mit einem Medikament verhindern könne und fragt ob Sie ihr dies verschreiben könnten. Außerdem sei sie diese ständige Angst, dass was „passieren könne" leid und hätte gerne ein Rezept für eine Pille. Als Datum der letzten Periodenblutung gibt die Patientin „vor etwa 2 Wochen an".

!! 58.1 Ist die Postkoitalpille nach fast 2 Tagen noch wirksam? Wie wird die Postkoitalpille eingenommen?

!! 58.2 Welche wichtigen Hinweise sollten Sie der Patientin mit auf den Weg geben, wenn Sie eine Postkoitalpille verordnet haben?

Sie haben der Patientin zudem ein orales Kontrazeptivum für zunächst 3 Monate verordnet (s. Abb.)

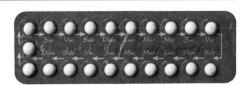

Jede Tablette enthält: Gestoden 0,075 mg, Ethinylestradiol 0,020 mg

58.3 Bitte erklären Sie der Patientin ganz genau, wann Sie mit der Einnahme des ersten Dragees sowie der zweiten Packung beginnen soll.

Nach 2 Monaten meldet sich die Patientin telefonisch bei Ihnen. Sie habe in genau 2 Wochen einen Sportwettkampf, dieser würde exakt mit ihrer Periode zusammenfallen, ob man die Periode nicht verschieben könne? In der Pillenpackung seien noch 9 Tabletten.

!! 58.4 Machen Sie einen Vorschlag!

!! 58.5 Anlässlich der Kontrolluntersuchung nach 6 Monaten berichtet Ihnen die Patientin, dass sie nach wie vor Zwischenblutungen unter der Einnahme der Pille habe. Wie gehen Sie vor?

Antworten und Kommentar *Seite 170*

Patientin in der 33. SSW mit intrauteriner Wachstumsrestriktion

Sie sind als Arzt im Praktikum in der Schwangerenberatung einer Frauenklinik eingesetzt. Ihre erste Patientin ist eine 38-jährige III. Gravida, II. Para in der 33 + 4 SSW (Schwangerschaftswoche) mit Überweisung des niedergelassenen Frauenarztes. Dem Mutterpass können Sie entnehmen, dass bei der Ultraschalluntersuchung am Vortag eine verminderte Fruchtwassermenge festgestellt wurde sowie eine dysproportionierte Wachstumsrestriktion des Kindes um etwa 4 Wochen. Die Schwangere wiegt 58,3 kg (Gewicht vor der Schwangerschaft 55 kg). Der Symphysenfundusabstand wurde mit 25 cm gemessen. Ihre Untersuchungen bestätigen die Befunde. Das vor einer Stunde beim Frauenarzt registrierte CTG zeigt eine fetale basale Herzfrequenz von 140 bpm, eine Oszillationsamplitude von 10–25 bpm, Akzelerationen, keine Dezelerationen, keine spontane Wehentätigkeit. Die vaginale Tastuntersuchung ergibt einen unreifen geburtshilflichen Befund.

59.1 Unter welcher Diagnose bzw. mit welchem Begriff lassen sich die aufgezählten Befunde zusammenfassen?

59.2 Die Patientin fragt Sie, warum die Fruchtwassermenge vermindert sei? Außerdem würde Sie nicht verstehen, was „dysproportionierte Wachstumsrestriktion" bedeuten soll und wieso es dazu komme? Klären Sie die Patientin auf!

Sie stellen die Patientin Ihrem zuständigen Oberarzt mit der Frage des weiteren Vorgehens vor. „Mach' mal eine Belastung und gib' Kortison!"

59.3 Übersetzen Sie den Klinikjargon in die medizinisch korrekten Fachbegriffe und erklären Sie den Sinn dieser Maßnahmen!

Eine Stunde später informieren Sie den zuständigen Oberarzt um ihm das registrierte Kardiotokogramm zu zeigen (s. Abb.).

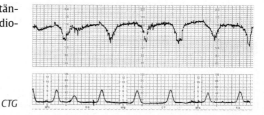

CTG

59.4 „Na dann ruf' doch schon mal alle an, ich komme in 15 Minuten und dann geht's los!". Mit „was" soll es losgehen und welche Vorbereitungen müssen Sie treffen?

Antworten und Kommentar *Seite 172*

Neugeborenes nach Spontanpartus

Sie haben gerade Ihr AIP beendet und sind heute zum ersten Mal im Kreißsaal eingesetzt. Ihre „erste Geburt" haben Sie gerade eben erfolgreich hinter sich gebracht: Sie haben eine 29-jährige II. Gravida/Erstpara am ET-1 von einem gesunden Knaben entbunden. Es handelte sich um einen komplikationslosen Spontanpartus eines reifen Neugeborenen aus I. vHHL. Das Fruchtwasser war klar. Das Neugeborene hat ca. 5–10 Sekunden nach der Geburt spontan begonnen zu schreien, hustet und niest, zeigt normal aktive Bewegungen der Extremitäten, ist am ganzen Körper rosig (nur die Extremitäten sind zyanotisch), atmet kräftig und regelmäßig und die Herzfrequenz liegt bei 120 SpM (Schläge pro Minute). Die Körperlänge des Neugeborenen ist 51 cm, Kopfumfang 35 cm, Gewicht 3300 g. Der pH-Wert in der Nabelschnur beträgt 7,27.

60.1 Als Sie das Kind nach der Geburt absaugen wollten, hat die Hebamme Ihnen mit den Worten „ist nicht nötig!" den Absaugkatheter aus der Hand genommen. Wann ist es nötig, ein Neugeborenes abzusaugen?

60.2 Welchen Apgar-Wert tragen Sie im Geburtsprotokoll für die erste Lebensminute ein?

60.3 In welchem Nabelschnurgefäß wird der pH-Wert bestimmt? Was sagt der hier aufgeführte pH-Wert über den Zustand des Neugeborenen aus?

60.4 Die Hebamme bittet Sie „die U1" durchzuführen. Was beinhaltet diese Untersuchung?

60.5 Welche prophylaktischen Maßnahmen werden im Rahmen der Erstversorgung des Neugeborenen noch im Kreißsaal durchgeführt?

Antworten und Kommentar *Seite 173*

46-jährige Patientin mit überperiodenstarker Blutung

Sie werden im Nachtdienst wegen einer 46-jährigen Patientin mit vaginaler Blutung gerufen die in die Notaufnahme gekommen ist. Die Patientin berichtet, dass ihre Periodenblutung bislang immer regelmäßig gewesen sei (28 Tage Zyklus), in den letzten 7 Wochen habe sie keine Blutung gehabt. Obwohl eine Schwangerschaft in ihrem Alter ja sehr unwahrscheinlich wäre, habe sie vor 3 Tagen einen Schwangerschaftstest gemacht, der negativ gewesen sei. Heute Morgen hätte dann eine Blutung eingesetzt, die wesentlich stärker als die „normale" Periodenblutung sei. Bei der sonographischen Untersuchung zeigt sich eine 4 cm große, glatt begrenzte Zyste des rechten Ovars, die Höhe der Gebärmutterschleimhaut messen Sie mit 22 mm.

61.1 Wie lautet Ihre Verdachtsdiagnose?

61.2 Erklären Sie den genauen Zusammenhang zwischen Blutung und Zyste!

61.3 Wie können Sie die Blutung zum Stillstand bringen? Nennen Sie 2 Therapieoptionen!

Nach 1 Woche erhalten Sie den pathologischen Befund der Patientin: „Einfache, glandulär zystische Endometriumhyperplasie".

61.4 Für wie dringlich halten Sie eine Hysterektomie?

61.5 Die Patientin hat einen 3-wöchigen Urlaub geplant. Wie können Sie verhindern, dass sich eine ähnlich starke Blutung im Urlaub wiederholt?

Antworten und Kommentar *Seite 175*

Patientin in der 36. SSW bei Z. n. Myomenukleation

In Ihrer Schwangerenberatung stellt sich eine 27-jährige III. Gravida, Nullipara in der 36. SSW vor, um mit Ihnen über die Geburt zu sprechen. Die Patientin berichtet Ihnen, dass die beiden ersten Schwangerschaften jeweils mit einem Abort in der 8. und 10. SSW geendet hätten, wahrscheinlich verursacht durch den Uterus myomatosus. Danach habe sie sich einer Myomenukleation unterzogen. Dem mitgebrachten OP-Bericht können Sie folgende Informationen entnehmen: „Mehrere bis zu 4 cm große intramurale und submuköse Myomknoten, die die gesamte Uteruswand durchsetzten … im Rahmen der Myomenukleation wurde das Cavum uteri eröffnet". Der bisherige Schwangerschaftsverlauf gestaltete sich völlig unproblematisch. Weitere Risikofaktoren sind nicht bekannt. Die Patientin erzählt Ihnen, dass ihre beste Freundin freiberufliche Hebamme sei und im Geburtshaus im Nachbarort arbeiten würde und sie sei fest entschlossen dort zu entbinden.

62.1 Spricht etwas gegen eine Entbindung im Geburtshaus? Begründen Sie Ihre Antwort und nennen Sie den Geburtsmodus zu dem Sie der Patientin raten!

62.2 Wie ist Ihr weiteres Vorgehen, wenn Sie bei einer beschwerdefreien Patientin im Rahmen der Ultraschalluntersuchung zur Feststellung der Schwangerschaft zufällig ein 3 cm großes, intramurales, das Cavum nicht deformierendes Hinterwandmyom diagnostizieren? Entscheidet man sich zur operativen Myomenukleation oder wartet man zu?

62.3 Welche Komplikationen können im Verlauf der Gravidität bei einem Uterus myomatosus auftreten?

!!! **62.4** Kann man einer Patientin mit einer vorausgegangen Operation am Uterus (z. B. einem Kaiserschnitt), bei der man eine Spontangeburt anstrebt, unter der Geburt eine PDA legen? Begründen Sie ihre Antwort!

Die Patientin hat sich zu einer primären Sectio entschlossen. Nach der Geburt des Kindes will Ihnen die Plazentalösung nicht gelingen. Sie können die Plazenta lediglich in „Fetzen" teilweise gar nicht aus dem Cavum uteri gewinnen, die „Lösungsblutung" wird zunehmend stärker.

62.5 Wie lautet Ihre Diagnose und wie Ihre Therapie?

Antworten und Kommentar *Seite 177*

14-jährige Patientin mit Pubertas tarda

In Ihrer jugendgynäkologischen Sprechstunde stellt sich eine Mutter mit ihrer Tochter vor. „Meine Tochter ist jetzt 14 Jahre alt und scheint gar nicht in die Pubertät zu kommen, die Brust wächst nicht und überhaupt – das ganze Kind wächst nicht". Bei der Untersuchung des Mädchens erheben Sie folgende Befunde: Brustentwicklung Tanner-Stadium B1, Pubesbehaarung Tanner-Stadium PH1. Die Körpergröße des Mädchens beträgt 150 cm (s. Abb.). Eine mentale Retardierung oder eine Herabsetzung der intellektuellen Leistungsfähigkeit fällt Ihnen im Gespräch mit der Patientin nicht auf. Die Patientin hatte noch keine Periodenblutung. Bei der gynäkologischen Untersuchung scheinen Ihnen das äußere Genitale normal, bei der bimanuellen rektoabdominalen Palpation tasten Sie einen hypoplastischen Uterus. Zur weiteren Differenzialdiagnostik veranlassen Sie eine Hormonanalyse, die folgenden Befund erbringt: FSH und LH ↑, Östradiol ↓, Prolaktinspiegel normal.

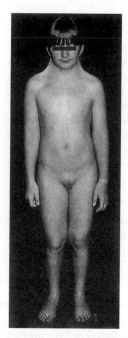

Foto: Klinisches Erscheinungsbild

63.1 Wie lautet Ihre Verdachtsdiagnose?

63.2 Welche Differenzialdiagnosen kommen – unabhängig vom physischen Erscheinungsbild – aufgrund des Hormonprofils in Betracht?

63.3 Welches ist Ihr nächster diagnostischer Schritt um die Diagnose zu sichern?

63.4 Wie behandeln Sie eine Patientin mit Ullrich-Turner-Syndrom?

!!! **63.5** Was würden Sie einem Mädchen mit Turner-Syndrom auf die Frage „ob sie unfruchtbar sei" antworten?

Antworten und Kommentar *Seite 178*

19-jährige Patientin mit Wunsch nach Schwangerschaftsabbruch

In Ihrer Praxis stellt sich eine 19-jährige Patientin vor, weil ihre Periode schon seit 2 Monaten ausgeblieben sei. Zudem klagt die Patientin über starke Übelkeit und morgendliches Erbrechen, eine Nahrungsaufnahme sei in den letzten Tagen kaum möglich gewesen. Ein am Vortag durchgeführter Schwangerschaftstest sei positiv gewesen. Der letzte Besuch beim Gynäkologen liege 2 Jahre zurück. Die Patientin teilt Ihnen mit, dass sie die Schwangerschaft auf keinen Fall austragen möchte. Sie stehe kurz vor dem Abitur, der potenzielle Vater des Kindes sei ein „one-night-stand". Rechnerisch befindet sich die Patientin in der 12 + 3 SSW (post menstruationem), Ihr sonographischer Befund (SSL [Scheitel-Steiß-Länge] = 52 mm) deckt sich mit der rechnerischen Schwangerschaftswoche (SSW).

64.1 Ist zu diesem Zeitpunkt (12 + 3 SSW) überhaupt noch ein Schwangerschaftsabbruch möglich?

64.2 Können Sie die Patientin sofort zum Schwangerschaftsabbruch in das nächste Krankenhaus überweisen? Wie ist der Ablauf bei einem Abbruch aus nicht-medizinischer bzw. nicht-kriminologischer Indikation geregelt?

64.3 Wie wird ein instrumenteller Schwangerschaftsabbruch in der 12. SSW technisch durchgeführt?

64.4 Über welche möglichen Komplikationen und Spätfolgen des instrumentellen Schwangerschaftsabbruches müssen Sie die Patientin aufklären (nennen Sie mindestens 3 Punkte)?

64.5 Die Patientin möchte von Ihnen wissen, ob der Abbruch bei Ihr nicht mittels dieser „RU-Pille" durchgeführt werden könne? Begründen Sie Ihre Antwort.

Antworten und Kommentar *Seite 179*

30-jährige Patientin mit unerfülltem Kinderwunsch

In Ihrer Kinderwunschsprechstunde stellt sich eine 30-jährige Frau mit ihrem 35-jährigen Ehemann wegen unerfülltem Kinderwunsch vor. Das Paar berichtet, dass trotz regelmäßigem, ungeschütztem Geschlechtsverkehr in den letzten 2 Jahren keine Schwangerschaft eingetreten sei. Zur Anamnese der Patientin ist zu berichten, dass ein bekanntes PCO-Syndrom vorliegt. Die Patientin war nie schwanger. Die Patientin legt Ihnen eine Basaltemperaturkurve (s. Abb.) vor. Der Ehemann zeigt Ihnen ein 2 Monate altes Spermiogramm, mit folgendem Befund: 4 Mio Spermatozoen/ml, 10% mäßig bewegliche und 90% unbewegliche Spermatozoen, 10% normal geformte und 90% abnorm geformte Spermatozoen. Auf dem Befundbericht findet sich der handschriftliche Vermerk „Geschlechtsverkehr am Vorabend!"

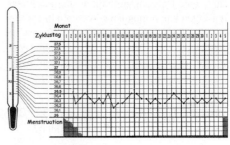

Basaltemperaturkurve

65.1 Welche mögliche/n Ursache/n für die ungewollte Kinderlosigkeit können Sie der Fallschilderung entnehmen?

!!! 65.2 Welche Diagnose stellen Sie anhand des Spermiogramms? Würden Sie dem Ehemann dazu raten, ein 2. Spermiogramm anfertigen zu lassen oder ist das unnötig?

Sie haben dem Ehepaar nach Abschluss aller Untersuchungen zu einer IVF-Behandlung geraten. 10 Tage nach dem Embryotransfer stellt sich die Patientin mit folgenden Beschwerden bei Ihnen vor: Der Unterbauch sei schmerzhaft und gespannt und das Atmen bereite ihr im Liegen Schwierigkeiten. Sie stellen sonographisch freie Flüssigkeit im Abdomen fest, die Ovarien sind polyzystisch vergrößert (re Ovar 82 × 80 mm, linkes Ovar 120 × 99 mm). Der Hämatokrit liegt bei 49%.

!!! 65.3 Was hat die Patientin vermutlich?

65.4 Wie behandeln Sie die Patientin?

Antworten und Kommentar *Seite 181*

33-jährige Schwangere mit Rötelnkontakt in der 8. SSW

In Ihrer Schwangerenberatung stellt sich eine sehr aufgeregte, 33-jährige Patientin vor. Sie berichtet Ihnen, dass in der Kindergartengruppe ihres 4-jährigen Sohnes ca. 2 Wochen zuvor „die Röteln ausgebrochen seien". Daraufhin habe sie das Kind nicht mehr in den Kindergarten gehen lassen. Heute Morgen allerdings habe ihr Sohn über Halsschmerzen geklagt, hätte leicht Fieber und rote Flecken im Gesicht. Weiterhin berichtet Ihnen die Patientin, dass sie vermutlich schwanger sei und sie hätte mal gehört, dass Röteln in der Schwangerschaft gefährlich seien und sie wüsste nicht, ob sie als Kind die Röteln gehabt hätte. Die Ihnen assistierende Krankenschwester bestätigt, dass der durchgeführte Schwangerschaftstest positiv sei. Nach der Zyklusanamnese liegt bei der Patientin eine Schwangerschaft in der 8 + 5 SSW (Schwangerschaftswoche) vor, sonographisch können Sie das Vorliegen einer vitalen, intrauterinen und zeitgerecht entwickelten Gravidität bestätigen. Die Patientin hat Ihnen den „alten" Mutterpass zur Befunddokumentation der aktuellen Schwangerschaft mitgebracht (s. Abb.).

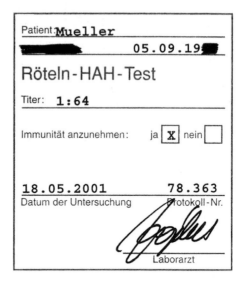

Auszug aus Mutterpass

66.1 Welches weitere Vorgehen vereinbaren Sie mit der Patientin?

66.2 Wenn sich eine Patientin mit fehlender Immunität tatsächlich in der 8. SSW mit Röteln infiziert – wie können Sie nachweisen, ob es auch zur fetalen Infektion gekommen ist?

66.3 Sollte sich die fetale Infektion bestätigen – über welche möglichen Folgen für das ungeborene Kind müssen Sie die Patientin aufklären?

66.4 Sollte eine Patientin mit einer gesicherten kongenitalen Rötelninfektion einen Schwangerschaftsabbruch wünschen – bis zu welcher Schwangerschaftswoche (post conceptionem) darf dieser durchgeführt werden?

Antworten und Kommentar *Seite 182*

35-jährige Patientin mit therapieresistenter Candidiasis

In Ihrer Sprechstunde stellt sich erstmals eine 35-jährige Frau vor, die vom Hausarzt mit der Diagnose „therapieresistente vaginale Candidiasis" überwiesen wird. Auf der Überweisung ist ein Vermerk, dass die Therapie seit mehr als 4 Wochen durchgeführt wird. Bei der Anamneseerhebung berichtet Ihnen die Patientin unter anderem von permanenten, fast schon chronischen Durchfällen. „Ich habe in den letzten 2 Monaten 7 kg abgenommen, ohne dass ich wollte!" Die Patientin gibt an, sich müde und schlapp zu fühlen: „Das ist ja auch kein Wunder, ich wache ständig nachts auf weil ich so schwitze! Ich glaube auch, dass ich hin und wieder Fieber habe." Dem Patientenfragebogen entnehmen Sie, dass die Patientin vor mehreren Jahren im Rahmen einer Notoperation eine Bluttransfusion erhalten hat.

67.1 Könnte die von der Patientin geschilderte Symptomatik mit der seit mehr als 4 Wochen bestehenden, therapierefraktären vulvovaginalen Candidiasis in Zusammenhang stehen und wenn ja, wie? Wie lautet Ihre Verdachtsdiagnose?

67.2 Wie können Sie Ihre Verdachtsdiagnose sichern? Sprechen Sie mit der Patientin über Ihren Verdacht, bevor Ergebnisse der von Ihnen veranlassten weiterführenden Diagnostik vorliegen?

Nach 2 Tagen erhalten Sie das Ergebnis der von Ihnen angeforderten Diagnostik: Western-Blot positiv. Als sie der Patientin das Ergebnis mitteilen, reagiert diese empört und ungläubig: „Ich bin seit 3 Jahren verheiratet und habe meinen Mann nie betrogen, wie soll ich mir das denn geholt haben?!"

67.3 Nennen Sie Inkubationszeit und Übertragungswege der Erkrankung!

67.4 Mit welchen gynäkologischen Problemen müssen Sie bei der Patientin in Zukunft häufiger rechnen als bei gesunden Frauen? Nennen Sie mindestens einen Punkt!

Antworten und Kommentar *Seite 183*

Maßnahmen im unkomplizierten Wochenbett

Sie sind als Arzt auf der Wochenstation tätig. Eine 28-jährige Patientin, Erstgebärende nach komplikationsloser vaginaler Entbindung 2 Stunden zuvor wird gerade aus dem Kreißsaal auf Ihre Station verlegt. Die Schwester, die heu- te den ersten Tag auf einer Wochenstation ar- beitet, bittet Sie, Ihre ärztlichen Anordnungen für die nächsten Tage möglichst detailliert auf dem Anordnungsbogen zu dokumentieren. Die Patientin möchte stillen.

68.1 Listen Sie 4 Maßnahmen auf, die es Ihnen ermöglichen, Abweichungen vom normalen Wochenbettverlauf frühzeitig zu erkennen.

68.2 Ordnen Sie auch möglicherweise erforderliche prophylaktische Maßnahmen an!

68.3 Bei der Visite fragt Sie die Patientin, ob es nicht besser sei, in den nächsten Tagen noch Bettruhe einzuhalten um sich von den Anstrengungen der Geburt zu erholen. Aus welchen 2 wichtigen Gründen widersprechen Sie der Patientin?

68.4 Welchen genitalen Untersuchungsbefund erwarten Sie bei der Entlassungsuntersuchung der Patientin am 5. postpartalen Tag bei unauffälligem Wochenbettverlauf?

68.5 Beim Entlassungsgespräch hat die Patientin noch eine Frage an Sie: Braucht sie für die nächsten Monate ein Verhütungsmittel wenn sie das Kind stillt? Wenn Sie Verhütung für erforderlich halten, welche Methoden würden Sie der Frau empfehlen?

Antworten und Kommentar *Seite 184*

Postmenopausale Patientin mit Pruritus vulvae und Verengung des Introitus

Eine 60-jährige Patientin stellt sich in ihrer Sprechstunde vor und berichtet, dass sie seit einigen Wochen unter einem quälenden Juckreiz im Bereich der Vulva leide. Zudem habe sie erhebliche Schmerzen beim Geschlechtsverkehr, gelegentlich käme es sogar zu kleineren „Rissverletzungen" im Scheideneingangsbereich. Bei der Untersuchung der Patientin zeigt sich die Haut im Vulvabereich homogen pergamentartig verdünnt und perlmuttartig glänzend. Die kleinen Labien sind geschrumpft, der Introitus vaginae ist verengt. Sie entnehmen eine Biopsie aus dem Introitusbereich, das Ergebnis erhalten sie nach 1 Woche: „Schwund der kollagenen und elastischen Bindegewebsfasern".

69.1 **Um welches Erkrankungsbild handelt es sich?**

69.2 **Welche Ursachen kommen (unabhängig vom Lebensalter) grundsätzlich bei Pruritus der Vulva in Frage? Nennen Sie mindestens 5 Ursachen!**

Die von Ihnen bei der Patientin durchgeführte Biopsie hat weder Zellatypien noch hyperplastische Areale erbracht. Sie möchten die Patientin mit einer Salbe lokal behandeln.

69.3 **Welcher Wirkstoff sollte in der Salbe enthalten sein um die Beschwerden schnell zu lindern?**

Antworten und Kommentar *Seite 186*

29-jährige schwangere Patientin mit rechtsseitigem Oberbauchschmerz

In Ihrem Kreißsaalnachtdienst stellt sich eine 29-jährige I. Gravida/Nullipara in der 34 + 3 SSW (Schwangerschaftswoche) mit „Magenschmerzen" und Übelkeit vor: „Irgendwie fühle ich mich ungut, ich kann es nicht genauer erklären". Der bisherige Schwangerschaftsverlauf sei nach Aussagen der Patientin unauffällig gewesen. Dem Mutterpass entnehmen Sie, dass anlässlich der letzten beiden Vorsorgeuntersuchungen Blutdruckwerte von 150/90 mmHg und 155/95 mmHg dokumentiert wurden. Die Patientin berichtet, der behandelnde Frauenarzt habe zur körperlichen Schonung geraten und eine Kochsalzrestriktion empfohlen, Antihypertensiva nehme sie nicht. Bei der körperlichen Untersuchung gibt die Patientin insbesondere unter dem rechten Rippenbogen einen Druckschmerz an. Der Blutdruck liegt bei 160/100 mmHg. Laborchemisch zeigt sich eine Erhöhung der Transaminasen und LDH, Hb 11,3 g/dl, Thrombozyten 65 000/µl, Leukozyten 10 000/µl, der Urinschnelltest ist positiv für Eiweiß.

70.1 Nennen Sie Ihre Verdachtsdiagnose. Würde Ihre Verdachtsdiagnose anders lauten, wenn der Blutdruck normal wäre und keine Proteinurie vorliegen würde ? Wenn ja, wie?

70.2 Angenommen, die Thrombozyten hätten 235 000/µl betragen – an welche Erkrankungen hätten Sie differenzialdiagnostisch denken müssen?

70.3 Was unternehmen Sie therapeutisch? Nennen Sie die wichtigste, unverzüglich durchzuführende therapeutische Maßnahme!

70.4 Nennen Sie mindestens 3 mögliche Komplikationen, mit denen Sie bei der Patientin bei verzögerter Diagnosestellung und Therapie rechnen müssen.

Antworten und Kommentar *Seite 187*

35-jährige Patientin mit unwillkürlichem Urinverlust

In Ihrer Sprechstunde stellt sich eine 35-jährige Patientin vor, die 9 Monate zuvor ihr erstes Kind geboren hat. Die Patientin beklagt sich, dass sie seit einigen Wochen zunehmend größere Urinmengen verlieren würde. Anfänglich wäre nur beim Husten oder Lachen „mal ein Tröpfchen verloren gegangen", mittlerweile verliere sie täglich, auch beim Treppensteigen oder Spazierengehen Urin. Der Urinverlust trete ganz plötzlich auf und sei nicht von einem Gefühl des Harndranges begleitet. Dies wolle sie so nicht akzeptieren, da sie ja noch so jung sei. Weiterhin berichtet Ihnen die Patientin, gelegentlich habe sie das Gefühl, dass sich „etwas aus der Scheide hervorwölbe, etwas wie eine Halbkugel". Bei der Inspektion des äußeren Genitales stellt sich Ihnen zunächst ein unauffälliger Befund dar, eine Zysto- oder Rektozele können Sie nicht feststellen.

71.1 Wie können Sie die von der Patientin geschilderten „Vorfallsbeschwerden" verifizieren bzw. die von der Patientin geschilderte „Vorwölbung" provozieren?

!!! **71.2** Welches der beiden abgebildeten Spekula scheint Ihnen geeigneter für die vaginale Untersuchung bei dieser Patientin (s. Abb.)?

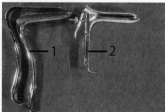

Foto: Spekula

71.3 Welche Inkontinenzform hat die Patientin vermutlich? Nennen Sie der Patientin eine konservative Therapiemöglichkeit für ihre Beschwerden!

Ihr konservativer Therapieversuch blieb ohne Erfolg. Sie entscheiden sich zu einer operativen Therapie mittels abdominalem Zugangsweg. Ihr Ziel ist es, nach dem „Hängemattenprinzip" durch Anhebung der vorderen Vaginalwand die Blasenhalsregion anzuheben.

!!! **71.4** Wie nennt man diesen operativen Eingriff?

71.5 Welche zusätzlichen diagnostischen Maßnahmen sind (neben der Basisdiagnostik wie z. B. gynäkologische Untersuchung, Restharnbestimmung usw.) vor jeder Inkontinenzoperation angezeigt? Nennen sie 2 Maßnahmen.

Antworten und Kommentar *Seite 189*

36-jährige Patientin mit Ovarialkarzinom im Frühstadium

In Ihrer Kinderwunschsprechstunde stellt sich eine 36-jährige Patientin zum Ultraschall vor geplanter IVF-Behandlung vor. Zu Ihrem Erstaunen zeigt sich im Bereich der rechten Adnexe ein 4 cm großes, zystisch-solides Gebilde mit polypösen Wucherungen. Sie überweisen die Patientin daraufhin zur weiteren operativen Abklärung in eine Frauenklinik. Nach 2 Wochen stellt sich die Patientin völlig aufgelöst wieder in Ihrer Sprechstunde vor und berichtet Ihnen, man habe das gesamte rechte Ovar per Laparoskopie entfernt und wolle Sie jetzt nochmals operieren, da man bei ihr „Krebs" festgestellt habe.

Dem Entlassungsbrief der Frauenklinik entnehmen Sie Folgendes: „Intraoperativ zunächst V. a. Borderline-Tumor vom serösen Typ, laut histopathologischem Abschlussbericht, seröses Ovarialkarzinom, Stadium Ia, G1".

!!! **72.1** Was ist bei dieser Histologie neben der bereits erfolgten laparoskopischen Adnexektomie an operativen Interventionen noch erforderlich? Kann die Patientin ihren Kinderwunsch noch verwirklichen?

72.2 Braucht die Patientin eine postoperative Chemotherapie? Wie ist die Prognose einzuschätzen?

72.3 Was versteht man unter einem Borderline-Tumor?

72.4 „Erst kann ich keine Kinder bekommen und jetzt habe ich auch noch Krebs! Das hängt sicher damit zusammen, dass ich jahrelang die Pille genommen habe!" Können Sie den beiden Aussagen der Patientin zustimmen?

Antworten und Kommentar *Seite 190*

25-jährige Patientin mit Unterbauchschmerz nach IUP-Einlage

Sie sehen im Notdienst eine 25-jährige Frau, die über ziehende („wie wenn die Periode kommt") Unterbauchschmerzen klagt, die seit etwa 2 Tagen bestünden. Die Patientin berichtet über gering erhöhte Körpertemperatur und darüber, dass vermehrt Ausfluss bestünde, der eine gelbliche Farbe hätte („den Ausfluss habe ich aber schon seit 3 Wochen"). Auf Ihre Frage hin, wann der letzte reguläre Besuch beim Frauenarzt war, gibt die Patientin an, dass 2 Tage zuvor erstmals eine Spirale eingesetzt worden sei („ich habe die Pille überhaupt nicht vertragen, ich habe Migräne davon bekommen!"). Die Patientin ist noch kinderlos und befindet sich mitten im Studium („eine Schwangerschaft wäre eine echte Katastrophe!")

73.1 Wie lautet Ihre Verdachtsdiagnose?

73.2 Wie therapieren Sie die Patientin? Nennen Sie die 2 wichtigsten Maßnahmen!

73.3 Nennen Sie zwei mögliche Komplikationen, die zu befürchten sind, wenn Sie die Patientin nicht behandeln würden (auch im Hinblick auf einen späteren Kinderwunsch)!

73.4 Die Patientin möchte von Ihnen wissen, ob diese Komplikation denn nicht vermeidbar gewesen wäre?

73.5 Hätten Sie der Patientin ein IUP als Verhütungsmethode empfohlen?

Antworten und Kommentar *Seite 191*

32-jährige III. Gravida/Nullipara mit vaginaler Blutung

Im Nachtdienst stellt sich bei Ihnen eine 32-jährige III. Gravida/Nullipara in der 7 + 5 SSW (Schwangerschaftswoche) mit einer vaginalen Blutung sowie Unterbauchschmerzen („wie bei der Periode") vor. Die Patientin ist höchst beunruhigt, da sie bereits 2 Fehlgeburten (7. und 9. SSW) hatte. Bei der Spekulumeinstellung zeigt sich eine etwa periodenstarke Blutung aus dem Uterus, bei der vaginalen Tastuntersuchung können Sie den Zervikalkanal ohne Mühe mit dem Finger passieren. Der Ultraschall zeigt eine intrauterine Gravidität, eine Herzaktion ist nicht nachweisbar. Aus dem Mutterpass geht hervor, dass die Patientin rhesus-negativ ist. Bezüglich des Schwangerschaftsalters bestehen keine Zweifel, da der Partner der Patientin im Ausland arbeitet und der Konzeptionstermin genau nachzuvollziehen ist.

74.1 Wie lautet Ihre Verdachtsdiagnose? Welche Behandlung schlagen Sie der Patientin vor?

74.2 Wie würde Ihre Diagnose lauten, wenn der Zervikalkanal geschlossen wäre, keine Blutung bestünde und Sie den abgebildeten sonographischen Befund erheben? Mittels welcher Untersuchung könnten Sie Ihre Diagnose noch untermauern? Wie behandeln Sie die Patientin?

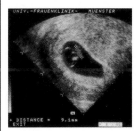

Sono: SSL 9,1 mm;
Herzaktion negativ

74.3 Wie würde Ihre Diagnose lauten, wenn der Zervikalkanal bei bestehender Blutung geschlossen wäre, die SSL 16 mm betragen würde und die Herzaktion positiv wäre? Wie würden Sie die Patientin behandeln?

74.4 Sie teilen der oben geschilderten Patientin Ihre Diagnose mit. Die Patientin bittet Sie, eine weiterführende Diagnostik einzuleiten, um „eine Ursache zu finden". Halten Sie dies für sinnvoll? Wenn ja, welche Untersuchungen würden Sie veranlassen?

Antworten und Kommentar *Seite 192*

Schwangere unter der Geburt/Dezelerationen in der Eröffnungsperiode

In Ihrem Kreißsaalnachtdienst stellt sich eine 32-jährige II. Gravida/I. Para in der 37 + 2 SSW (Schwangerschaftswoche) mit regelmäßiger Wehentätigkeit vor. Das Kind liegt in Schädella-ge, Schätzgewicht 2560 g. Der Muttermund ist dünnsäumig, weich, 6 cm weit. Die Fruchtblase steht noch, der Kopf ist fest im Beckeneingang. Das registrierte CTG zeigt späte Dezelerationen.

!!! 75.1 Sie bitten die Hebamme, alles für eine MBU (Mikroblutuntersuchung) vorzubereiten. Beschreiben Sie, wie diese Untersuchung durchgeführt wird. Kann man eine MBU bei intakter Fruchtblase durchführen?

Das Ergebnis ihrer Untersuchung ist ein pH-Wert von 7,31.

75.2 Wie ist das Ergebnis zu bewerten? Für welche weiteren Maßnahmen entscheiden Sie sich?

Im weiteren Geburtsverlauf ist das CTG unauffällig. Die Patientin möchte „etwas gegen die Schmerzen, sofort!", eine PDA lehnt sie ab.

75.3 Welche Schmerzmittel (nennen Sie 2 Medikamente) können Sie zur Erleichterung des Geburtsschmerzes einsetzen und mit welchen Nebenwirkungen müssen Sie rechnen?

Die Patientin ist schließlich derartig erschöpft, dass Sie sich in der Austreibungsperiode zu einer Vakuumextraktion von Beckenboden entschließen.

!!! 75.4 Erklären Sie, wie eine Vakuumextraktion bei regelrechter vorderer Hinterhauptslage durchgeführt wird.

Antworten und Kommentar *Seite 194*

Patientin in der 30. SSW mit Glukosurie und fetaler Makrosomie

In Ihrer Spezialambulanz für Schwangere wird eine 34-jährige II. Gravida/I. Para in der 30 + 3 SSW mit Überweisung des betreuenden Frauenarztes vorstellig. Der bisherige Schwangerschaftsverlauf war – abgesehen von 2 Harnwegsinfekten – komplikationslos. Die Patientin nimmt derzeit außer Eisentabletten keine Medikamente. Bei der Patientin besteht eine Adipositas (BMI 38). Dem Mutterpass können Sie entnehmen, dass im Rahmen der letzten beiden Vorsorgeuntersuchungen der Urinschnelltest auf Glukose positiv war, das Ergebnis des 3. Ultraschallscreenings zeigt die Abbildung (s. Abb.). Zur Anamnese der Patientin ist zu erwähnen,

dass die erste Entbindung 4 Jahre zurückliegt (Spontangeburt eines Knaben aus vorderer Hinterhauptslage, Geburtsgewicht 4450 g).

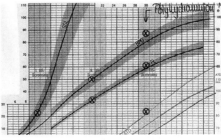

Wachstumskurve

76.1 Welche diagnostische Maßnahme würden Sie bei der Patientin primär durchführen? Erklären Sie, wie diese Maßnahme durchgeführt wird und geben Sie Norm- bzw. Grenzwert(e) für das Verfahren an!

Die von Ihnen veranlasste Diagnostik hat Ihre Verdachtsdiagnose „Gestationsdiabetes" bestätigt.

76.2 Wie behandeln Sie die Patientin? Nennen Sie auch eine Alternativtherapie, falls die von Ihnen gewählte therapeutische Maßnahme erfolglos bleiben sollte!

76.3 Die Patientin lehnt eine Therapie ab, sie „findet es nicht schlimm, wenn Ihr Kind ein höheres Geburtsgewicht hat – das nimmt schon von selber wieder ab". Erklären Sie der Patientin, mit welchen Komplikationen bei einer fetalen diabetischen Makrosomie zu rechnen ist!

76.4 8 Wochen später entbinden Sie die mittlerweile insulinpflichtige Patientin. Die Stationsschwester bittet Sie, auf dem ärztlichen Anordnungsbogen zu vermerken: a) in welcher Dosierung die Insulintherapie im Wochenbett fortgeführt werden soll und b) welche Laborkontrollen die Kinderschwestern in den nächsten 24 Stunden beim Neugeborenen durchführen sollen.

Antworten und Kommentar *Seite 196*

Patientin mit Pollakisurie und Fluor nach Geschlechtsverkehr

Sie werden im Nachtdienst wegen einer 25-jährigen Patientin angerufen, die gegenüber der Nachtschwester keine Angaben über den Grund der Konsultation machen möchte. Auch Ihnen gegenüber berichtet die Patientin nur zögerlich von Beschwerden bei der Miktion (Pollakisurie, Algurie) sowie von vermehrtem, gelblich-grünlichem Ausfluss. Schließlich fängt die Patientin an zu schluchzen: „Es ist mir ja so peinlich, aber ich habe vor 4 Tagen mit einem Mann geschlafen, den ich gerade erst kennengelernt hatte und wir haben kein Kondom verwendet…"

Sie fertigen aus Abstrichmaterial eine Gramfärbung an, der Erreger färbt sich rot an (s. Abb.).

77.1 Welche Infektion hat die Patientin?

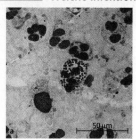

Gram-Präparat

77.2 Wie können Sie bei Erkrankungsverdacht und unauffälligem mikroskopischem Präparat den Erreger noch nachweisen?

77.3 Mit welchen weiteren Beschwerden und evtl. Komplikationen hätte die Patientin rechnen müssen, wenn Sie aus Scham keinen Arzt aufgesucht hätte? Welche weiteren Manifestationen der Gonorrhoe kennen Sie?

77.4 Wie therapieren Sie die Patientin?

77.5 Müssen Sie eine Meldung an das Gesundheitsamt machen und wenn ja – anonym oder namentlich?

77.6 Auf welche weiteren sexuell übertragbaren Erkrankungen sollten Sie Ihre Diagnostik sinnvollerweise ausdehnen?

Antworten und Kommentar *Seite 197*

38-jährige Patientin mit starker Kontaktblutung

Sie werden im Nachtdienst wegen einer 38-jährigen Patientin mit heftiger vaginaler Blutung nach Geschlechtsverkehr gerufen. Bei der Spekulumeinstellung zeigt sich ein großes, kraterförmiges Ulkus der Zervix. Die hintere Muttermundlippe ist nicht mehr darstellbar und scheint wie „weggefressen", der größte Teil der Zervix ist durch das Ulkus zerstört. Die Basis des Ulkus, aus der es diffus und sehr stark blutet, erscheint brüchig-knotig. Sie können einen etwa bohnengroßen Gewebebrocken leicht mit dem Spekulum abstreifen und leiten ihn zur histologischen Untersuchung weiter.

78.1 Wie bekommen Sie eine derartige Blutung zum Stillstand?

Das Ergebnis der histologischen Untersuchung des Gewebes bestätigt Ihre Verdachtsdiagnose: Plattenepithelkarzinom.

78.2 Welche weiteren Untersuchungen führen Sie durch bzw. ordnen Sie bei der Patientin an?

Die Patientin berichtete über Schmerzen im Bereich des linken Nierenlagers. Sie haben ein Infusionsurogramm veranlasst (s. Abb.).

78.3 Welche Diagnose stellen Sie aufgrund des Röntgenbildes?

Infusionsurogramm

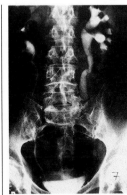

78.4 Was ist in diesem Fall die Therapie der Wahl, die Sie mit der Patientin besprechen – vorausgesetzt, dass der Tumor die Grenzen des kleinen Beckens nicht überschreitet, Blase und Rektum nicht infiltriert sind und keine Fernmetastasen bestehen?

Antworten und Kommentar *Seite 199*

34-jährige III. Gravida/II. Para in der 32 + 3 SSW

Sie machen Urlaubsvertretung in der gynäkologischen Praxis eines Kollegen. Ihre erste Patientin an diesem Tag ist eine 34-jährige III. Gravida, II. Para in der 32 + 4 SSW (SSW = Schwangerschaftswoche). Die Sprechstundenhilfe teilt Ihnen mit, dass die Unterlagen der Patientin leider nicht auffindbar seien und übergibt Ihnen den Mutterpass der Patientin. Sie entnehmen dem Dokument, dass die Patientin 2 komplikationslose Spontangeburten normalgewichtiger Knaben hatte, die 2 und 4 Jahre zurückliegen. Anamnestische Risikofaktoren bestehen nicht, die serologischen Untersuchungen sind unauffällig. Der errechnete Geburtstermin wurde nicht korrigiert. Die beiden ersten Ultraschall-Screeninguntersuchungen hatten jeweils eine zeitgerechte Entwicklung des Feten erbracht. Katalog B („besondere Befunde im Schwangerschaftsverlauf", Seite 6 des Mutterpasses) ist nicht ausgefüllt. Seite 7 + 8 (Gravidogramm – zeitliches Protokoll zum Schwangerschaftsverlauf) zeigt Ihnen folgende Informationen (s. Abb.).

Mutterpass Gravidogramm

!!! **79.1** Spiegelt die Abbildung einen unauffälligen Schwangerschaftsverlauf wieder oder können Sie einen/mehrere auffällige Befunde identifizieren?

!!! **79.2** Bei der Patientin ist für die heutige Vorsorge auch das dritte Ultraschallscreening geplant. Welche kindlichen Maße messen Sie aus um das Wachstum beurteilen zu können? Erwarten Sie, dass der Ultraschall eine zeitgerechte Entwicklung erkennen lassen wird?

Die Patientin berichtet Ihnen, dass Sie in einem Restaurant als Bedienung arbeitet. Grundsätzlich würde ihr die Arbeit nichts ausmachen, ihr würden halt nur die Füße vom vielen Gehen und Stehen mehr wehtun als sonst wenn Sie um 22 Uhr endlich Feierabend habe, aber zusätzliche Pausen seien einfach nicht möglich.

79.3 Ist die beschriebene Tätigkeit überhaupt zulässig?

79.4 Ist eine Frau verpflichtet, dem Arbeitgeber mitzuteilen, dass Sie schwanger ist?

Antworten und Kommentar *Seite 200*

Patientin mit Postmenopausenblutung und Tumor im Adnexbereich

Eine 55-jährige Patientin sucht Sie wegen einer erstmalig aufgetretenen, vaginalen Blutung in der Postmenopause auf. Zudem berichtet Ihnen die Patientin, sie habe das Gefühl, ihre Brüste seien irgendwie „angeschwollen". Bei der Spekulumuntersuchung zeigt sich eine unterperiodenstarke uterine Blutung, außerdem stellen Sie fest, dass die Patientin einen ca. 3 cm großen, aus der Zervix ragenden Polypen hat. Bei der Tastuntersuchung tasten Sie einen sehr derben, ca. 5 cm großen Befund im linken Adnexbereich. Die sonographische Endometriumdicke beträgt 23 mm. Die Einnahme von Medikamenten verneint die Patientin.

80.1 Wie könnte das Ergebnis der pathologischen Untersuchung bezüglich des Adnextumors aller Wahrscheinlichkeit nach lauten?

!!! **80.2** Sie möchten Ihre Verdachtsdiagnose erhärten, wollen aber nicht auf Laborwerte warten. Gibt es ein einfaches Verfahren, einen erhöhten Östrogenspiegel bei einer postmenopausalen Frau zu erkennen? Sie haben als Hilfsmittel ein Mikroskop zur Verfügung!

Sie haben bei der Patientin eine Adnexektomie und eine Hysterektomie durchgeführt. Das Ergebnis der pathologischen Untersuchung des Corpus uteri lautet „Komplexe adenomatöse Endometriumhyperplasie mit Atypien mit Übergang in ein hochdifferenziertes, auf das Endometrium begrenzte Adenokarzinom".

80.3 Steht der Befund in Zusammenhang mit dem Ovarialtumor?

80.4 Nennen Sie das Krankheitsbild und die Symptome, die der gleiche Adnextumor bei einem 6-jährigen Mädchen verursachen würde!

Antworten und Kommentar *Seite 202*

Beurteilung von Plazenta und Nabelschnur

Sie befinden sich im Praktischen Jahr und beginnen heute mit Ihrem Tertial in der Gynäkologie und Geburtshilfe. Zur ersten Geburt an diesem Tage in der Frauenklinik kommen Sie leider zu spät, der Kreißsaalarzt ist im Stress und weiß nicht so recht, wie er Sie beschäftigen soll. Er fordert Sie auf, in den Nebenraum zu gehen und sich die Plazenta anzuschauen, „das könnte interessant für Sie sein. Danach berichten Sie mir, was Ihnen aufgefallen ist!". Sie finden die dargestellte Plazenta vor (s. Abb.).

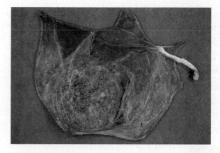

Foto: Plazenta

81.1 Worauf müssen Sie generell bei der Beurteilung der Plazenta achten?

81.2 Wie bezeichnet man die bei der abgebildeten Plazenta bestehende morphologische Anomalie?

81.3 Welche Konsequenzen können aus dieser Formanomalie resultieren?

Nach der Besprechung des Plazentabefundes erzählt Ihnen der Kreißsaalarzt, dass er im Rahmen der sonographischen Pränataldiagnostik ein paar Tage zuvor bei einer anderen Patientin eine Nabelschnur gesehen hat, die nur aus 2 Gefäßen bestand, einer Arterie und einer Vene.

!!! **81.4** Welches Gefäß fehlt? Ist ein Fehlen dieses Gefäßes in irgendeiner Weise bedeutsam oder handelt es sich um einen belanglosen Zufallsbefund?

Antworten und Kommentar *Seite 203*

35-jährige Patientin in der 27. SSW mit positivem Toxoplasmosetiter

In Ihrer Schwangerenberatung stellt sich eine sehr aufgeregte, 35-jährige I. Gravida, Nullipara in der 27. SSW (Schwangerschaftswoche) zum Gespräch vor. Die Patientin bittet Sie um eine „Zweitmeinung". Die Patientin legt Ihnen einen Laborbefund vor, der das Ergebnis einer 2 Tage zuvor durchgeführten serologischen Untersuchung auf Toxoplasmose zeigt: positiver Toxoplasmosetiter (IgM 1 : 128, IgG 1 : 10240). Dem Mutterpass können Sie entnehmen, dass die Schwangerschaft in der 9 + 5 SSW durch den be-handelnden Frauenarzt festgestellt worden war und bereits zu diesem Zeitpunkt ein Toxoplasmosetiter bestimmt worden war (s. Abb).

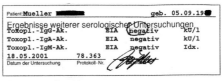

Auszug aus dem Mutterpass

82.1 Wird bei jeder schwangeren Frau im Rahmen der gesetzlichen Bestimmungen der Schwangerenvorsorge routinemäßig (d. h. im Sinne einer Screeninguntersuchung) ein Toxoplasmosesuchtest durchgeführt?

82.2 Wo bzw. wie könnte die Patientin sich infiziert haben und welche typischen Symptome treten bei Infektion mit Toxoplasma gondii beim Erwachsenen auf?

82.3 Liegt der Infektionszeitpunkt in der Schwangerschaft oder handelt es sich um eine „alte" Infektion?

!!! **82.4** Welche Therapie würden Sie der Patientin bei gesicherter Erstinfektion in der 27. SSW empfehlen?

82.5 Die Patientin ist insbesondere darüber besorgt, welche möglichen Folgen die Erkrankung (unbehandelt) für ihr ungeborenes Kind haben könnte. Klären Sie die Patientin auf!

Antworten und Kommentar *Seite 205*

30-jährige schwangere Patientin mit vaginalen Blutungen

Sie haben am Heiligen Abend Nachtdienst im Kreißsaal und werden von der Leitstelle informiert, dass ein Rettungswagen mit einer 30-jährigen Mehrgebärenden unterwegs sei, bei der ca. 1 Stunde zuvor vaginale Blutungen eingesetzt hätten; die Patientin habe keine Schmerzen. Sie befinde sich etwa im 7. oder 8. Schwangerschaftsmonat (letzte Periode 1. Ju-

ni), stamme aus Bosnien und sei erst seit einigen Tagen in Deutschland. Eine medizinische Betreuung der Schwangerschaft habe bisher nicht stattgefunden, ein Mutterpass oder ein ähnliches Dokument existiere nicht. Der Ehemann spreche gut Deutsch und könne dolmetschen. Die Patientin sei kreislaufstabil, man habe einen großlumigen venösen Zugang gelegt.

83.1 Nennen Sie 2 mögliche Differenzialdiagnosen, an die Sie bei Blutungen in der 2. Schwangerschaftshälfte denken müssen, sowie deren Leitbefunde.

83.2 Beschreiben Sie Ihr Vorgehen bei Eintreffen einer Patientin mit vaginalen Blutungen in der 2. Schwangerschaftshälfte im Kreißsaal. Listen Sie Ihre ersten Maßnahmen in sinnvoller Reihenfolge auf.

„Mutter und Kind wohlauf, Schmierblutung ex utero" teilen Sie der Hebamme nach Abschluss ihrer Diagnostik (s. Abb.) mit. „Ich bespreche jetzt alles Weitere mit der Patientin!"

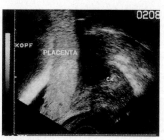

0208 *Sono: Plazenta*

83.3 Wie lautet Ihre Diagnose? Welches weitere Vorgehen werden Sie mit der Patientin besprechen?

83.4 Zu welchem weiteren Vorgehen hätten Sie sich entschlossen, wenn das Datum der letzten Periodenblutung nicht der 1. Juni, sondern der 1. April gewesen wäre?

Antworten und Kommentar *Seite 206*

Patientinnen mit Wunsch zum Wechsel der bisherigen Verhütungsmethoden

In Ihrer Praxis stellt sich eine 38-jährige Patientin vor, die Sie wegen einer Hypermenorrhoe um die Entfernung ihrer seit 6 Monaten liegenden Kupferspirale bittet. Die Familienplanung sei definitiv abgeschlossen. Die Pille lehnt die Patientin ab, da sie sich selbst als „unzuverlässig" bezüglich einer regelmäßigen Anwendung einstuft. Am liebsten sei ihr eine Methode, an die sie gar nicht denken müsse und die spontanen Geschlechtsverkehr erlaube. Ihre zweite Patientin an diesem Tag ist 30 Jahre alt, hat einen gesunden Sohn und strebt eine weitere Schwangerschaft in 6–12 Monaten an. Eine hormonelle Verhütung oder eine Spirale lehnt die Patientin mit dem Hinweis, dass dies in unnatürlicher Weise in ihr Zyklusgeschehen eingreife, kategorisch ab. Bislang haben sie und ihr Partner mit Kondomen verhütet, ihr Partner wolle nun nicht mehr mittels Kondom verhüten. Der Zyklus der Patientin ist absolut regelmäßig (28/4–5 Tage) wie sie aus den mitgebrachten Protokollen der letzten 9 Zyklen entnehmen können. Die Patientin beschreibt sich als sehr motiviert und auch bereit, zu bestimmten Zeitpunkten auf Geschlechtsverkehr zu verzichten.

84.1 Welche Kontrazeptionsmethoden können Sie der ersten Patientin empfehlen? Nennen Sie der Patientin die wichtigsten Nebenwirkungen und Komplikationen bzw. Risiken der jeweiligen Methode!

84.2 Welche Methoden würden Sie der zweiten Patientin empfehlen? Klären Sie die Patientin über die Zuverlässigkeit der von Ihnen empfohlenen Methoden auf.

84.3 Erklären Sie, wie die Zeitwahlmethode nach Knaus-Ogino funktioniert.

84.4 Nach einer ausführlichen Beratung entschließt sich die zweite Patientin zur Anwendung eines Scheidendiaphragmas. Klären Sie die Patientin über die korrekte Anwendung auf!

Antworten und Kommentar *Seite 208*

Patientin mit vaginaler Blutung und Knötchen in der Vaginalwand

In Ihrer Sprechstunde stellt sich eine 70-jährige Patientin mit vaginalen Blutungen vor. Seit wann die Blutungen bestehen, kann Ihnen die Patientin nicht klar beantworten. Bei der Spekulumuntersuchung finden Sie im Bereich der vorderen Vaginalwand mehrere grau-rötliche, oberflächlich ulzerierte und bei Berührung blu-

tende Knötchen von ca. 1 – 2 cm Größe. Die weitere gynäkologische Untersuchung wird von der Patientin wegen Schmerzen nicht toleriert. Es gelingt Ihnen lediglich, mit der Biopsiezange ein Stück eines Knötchens zu entnehmen.
Sie vermuten ein Vaginalkarzinom.

85.1 Wenn bei dieser Patientin ein Vaginalkarzinom im FIGO Stadium IVa vorliegen würde, nach welchen weiteren Symptomen/Befunden müssten Sie dann suchen? Nennen Sie mindestens 3 Symptome/Befunde!

85.2 Worin unterscheidet sich die operative Behandlung primärer Vaginalkarzinome des oberen bzw. des unteren Scheidendrittels und warum?

85.3 Definieren Sie die Begriffe „Brachytherapie" und „Afterloading"!

Wenn das Ergebnis der histologischen Untersuchung „Endometroides Adenokarzinom" lauten würde.

85.4 Woran müssten Sie jetzt denken? Nennen Sie Ihren nächsten diagnostischen Schritt!

Antworten und Kommentar *Seite 210*

Antworten und Kommentare

1.1 **Wie lautet Ihre Verdachtsdiagnose? Spezifizieren Sie bitte die Diagnose nach vermutlicher Lokalisation des ursächlich in Frage kommenden Befundes!**

Uterus myomatosus; submuköses oder intramurales Myom: Uterus vergrößert, Hypermenorrhoe, Menorrhagie (verlängerte Menstruation), Anämie, typischer Sonobefund (glatt begrenzt, Echogenität wie Myometrium)

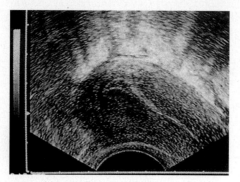

Sono: Intramurales Vorderwandmyom

1.2 **Listen Sie 4 Punkte auf, die bei dieser Erkrankung eine Indikation zur Operation darstellen könnten. Besteht speziell bei dieser Patientin eine Indikation zur Operation?**

■ Blutungsstörungen: Hypermenorrhoe, Menorrhagie, Metrorrhagie (Zusatzblutung außerhalb der Periode)
■ Erhebliche Größe der Myome/des Uterus myomatosus: Verdrängungserscheinungen (z. B. Blase und Rektum)

■ Schmerzen: wehenartige Schmerzen, wenn der Uterus auf das Myom mit Kontraktionen reagiert
■ Kinderwunsch: bei Myom häufig Sterilität und Infertilität (s. Kommentar)
■ Komplikationen: z. B. Akutes Abdomen bei Stieldrehung eines subserösen Myoms
■ Unklare Differenzialdiagnose Myom – Ovarialtumor: eher bei subserösen oder intraligamentären Myomen
■ Rasche Wachstumstendenz der Myome wegen Gefahr der malignen Entartung (selten)

Bei der hier vorgestellten Patientin besteht eine OP-Indikation aufgrund der Hypermenorrhoe, Menorrhagie und Anämie.

1.3 **Welche möglichen operativen Therapieverfahren kennen Sie? Welche Zugangswege sind möglich? Nennen Sie jeweils 2 Punkte!**

■ Organerhaltende Therapie = Myomenukleation (per Laparoskopie, Laparotomie und bei entsprechender Lage auch per Hysteroskopie möglich)
■ Uterusexstirpation: je nach Größe und Beweglichkeit des Uterus per Laparotomie, vaginal oder kombiniert vaginal/laparoskopisch

1.4 **Wie würden Sie eine 52-jährige Patientin mit gleichem Krankheitsbild behandeln?**

Zurückhaltende Indikation zur operativen Therapie, weil Menopause in absehbarer Zeit zu erwarten ist (Regression der Myome bei Wegfall der Östrogene).

Konservative Behandlungsmöglichkeiten:

■ Versuch einer zyklischen Gestagengabe vom 16.–25. Zyklustag (z. B. Medrogeston 5 – 10 mg/Tag p. o.) zur Verminderung der Blutungsstärke
■ GnRH-Analoga (z. B. Leuprorelinacetat) zur Volumenreduktion der Myome

Kommentar

Ätiologie/Diagnostik: Myome sind die häufigsten gutartigen Tumore der Frau. Östrogene spielen bei der Entwicklung vermutlich eine Rolle. Die Diagnose wird durch die vaginale Untersuchung und Sonographie gestellt.

Klinik: Blutungsstörungen (Dysmenorrhoe, Hypermenorrhoe, Menorrhagie, Metrorraghie) sind die typischen Symptome intramuraler und submuköser Myome (subseröse und intraligamentäre Myome verursachen keine Blutungsstörungen!). Durch Kontraktionsbehinderungen kann die uterine Hämostase beeinträchtigt und die Menstruationsblutung verlängert (verstärkt) sein, zudem spielen Störungen im lokalen Blutstillungsmechanismus des über dem Myom liegenden Endometri-

ums eine Rolle. Die Entartungswahrscheinlichkeit von Myomen ist mit 0,2 – 0,5 % zwar sehr gering, eine sarkomatöse Entartung könnte sich aber durch ein rasches Wachstum andeuten. Bei Patientinnen mit unerfülltem Kinderwunsch können Myome eine mögliche **Sterilitätsursache** (z. B. Beeinträchtigung der Tubenmotilität, Verlegung der Tubenostien, gestörte Spermienaszension) und **Infertilitätsursache** (Störung der Implantation der Blastozyste, habituelle Aborte) darstellen.

Therapie: Kleine, symptomlose Myome bedürfen keiner Therapie (**no symptoms – no surgery**), aber einer regelmäßigen Kontrolle (ca. 1 – 2 mal jährlich), um Aufschluss über die Wachstumstendenz des Myoms zu erhalten. Ist ein operatives Vorge-

88

Fall 1

Antworten und Kommentar

hen indiziert (Fragen 1.2, 1.3, 1.4), würde man Patientinnen mit abgeschlossener Familienplanung wegen der Möglichkeit des Rezidivs (Rezidivrate innerhalb der ersten 3 Jahre 25%) eher zur **Hysterektomie** raten, bei Patientinnen mit bestehendem Kinderwunsch erfolgt die **Myomenukleation**. Bei intrakavitären Myomen ist eine hysteroskopische Entfernung möglich. Die Entscheidung Laparoskopie/Laparotomie ist in vom Sitz, der Größe und der Anzahl der/des Myoms/e abhängig. Zur Verkleinerung der Myome kann präoperativ eine Behandlung mit GnRH-Analoga durchgeführt werden. Ein noch experimentelles Therapieverfahren stellt die **transarterielle Embolisation** der das Myom versorgenden Gefäße dar. Erste Studien deuten darauf hin, dass die Einlage einer **Levonorgestrel freisetzenden Spirale** (Mirena) durch die lokale proliferationshemmende Wirkung des Levonorgestrels Blutungsdauer und Menge auch beim Uterus myomatosus verringern könnte. **GnRH-Analoga** kommen bei älteren Patientinnen zum Einsatz, um die Zeit bis zum Einsetzen der Menopause zu überbrücken oder präoperativ, wenn eine Operation z.B. wegen einer ausgeprägten Anämie nicht sofort möglich ist (die Myome erreichen ihre ursprüngliche Größe nach Absetzen der Therapie wieder).

ZUSATZTHEMEN FÜR LERNGRUPPEN
Blutungsstörungen anderer Genese
Myom – akutes Abdomen

Fall 2 Condylomata acuminata

2.1 **Welche Diagnose stellen Sie?**
Condylomata acuminata („spitze" Kondylome, Feigwarzen): Papillome im Bereich von Vulva und Anus (teilweise blumenkohl- oder hahnenkammartig)

2.2 **Nennen Sie – unabhängig vom Patientenalter – mindestens 2 mögliche Differenzialdiagnosen bei papillären Befunden in der Anogenitalregion!**
■ Vulvakarzinom: Karzinome können klinisch als Ulzera, als exophytische Tumore aber auch als warzenartige Veränderung imponieren.
■ Molluscum contagiosum („Dellwarzen"): kleine, zentral eingedellte, rötliche Warzen. Vorkommen insb. bei Kindern und bei Immunsuppression (z.B. HIV-Infektion), ausgelöst durch Poxvirus mollusci.
■ Condylomata lata: Breite, nässende und hochinfektiöse Papeln im Anogenitalbereich im Sekundärstadium der Lues
■ „Echtes" Papillom: warziger, ungestielter Tumor; kommt immer einzeln vor
■ Bowenoide Papulose: gräulich-weißliche (ähnlich Leukoplakie) aber auch erythematös-makulös bzw. flach erhabene Papeln (die auch condylomartig aussehen können) verursacht durch eine Infektion mit HPV 16, 18, 31 bzw. 33; wird den VIN 3 (= vulväre intraepitheliale Neoplasie) zugerechnet.

2.3 **Nennen Sie mindestens 2 mögliche Behandlungsformen die generell bei der gesuchten Erkrankung in Frage kommen!**

Mögliche Therapieoptionen:
■ **Lokaltherapie** mit Podophyllotoxin- (= Zytostatikum) oder Imiquimodhaltigen (= Induktion von Zytokinen) Cremes oder Applikation von Trichloressigsäure. **Indikation:** Neu aufgetretene, wenig verhornte, kleinere Läsionen. Bei größeren, verhornten Befunden wegen unzureichender Eindringtiefe der Substanzen nicht zu empfehlen. Podophyllotoxin ist in der Schwangerschaft kontraindiziert.
■ **Mechanische Abtragung:** Laserevaporisation, Elektrokauter. **Indikation:** Ausgedehnte (beetförmige) und rezidivierende Kondylome.
■ **Kryotherapie** (Kälteanwendung mit flüssigem Stickstoff). **Indikation:** wie mechanische Abtragung. Einfachere Handhabung, kaum Langzeitkomplikationen, allerdings höhere Rezidivrate.

2.4 **Muss mit Rezidiven gerechnet werden und wenn ja, warum?**
Mit Rezidiven ist bei allen Behandlungsformen zu rechnen, da sich das Virus mit keiner Behandlungsform eliminieren lässt (Viruspersistenz, Therapie nur symptomatisch, s. Kommentar). Die Patientinnen müssen unbedingt vor der Behandlung darüber aufgeklärt werden!

2.5 **Wie würden Sie vorgehen, wenn eine schwangere Patientin am Geburtstermin mit gleichem Befund, regelmäßiger Wehentätigkeit und Muttermunderöffnung auf 4 cm in den Kreißsaal kommt?**
Eine Spontangeburt ist möglich, Condylomata acuminata stellen keine zwingende Indikation zur operativen Entbindung (Sectio caesarea) dar.

Fall 2 Antworten und Kommentar

Die Abbildung beim Fall zeigt multiple spitze, papilläre Tumoren im Bereich der kleinen Labien und blumenkohlartig konfluierende Tumoren in der Perianalregion – das typische Bild der Condylomata acuminata.

Ätiologie: Diese gutartigen, **papillären Epitheliome** werden durch eine Infektion mit dem **Humanen-Papilloma-Virus** (= HPV, meist Typ 6 und 11) hervorgerufen (sexuelle Übertragung). Das Virus scheint sich in tieferen Hautschichten festzusetzen und die Haut zu einer verstärkten Proliferation anzuregen. Die genitale Durchseuchung mit Papillomviren ist im Erwachsenenalter hoch. Wahrscheinlich können die Viren im Genitalbereich vom Organismus nicht mehr eliminiert, im günstigsten Fall jedoch soweit unterdrückt werden, dass klinisch keine Papillome sichtbar sind. Unter bestimmten Umständen (z.B. Immunschwäche) treten entweder zum ersten Mal oder eben wiederholt Warzen auf.

Klinik: Condylomata acuminata wachsen nur langsam und werden u.U. erst Wochen oder Monate nach der Infektion makroskopisch sichtbar. Sie können im Vulva- und Vaginalbereich, im Bereich der **Portio**, der **Urethra**, im **Anal- und Perianalbereich** (insbesondere im Bereich der hinteren Kommissur) auftreten und machen meist keine Beschwerden. Gelegentlich klagen die Patientinnen über diskreten Juckreiz und Fremdkörpergefühl. In seltenen Fällen können die Kondylome riesenhafte, tumoröse Ausmaße annehmen. Diese „**Riesenkondylome**" (= Buschke-Löwenstein-Tumor) können das gesamte äußere Genitale miteinbeziehen.

Diagnostik: Die Diagnose „Condylomata acuminata" kann meist aufgrund des klassischen klinischen Erscheinungsbildes gestellt werden. Nach Betupfen mit 3% Essigsäure verfärben sie sich weiß („essigweiß"), im Zweifelsfall bringt die (intraoperative) Probeexzision und histologische Untersuchung Klarheit.

Während der Geburt kann es zwar zu einer Übertragung von HPV von der Mutter auf den Feten kommen, genitale Kondylome bei Kindern oder eine juvenile Larynx-Papillomatose als Folge einer intrapartualen Übertragung wurden aber bisher nur sehr selten beschrieben (deshalb auch keine zwingende Sectioindikation).

ZUSATZTHEMEN FÜR LERNGRUPPEN
Condylomata lata
HPV-Infektionen

Fall 3 Akute Adnexitis

3.1 Wie lautet Ihre Verdachtsdiagnose?
Akute Salpingitis bzw. Adnexitis: Unterbauchschmerzen, Temperatur, Portio-Schiebe-Lüftungsschmerz (Schmerz der bei der vaginalen Untersuchung durch das „Verschieben" der Portio nach beiden Seiten und Anheben der Portio ausgelöst wird), Entzündungswerte im Labor (Leukozyten, CRP)

3.2 Welche ist die wichtigste Differenzialdiagnose?
Differenzialdiagnose Appendizitis: Unterbauchschmerzen, Temperatur, Entzündungswerte im Labor (Leukozyten, CRP)

3.3 Welche weiteren möglichen Ursachen müssen Sie bei jungen Patientinnen mit akuten Unterbauchschmerzen neben den entzündlichen Erkrankungen generell in Betracht ziehen? Listen Sie 3 mögliche Ursachen auf!

- **Extrauteringravidität:** Amenorrhoe, positiver Schwangerschaftstest, druckschmerzhafter Befund im Adnexbereich, sonographisch kein intrauteriner Fruchtsack nachweisbar. Bei rupturierter Extrauteringravidität und intraabdominaler Blutung: akutes Abdomen, Schulterschmerzen, Tachykardie, Hypotonie, Vorwölbung des Douglasraumes bei der vaginalen Untersuchung, Hämoglobinabfall.
- **Abortus imminens/incipiens:** positiver Schwangerschaftstest, vaginale Blutung, krampfartiger Unterbauchschmerz
- **Zysten des Ovars:** durch Druck auf die Nachbarorgane/Verdrängung der Nachbarorgane z.B. Kreuzschmerzen, „Völlegefühl", Obstipationen, Miktionsbeschwerden. Ultraschall: zystischer Befund.
- **Ruptur einer Ovarialzyste** mit stärkerer intraabdominaler Blutung: peritoneale Reizerscheinungen, Schulterschmerzen, Tachykardie, Hypotonie, Vorwölbung des Douglasraumes

bei der vaginalen Untersuchung, Hämoglobin-abfall.
- **Stieldrehung einer Ovarialzyste:** Akutes Abdomen, anamnestisch oft Körperbewegung als „auslösendes Ereignis" eruierbar (z. B. Drehung im Bett), Ultraschall: zystischer Befund des Ovars.
- **Dysmenorrhoe:** Akuter „wehenartiger" Unterbauchschmerz zum Zeitpunkt der Menstruation, Übelkeit, Erbrechen, Hypotension und Tachykardie (schmerzbedingt) möglich.
- **„Mittelschmerz":** akuter Unterbauchschmerz zum Ovulationszeitpunkt
- **Harnwegsinfekt:** Dysurie, Algurie, Pollakisurie und Nykturie, druckschmerzhaftes Blasenkissen.
- **Nephrolithiasis mit Kolik:** einseitig lokalisierter, akut einsetzender, kolikartiger Unterbauchschmerz. Hämaturie, sonographisch ggf. Harnstau nachweisbar, radiologisch ggf. Konkrement im Ureter nachweisbar.
- **Gastroenteritis:** abdominelle Schmerzen, Diarrhoe, Übelkeit, Erbrechen

3.4 Welche Untersuchungen (nennen Sie mindestens 4) nehmen Sie vor bzw. ordnen Sie an? Welche Leitbefunde würden Sie jeweils bei der von Ihnen geäußerten Verdachts- und wichtigsten Differenzialdiagnose erwarten?
- Palpation des Abdomens
  - Adnexitis: Abwehrspannung und Druckschmerzhaftigkeit im gesamten Unterbauch (je nach Ausbreitung der Entzündung), bei tiefer Palpation Druckschmerz meist kaudal des McBurney-Punktes.
  - Appendizitis: Abwehrspannung, u. U. charakteristische Druckpunkte (z. B. McBurney) schmerzhaft.
- Spekulumuntersuchung (mit bakteriologischem Zervixabstrich auf pathogene Keime (inkl. Chlamydien!) und Resistenzbestimmung)
  - Adnexitis: Evtl. pathologischer Fluor vaginalis/cervicalis
  - Appendizitis: kein pathologischer Fluor
- Vaginale Tastuntersuchung:
  - Adnexitis: schmerzhafte, teigige Adnexschwellung, ausgeprägter Portioschiebe-/Lüftungsschmerz oft mit Abwehrspannung im Unterbauch, Druckschmerz im Douglasraum.
  - Appendizitis: Adnexe unauffällig.
- Vaginalsonographie:
  - Adnexitis: bei akuter Adnexitis unauffällig, ggf. Ovarien „unscharf begrenzt", bei Komplikationen z. B. verdickte Tuben mit Flüssigkeitsansammlung (Hydrosalpinx, s. Abb.) oder polyzystische Ovarialvergrößerungen (Tuboovarialabszess)

- Appendizitis: gynäkologischer Ultraschall unauffällig
- Rektale Untersuchung
  - Adnexitis/Appendizitis: druckschmerzhafter Douglasraum bei Peritonitis/Douglasabszess möglich
- Labor
  - Adnexitis/Appendizitis: Anstieg Entzündungsparameter (Leukozyten, CRP und BSG), cave: ein unauffälliges Labor schließt eine Adnexitis nicht aus, eine Appendizitis bei unauffälligem Labor ist dagegen eher unwahrscheinlich!
  - Schwangerschaftstest: zum Ausschluss einer Extrauteringravidität!
  - Urinuntersuchung: Ausschluss einer Zystitis, Nephrolithiasis o. ä.
- Vorstellung der Patientin beim Chirurgen zum Ausschluss Appendizitis

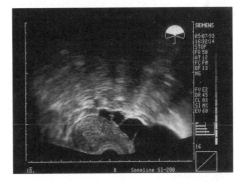

Sono: Hydrosalpinx

3.5 Würden Sie eine Laparoskopie/-tomie bei der Patientin in Betracht ziehen und wenn ja, unter welchen Bedingungen?
Ja, unter folgenden Bedingungen:
- Akutes Abdomen, unklare Diagnose (Adnexitis? Appendizitis?)
- Persistieren der Allgemeinsymptome über 72 Stunden trotz antibiotischer Therapie (V. a. Abszessbildung)
- Persistenz eines Tast- bzw. sonographischen Befundes (Pyosalpinx, Tuboovarialabszess) nach Beendigung der antibiotischen Therapie.

Das klinische Bild der akuten Adnexitis ist selten so „lehrbuchmäßig" wie im hier geschilderten Fall.

Ätiologie: Das Alter der Patientin ist typisch für die Adnexitis, ebenso das Auftreten kurz nach der Periodenblutung (Menstrualblut alkalisiert den sauren pH-Wert der Scheide und erleichtert die Keimaszension). Weitere **prädisponierende Faktoren** können sein: häufig wechselnde Sexualpartner, IUP (insbesondere in den ersten Wochen und Monaten nach Einlage) bzw. andere uterine Manipulationen (Kürettage, Abruptio usw). Das Erregerspektrum ist breit, am häufigsten findet man Chlamydien (Frage 48.1).

Klinik/Diagnostik/Differenzialdiagnostik: Oftmals ist der **Unterbauchschmerz** das einzige Symptom. Weitere mögliche Symptome können vermehrter Fluor, Blutungsstörungen oder selten auch gastrointestinale Beschwerden sein. Das klinische Erscheinungsbild der Adnexitis kann vom symptomarmen Verlauf bis hin zur lebensbedrohlichen Entzündung reichen (Fieber und erhöhte Entzündungswerte fehlen bei der subakuten Adnexitis zumeist). Die **klinische Untersuchung** ist selten eindeutig. Auch die in den Lehrbüchern beschriebenen richtungweisenden anamnestischen Angaben (Schmerzbeginn- und charakter, „wan-

dernder Schmerz") lassen sich selten so eindeutig eruieren. Nicht zu vergessen, dass durch Lagevarianten der Appendix die typischen Druckpunkte bei Appendizitis auch nicht dem Lehrbuch entsprechen müssen. Deshalb ist es umso wichtiger, auch an weitere mögliche Ursachen von Unterbauchschmerzen zu denken, auch wenn der Fall hier so klar erscheint. Eine antibiotisch „behandelte", übersehene Extrauteringravidität ist nicht nur ein Kunstfehler, sondern die Situation kann bei einer Ruptur auch extrem gefährlich werden. Zur Diagnostik gehört auch immer ein bakteriologischer Abstrich um die Erreger und die wirksamen Antibiotika zu bestimmen (ein fehlender Keimnachweis, schließt eine Adnexitis aber auch nicht aus). Die Diagnostik ist in Frage 3.4 ausführlich geschildert.

Therapie: Therapie der Wahl ist die breite **antibiotische Therapie** unter Berücksichtigung der Resistenzbestimmung sobald diese vorliegt (Frage 48.3) sowie ergänzend **Antiphlogistika**. Die Indikation zur Therapie ist großzügig zu stellen, da Komplikationen und Spätfolgen (Frage 48.2) bei verschleppter Diagnose oder spät einsetzender Therapie häufig sind.

ZUSATZTHEMEN FÜR LERNGRUPPEN
EUG
Komplikationen/Spätfolgen der akuten Adnexitis

Fall 4   Spontangeburt

4.1   Wer hat nun nach Ihrem Eintreffen im Kreißsaal die Leitung der Geburt, Sie oder die Hebamme?
Stationäre Entbindung: Erstkompetenz liegt beim Arzt. Es gilt der Grundsatz, dass der Arzt (spätestens) mit seinem Erscheinen und mit seiner Eingangsuntersuchung die Geburtsleitung übernimmt und gegenüber der Hebamme weisungsberechtigt wird. Bei einem normalen Geburtsverlauf sollte der Arzt spätestens ab Beginn der Pressperiode ständig anwesend sein (s. Kommentar).

4.2   Falls überhaupt, welche Dezelerationsform liegt vor? Beurteilen Sie das CTG: Normal – suspekt – pathologisch?
■ Frühe Dezelerationen (s. Kommentar)
■ Normales CTG in der Austreibungsperiode (s. Kommentar. BFH [basale fetale Herzfrequenz] 130–140 SpM [Schläge pro Minute], Bandbrei-

te [Amplitudenhöhe, Oszillationsamplitude bzw. -breite]: 5–10 SpM)

4.3   Die Hebamme bittet Sie, einen (mediolateralen) Dammschnitt auszuführen. Wo führen Sie den Schnitt aus bzw. welche Strukturen durchtrennen Sie? In welchem Moment führen Sie den Schnitt aus? Entscheiden Sie sich für eine Lokalanästhesie des Dammes?
■ Schnittführung: Spaltung des Dammes von der hinteren Kommissur ausgehend in einem Winkel von 45° 3–4 cm nach lateral. Der Schnitt wird mit einer scharfen Schere, deren Branchen genau rechtwinklig zum Gewebe gehalten werden, durchgeführt.
■ Durchtrennung des M. bulbospongiosus und der M. transversus perinei superficialis
■ Eine Lokalanästhesie des Dammes ist zum Zeitpunkt des Schnittes unnötig (wohl aber zur Naht der Episiotomie [Dammschnitt!]), wenn

die Episiotomie bei durchschneidendem Kopf auf dem Höhepunkt der Wehe erfolgt (erkennbar daran, dass das Gewebe „blass" wird und maximal dünn ausgezogen ist – in diesem Moment spürt die Schwangere den Schnitt nicht bzw. kaum).

4.4 In welche Richtung hat die Hebamme den kindlichen Kopf „gedreht"? Aus welcher Lage wurde das Kind geboren?

- Lage: (Regelrechte) Vordere Hinterhauptslage (vHHL)
- Der Kopf wird mit gerader Pfeilnaht geboren, unmittelbar nach der Geburt dreht er sich in seine Ausgangsstellung zurück, d. h. bei I. Stellung (Rücken links) dreht sich das Gesicht des Kindes zum rechten Oberschenkel der Mutter (= äußere Drehung). Die Hebamme hat die Drehung nach rechts unterstützt.

4.5 Würden Sie diesen Zustand als „Plazentaretention" bezeichnen? Wie ist Ihr weiteres Vorgehen bei fehlenden Lösungszeichen und kaum merklichen Nachgeburtswehen?

Nein. Man spricht von Plazentaretention wenn die Plazenta 30 Minuten nach der Geburt des Kindes noch immer nicht geboren ist. Vorgehen bei dieser Patientin (ohne stärkere Blutung – Ursache zumeist Wehenschwäche):

- Harnblase entleeren (volle Harnblase = „Wehenhemmer")
- Wehe „anreiben" (Massieren des Uterus durch die Bauchdecke)
- Oxytocin (3 IE Syntocinon i. v., wird in vielen Kliniken routinemäßig sofort nach Geburt gegeben)
  Weiteres Vorgehen bei Plazentaretention:
- Vorsichtiger Versuch die Plazenta zu gewinnen mittels „Cord-Traction" am kontrahierten Uterus (s. Kommentar)
- falls erfolglos: Handgriff nach Credé (s. Kommentar)
- falls erfolglos: Manuelle Plazentalösung (Anästhesie erforderlich)

Kommentar

Kreißsaalkompetenz: Jede Schwangere kann selbst darüber entscheiden, ob sie die Geburtshilfe einer Hebamme übertragen oder ärztliche Hilfe in Anspruch nehmen möchte (z. B. freiberuflich tätige Hebamme im Geburtshaus oder ausdrücklicher Verzicht auf ärztliche Hilfe im Krankenhaus). Die hier geschilderte Patientin hat sich mit der Entscheidung zu einer stationären Entbindung für die Möglichkeit der ärztlichen Geburtshilfe entschieden und damit liegt die **Erstkompetenz** bei Ihnen (Frage 4.1). Das bedeutet nicht, dass Sie alleine Geburtshilfe betreiben müssen bzw. dürfen. Sie sind dazu verpflichtet dafür zu sorgen, dass eine Hebamme hinzugezogen wird. Auch wenn Sie juristisch gegenüber der Hebamme weisungsberechtigt sind, sollten Sie nicht vergessen, dass Sie als junger Arzt der Hebamme an Berufserfahrung weit unterlegen sind und deshalb von diesem formalen Recht nur mit äußerster Zurückhaltung (wenn überhaupt) Gebrauch machen sollten. Sie werden mit den Hebammen lange Zeit im Kreissaal zusammenarbeiten müssen und es gibt Probleme, wenn man als unerfahrenster im Team alles besser weiß. Geburtshilfe ist Erfahrung, Lehrbuchwissen alleine reicht nicht! In kritischen Situationen werden Sie es schätzen lernen, wenn Sie mit einer erfahrenen Hebamme zusammenarbeiten können. Zumeist ist es im Krankenhaus so geregelt, dass der Arzt über die Aufnahme einer Schwangeren zur Geburt unterrichtet wird, ggf. auch selbst die Aufnahmeuntersuchung vornimmt und die Gebärende in regelmäßigen Intervallen selbst sehen sollte. Unterschiedlich kann von Krankenhaus zu Krankenhaus geregelt sein, ob z. B. Arzt oder Hebamme die Episiotomie durchführen, wer eine Skalp-Elektrode legt oder ob die Hebamme bestimmte Medikamente auch ohne ärztliche Verordnung verabreichen darf (z. B. wehenhemmende Mittel).

Geburt: Die normale Geburt erfolgt aus vorderer Hinterhauptslage und über 90 % aller Geburten erfolgen aus Schädellage. Durch die vaginale Untersuchung während der Geburt wird die Kopfeinstellung, die Eröffnung des Muttermundes und der Geburtsfortschritt kontrolliert. Durch regelmäßige CTG-Ableitungen (in der Austreibungsphase kontinuierlich!) lassen sich Wehenschwächen und Veränderungen des kindlichen Zustandes erkennen. Die gesamte Geburt wird von der Aufnahme der Patientin bis zur Verlegung aus dem Kreißsaal auf die Station ausführlich dokumentiert (jede Untersuchung, Befunde, Blasensprung, Wannenbad, CTG, Uhrzeiten usw.).

CTG: Das abgebildete CTG ist ein normales CTG in der Austreibungsperiode. Die **frühen Dezelerationen** (d. h. periodisch wiederkehrende Dezelerationen, tiefster Punkt der Dezeleration zeitlich synchron [spiegelbildlich] mit dem Wehengipfel) werden durch die stärkere Kompression des Kopfes in der Wehe verursacht. Durch den auf den fetalen Kopf einwirkenden Druck kommt es zu Reaktionen des fetalen Kreislaufzentrums (Blockade des Sympathikus und überwiegen des Parasympathikus).

Episiotomie: Die Episiotomie dient dazu, ein unkontrolliertes Zerreißen des Dammes zu verhindern oder mehr Raum für die Geburt (z.B. bei Deflexions- oder Beckenendlagen, bei vaginal-operativen Entbindungen etc.) zu schaffen. Man unterscheidet die **mediane, mediolaterale und laterale Episiotomie**. Dabei werden unterschiedliche Strukturen durchtrennt (Frage 4.3). Am häufigsten werden die mediane und mediolaterale Episiotomie verwendet (sie reichen meistens aus und heilen gut).

Nachgeburt: Beim **Handgriff nach Credé** umfasst der Daumen durch die Bauchdecke hindurch die vordere Seite des Uterus, die 4 restlichen Finger umfassen die Uterushinterwand. Der Uterus wird dadurch (bei gleichzeitigem kontinuierlichem, **sanftem** Zug an der Nabelschnur) in der Führungslinie beckenwärts geschoben. Bei der **Cord-Traction-Methode** wird der Uterus in der Wehe durch Druck oberhalb der Symphyse nach hinten oben geschoben – dadurch ebenfalls in Führungslinie gebracht – und kontinuierlicher, leichter Zug an der Nabelschnur ausgeübt (Frage 4.5).

Nach einer problemlosen Spontangeburt bleibt die Schwangere noch ca. 2 Stunden unter der Beobachtung der Hebamme im Kreißsaal.

ZUSATZTHEMEN FÜR LERNGRUPPEN
Episiotomie
Beschreibung eines normalen Geburtsablaufes
Geburtsunmögliche Lagen
CTG-Befundung
Partogramm

94

Fall 5 Antworten und Kommentar

Fall 5 Korpuskarzinom (Endometriumkarzinom)

5.1 Beschreiben Sie Ihre erste diagnostische Maßnahme in Stichworten!
Fraktionierte Abrasio = scharfe Kürettage der Gebärmutterschleimhaut nach vorausgehender Aufdehnung der Zervix („scharf" bezieht sich auf die Instrumente, mit der die Kürettage durchgeführt wird; stumpfe Küretten kommen beim „schwangeren Uterus" aufgrund der deutlich höheren Verletzungsgefahr zum Einsatz).
Die Abrasio erfolgt in 2 Phasen:
■ Zuerst Kürettage des Zervikalkanals
■ Anschließend Kürettage des Cavum uteri
Beide Fraktionen werden getrennt asserviert und histologisch beurteilt.

5.2 Welcher zusätzliche operative Schritt ist jetzt durchzuführen?
Bei der Patientin liegt ein Korpuskarzinom Stadium Ic vor, deshalb: pelvine und paraaortale Lymphonodektomie

5.3 Benötigt die Patientin eine Nachbehandlung?
Ja: Intravaginale Kontaktbestrahlung des Scheidenstumpfes, um das sehr häufige Vaginalrezidiv zu verhindern. Ob eine perkutane Bestrahlung erforderlich ist, lässt sich erst nach der histologischen Untersuchung der entfernten Lymphknoten entscheiden (Indikation zur perkutanen Radiatio ist umstritten, weil der positive Effekt nicht bewiesen ist und es zu einer Häufung von Komplikationen durch die Strahlentherapie nach Lymphonodektomie kommt!).

5.4 „Was meiner Schwester hilft, kann mir ja nicht schaden!" Können Sie der Patientin zustimmen?
Nein: Die kontinuierliche Östrogenmonotherapie führt in Abhängigkeit von der Einnahmedauer zu einer bis zu 10-fachen Erhöhung des Risikos für ein Korpuskarzinom. Bei nicht-hysterektomierten Frauen ist bei entsprechender Indikation immer eine kombinierte Hormonersatztherapie (Östrogen + Gestagen) durchzuführen!

5.5 Erklären Sie den Zusammenhang zwischen Adipositas und Korpuskarzinom. Nennen Sie 3 weitere Risikofaktoren für ein Korpuskarzinom!
Adipositas: Mit zunehmendem Körpergewicht erhöht sich die Umwandlung von Androstendion der Nebennierenrinde zu Östrogenen im Fettgewebe, außerdem größere Bioverfügbarkeit (Speicherung von Östron im Fettgewebe). Folge: zu hohe Östrogenspiegel. Eine verstärkte/verlängerte Einwirkung von Östrogenen auf das Endometrium kann ebenfalls verursacht werden durch:
■ Nulliparität
■ Frühe Menarche, späte Menopause
■ PCO-Syndrom (polyzystische Ovarien): gehäuft anovulatorische Zyklen mit Gestagenmangel
■ Östrogenproduzierende Tumoren (z.B. Granulosazelltumor des Ovars)
Weitere Risikofaktoren:
■ Alter
■ Diabetes mellitus: Zusammenhang unklar
■ Hypertonus: Zusammenhang unklar

- Tamoxifeneinnahme: Östrogen-Restaktivität von Tamoxifen
- Heriditäre Erkrankungen (z.B. HNPCC-Syndrom = heriditary non-poliposis colon cancer = Lynch II-Syndrom): autosomal-dominante Tumorprädispositionserkrankung mit hoher

Penetranz, neben kolorektalen Karzinomen entwickeln die Patientinnen auch extrakolische Karzinome, wobei sich eine Häufung des Endometriumkarzinoms findet.
- Präkanzerosen, z.B. atypische komplexe Endometriumhyperplasie

Kommentar

Definition/Epidemiologie: Das Korpuskarzinom ist ein häufiges Malignom des weiblichen Genitaltraktes; ca. 60% sind Adenokarzinome. Ungefähr zwei Drittel der Patientinnen befinden sich in der Postmenopause.

Ätiologie: Als begünstigender Faktor für die Entstehung eines Korpuskarzinoms gilt eine **langdauernde Östrogeneinwirkung**, z.B. Östrogenmonotherapie, PCO-Syndrom und eine Verlängerung der „geschlechtsreifen Phase" (z.B. späte Menopause) mit der Folge einer massiven Drüsenproliferation des Endometriums. Der Zusammenhang zwischen der gehäuft auftretenden Kombination „Hypertonus, Diabetes mellitus (Typ I und II) und Korpuskarzinom" ist unklar.

Klinik/Diagnostik: Klassisches Symptom ist, wie in diesem Fall, die **Postmenopausenblutung**, aber auch alle anderen atypischen Blutungen sind verdächtig und müssen abgeklärt werden. Anamnese, klinische Untersuchung und Sonographie führen zur Verdachtsdiagnose, durch die **fraktionierte Abrasio** (mit histologischer Aufarbeitung) kann die Diagnose gesichert werden (Frage 5.1). Röntgen-Thorax, Abdomensonographie, Zystoskopie und Rektoskopie vervollständigen die Diagnostik.

Therapie: Die Therapie der Wahl des Korpuskarzinoms FIGO-Stadium I-III ist die **Operation**. Die Operation erfolgt abdominal mittels Längsschnitt, in Ausnahmefällen kann der vaginale Zugang gewählt werden (sehr alte Patientin, sehr schlechter Allgemeinzustand, extreme Adipositas, internistische Operationsrisiken). Intraoperativ erfolgt zunächst die Asservierung von Aszites (bzw. eine Spülzytologie), die gesamte Bauchhöhle und der Beckenraum werden inspiziert (Beckenorgane, Adnexe, Lymphknoten, Netz, Leber usw.), evtl. erfolgt eine Biopsie suspekter Befunde (Staging). Um eine intraoperative Dissemination von Tumorzellen zu vermeiden, darf der Uterus nicht unnötig traumatisiert werden (keine Uterusfasszange!). Es werden die Adnexabgänge abgeklemmt und ein alkoholgetränkter Tupfer wird vor die Portio gelegt (fakultativ). Nach der **Hysterektomie und beidseitigen Adnexektomie** wird der Uterus sofort dem Pathologen zur Schnellschnittdiagnostik übergeben und die Operation entsprechend dem Ergebnis fortgeführt. Im Stadium Ic–IIIb, bei entdifferenzierten Karzinomen (G3) und bei bestimmten histologischen Subtypen (z.B. klarzellige Tumordifferenzierung) ist die **Lymphonodektomie** indiziert (Entscheidung orientiert sich auch am Allgemeinzustand der Patientin!). Ob eine **zusätzliche Strahlentherapie** erforderlich ist, hängt von Tumorstadium, Infiltrationstiefe und Lymphknotenbefall ab. Eine **primäre Strahlentherapie** ist nur bei inoperablen Patientinnen indiziert.

Prognose: Insgesamt gut, weil der größte Teil der Karzinome im Stadium I entdeckt wird.

ZUSATZTHEMEN FÜR LERNGRUPPEN
Stadieneinteilung des Korpuskarzinoms
Tamoxifen
Metastasierungswege

Fall 6 Screening entsprechend der Mutterschaftsrichtlinien

6.1 Welche Aussagen können Sie anhand der Abbildung noch über die Schwangerschaft treffen?
Das 1. Ultraschallscreening (das zwischen der 9.–12. SSW stattfinden sollte) soll neben der Herzaktion noch folgende Fragen beantworten:
- Intrauterine Schwangerschaft: ja.
- Embryo darstellbar: ja.

- Mehrlingsschwangerschaft: nein
- Ist der Embryo zeitgerecht entwickelt: ja. Biometrie: Messung der Scheitel-Steiß-Länge (SSL), hier 52 mm, entspricht der 12. SSW.
- Liegen kontrollbedürftige Auffälligkeiten vor (z.B. ein dorsonuchales Ödem): nein (s. Kommentar)

6.2 Wie viele Ultraschalluntersuchungen („Screenings") sind bei komplikationslosem Schwangerschaftsverlauf nach den Mutterschaftsrichtlinien vorgesehen und zu welchem Zeitpunkt?

Vorgesehen sind 3 Screeninguntersuchungen, die „der Überwachung einer normal verlaufenden Schwangerschaft dienen" (z. B. genaue Bestimmung des Gestationsalters, frühzeitiges Erkennen von Mehrlingsschwangerschaften, Kontrolle der somatischen Entwicklung des Feten, Suche nach auffälligen fetalen Merkmalen usw.):

1. Screening 9. – 12. SSW
2. Screening 19. – 22. SSW
3. Screening 29. – 32. SSW

6.3 Nennen Sie der Patientin den errechneten Geburtstermin!

Embryotransfer (= Transfer der Embryonen im 4- bis 8-Zellstadium nach In-vitro-Befruchtung und Kultivierung der Eizellen) = Konzeptionstermin. Es gilt: ET = 7. Mai (Konzeptionstermin) – 7 Tage – 3 Monate + 1 Jahr = 1. Februar

6.4 Die Patientin ist hocherfreut: „Kann ich sofort einen Mutterpass bekommen – mein Mann glaubt das sonst nie!". Welche Untersuchungen, Blutentnahmen und sonstigen Maßnahmen müssen Sie bei der Erstuntersuchung noch veranlassen, um den Mutterpass ausstellen bzw. entsprechend den Mutterschaftsrichtlinien ausfüllen zu können?

Vorgehen bei nachgewiesener Schwangerschaft:
- Anamnese: Eigen- (insbesondere gynäkologisch/geburtshilfliche Anamnese!) und Familienanamnese, Schwangerschaftsanamnese, Arbeits- und Sozialanamnese
- Bestimmung des Geburtstermins (Frage 6.3)
- Allgemeinuntersuchung, Körpergewicht, Blutdruck
- Gynäkologische Untersuchung des inneren Genitales und der Mamma, inkl. Zervixabstrich zur Untersuchung auf Chlamydia trachomatis, Zytologie
- 1. Ultraschallscreening 9. – 12. SSW (Frage 6.1)
- Mittelstrahlurin: Eiweiß, Zucker, Sediment
- Infektionsserologie:
  - TPHA-(Lues-)Test
  - Röteln-HAH-Test
  - Ggf. HIV (mit schriftlichem Einverständnis)
- Bestimmung von Blutgruppe und Rhesusfaktor, Hämoglobin
- Antikörper-Suchtest (indirekter Coombs-Test: Nachweis irregulärer Blutgruppenantikörper [gegen die Antigene D, d, C, c, E, Kelly, Fy, S] im mütterlichen Serum)
- Beratung der Schwangeren bezüglich Ernährung, Sport, Reisen usw.
- Ergeben sich Anhaltspunkte für ein genetisch bedingtes Risiko: Aufklärung über die Möglichkeit einer Humangenetischen Beratung/Untersuchung

6.5 Würden Sie die geschilderte Patientin als Risiko-Schwangere einstufen?

Ja, aus 2 Gründen:
- Schwangere über 35 Jahre
- Zustand nach Sterilitätsbehandlung

Kommentar

Mutterschaftsrichtlinien: Durch die ärztliche Betreuung während der Schwangerschaft und nach der Entbindung („Schwangerenvorsorge") sollen mögliche Gefahren für Leben und Gesundheit von Mutter oder Kind abgewendet sowie Gesundheitsstörungen rechtzeitig erkannt und der Behandlung zugeführt werden. Vorrangiges Ziel der Schwangerenvorsorge ist die frühzeitige **Erkennung von Risikoschwangerschaften** und **Risikogeburten**. Grundlage der kassenärztlich finanzierten Schwangerschaftsvorsorge bilden die **Mutterschaftsrichtlinien** (= Richtlinien des Bundesausschusses der Ärzte und Krankenkassen über die ärztliche Betreuung während der Schwangerschaft und nach der Entbindung). Bei normalem Schwangerschaftsverlauf können bestimmte Untersuchungen (z. B. Gewichtskontrolle, Nachweis kindlicher Herztöne, Beratung der Schwangeren etc.) auch an eine Hebamme delegiert werden. An der Effizienz der **Schwangerenvorsorge** besteht kein Zweifel. Die Häufigkeit von Frühgeburten, Totgeburten und Neugeborenensterblichkeit weisen eine deutliche Abhängigkeit von Anzahl und Qualität der Vorsorgeuntersuchungen auf. Fragen nach dem Inhalt der Mutterschaftsrichtlinien, insbesondere nach der Betreuung von normalen, komplikationslosen Schwangerschaften, sind immer wieder ein „dankbares" Prüfungsthema.

Neben den erforderlichen **serologischen Testverfahren** sollte man die „einfach" anmutenden Untersuchungen wie **Blutdruckmessung, Gewichtskontrolle, Urinkontrolle**, Bestimmung des **Fundusstandes** in ihrer Bedeutung nicht unterschätzen. Mit einfachsten Mitteln können Komplikationen wie schwangerschaftsinduzierte Hypertonie, Diabetes und eine intrauterine Wachstumsretardierung erkannt bzw. vermutet werden! Für Patientinnen mit anamnestischen oder sich aus dem Schwangerschaftsverlauf ergebenden Risikofaktoren sehen die Mutterschaftsrichtlinien eine intensivere (häufigere Kontrollintervalle) und umfangreichere Vorsorge vor (z. B. mehr als 3 Ultraschalluntersuchungen, Toko- bzw. Cardiotokographie usw.).

Bestimmung des Schwangerschaftsalters: Die sonographische Bestimmung der SSL ermöglicht bis zur 12. SSW eine bis auf ca. 5 Tage genaue Datierung des Schwangerschaftsalters (z. B. bei nicht bekannter letzter Periodenblutung). Ab der 12. SSW korreliert der **BIP (biparietaler Durchmesser des Schädels)** besser und ab diesem Zeitpunkt sollte diese Bestimmung durchgeführt werden. Bei einer Abweichung von errechnetem und ultrasonographisch ermitteltem Schwangerschaftsalter um mehr als 5 Tage sollte der errechnete Geburtstermin korrigiert werden; am besten nach wiederholten Messungen der SSL mit zeitlichem Abstand von 7–10 Tagen. **Nach der 20. SSW darf keine Korrektur des Schwangerschaftsalters mehr erfolgen!**

Sonographie: Die erste Ultraschalluntersuchung (9.–12. SSW) dient der Überprüfung ob eine intakte intrauterine Schwangerschaft vorliegt (Frage 6.1). Unter einem dorsonuchalen Ödem (Nackenödem- bzw. Nackentransparenz) versteht man eine fetale Nackenverdickung, die einen sonographischen Marker für z. B. autosomale Trisomien darstellen kann. Die Nackenverdickung ist vom Schwangerschaftsalter abhängig (Nackenödem wird mit zunehmendem Schwangerschaftsalter

breiter), die Messung sollte bei einer SSL zwischen 40–80 mm erfolgen, Werte > 2 mm sollten abgeklärt werden. Beim zweiten (19.–22. SSW) und dritten Screening (29.–32. SSW) liegt der Untersuchungsschwerpunkt – neben der Beurteilung des fetalen Wachstums (Biometrie) – v. a. auf der Beurteilung der körperlichen Integrität des Feten (z. B. Bauchdecke und Rücken geschlossen?) und dem Ausschluss von Entwicklungsanomalien (Magen darstellbar?, Herzanomalien usw.). Ebenso werden Fruchtwassermenge, Lokalisation und Struktur der Plazenta beurteilt. Das dritte Screening dient zusätzlich der Bestimmung der Kindslage.

Risikoschwangerschaft: Ergeben sich aus der Anamnese der Schwangeren (z. B. Zustand nach Uterusoperationen, z. B. Präklampsie in der letzten Schwangerschaft etc.) oder aus in der aktuellen Schwangerschaft erhobenen Untersuchungsbefunden (z. B. vorzeitige Wehentätigkeit etc.). Bei Hinweisen, dass nicht mit einem regelrechten Schwangerschaftsverlauf und einer regelrechten Geburt zu rechnen ist, müssen diese Schwangeren als „Risikoschwangere" betrachtet und entsprechend engmaschiger betreut werden (Mutterpass Seite 5 und 6).

ZUSATZTHEMEN FÜR LERNGRUPPEN
Beratung der Schwangeren bezüglich Ernährung, Sport und Reisen
Humangenetische Beratung/Amniozentese

Fall 7   Prolaps uteri mit Harnverhalt

7.1   Welche Diagnose stellen Sie anhand der Abbildung?
Prolaps uteri (Totalprolaps). Symptome: Gefühl, „aus Scheide würde etwas herausfallen", Harnverhalt, Obstipation, Rückenschmerzen

7.2   Wie nennt man die Inkontinenzform, die die Patientin beschreibt? Warum kann die Patientin plötzlich die Blase nicht mehr entleeren und wie nennt man den zugrunde liegenden Mechanismus?
■ Stressharninkontinenz (Belastungsinkontinenz): unwillkürlicher Urinabgang bei Erhöhung des intraabdominalen Drucks. Nach der Schilderung der Patientin liegt ein Grad II (Ingelmann-Sundberg) vor (Harnabgang bei leichter Belastung – Heben, Treppensteigen, Laufen).
■ Der prolabierte Uterus komprimiert die Urethra (Abflussbehinderung): „Quetschhahnmechanismus" bzw. auch „larvierte Inkontinenz" (s. Kommentar).

7.3   Welche Therapie schlagen Sie der Patientin vor? Erläutern Sie Ihr Vorgehen in Stichworten!
Eine operative Therapie bestehend aus (s. Kommentar):
■ Vaginaler Hysterektomie mit Fixation des Scheidenstumpfes an den Parametrienstümpfen
■ Kolporrhaphia anterior („vordere Plastik"): Längsspaltung der vorderen Vaginalwand, „Zurückschieben" (= Versenken) der Zystozele, Raffung der Blasenfaszie und Wiedervereinigung der zurückgewichenen Strukturen des Diaphragma urogenitale.
■ Kolporrhaphia posterior (Kolpoperineoplastik, „hintere Plastik"): Vereinigung der freigelegten Beckenboden- und Dammmuskulatur vor dem Rektum bzw. der Rektozele
■ Kombination der Operation mit Inkontinenzchirurgie (s. Kommentar)

97

Fall 7   Antworten und Kommentar

Fall 7   *Seite 8*

7.4 **Welche Therapie würden Sie einer multimorbiden, inoperablen Patientin mit gleichem Befund vorschlagen? Nennen Sie Nachteile dieser Therapieform!**

Ein Pessar. Nachteile (deshalb als Dauertherapie nur bei absolut inoperablen Patientinnen geeignet):

■ Alle 4 – 6 Wochen Reinigung und Wechsel des Pessars erforderlich sonst Begünstigung von vaginalen Infektionen (Fremdkörperkolpitis).

■ Druckulzera (im schlimmsten Fall Ulkuskarzinom), weitere Überdehnung des Gewebes mit der Notwendigkeit immer größerer Pessare.

Kommentar

Definition: Das Tiefertreten des Uterus (über die Grenzen der normalen Beweglichkeit hinaus) bezeichnet man als **Deszensus uteri** (Senkung), ein Tiefertreten über die Grenze des Hymenalsaums hinaus nennt man **Prolaps uteri** (Vorfall). Dieser kann sich als **Partialprolaps** (die Portio wird vor dem Introitus sichtbar) manifestieren oder als **Totalprolaps** (gesamter Uterus wird sichtbar). Wenn der gesamte Uterus vor die Vulva getreten ist, ist die Scheide evertiert (umgestülpt).

Ätiologie/Pathogenese: Ursache ist eine **Schwäche der Beckenbodenmuskulatur** nach vaginalen Entbindungen (Patientin hatte 3 Geburten) oder schwerer körperlicher Arbeit mit erhöhtem intraabdominalen Druck. Durch die Geburten kommt es zu nervalen Schädigungen im Bereich des Beckenbodens mit einer Verringerung der Kontraktionsfähigkeit der Muskulatur, die zur Senkung der Organe des kleinen Becken (insbesondere des Uterus) führt sowie eine Insuffizienz des Verschlussmechanismus der Urethra zur Folge haben kann. Mit Uterus und Vaginalwand senken sich Blasen- und Rektumwand – es entstehen Zysto- und Rektozelen. Der prolabierte Uterus kann die Urethra komprimieren (obstruieren), dieser Knick behindert oder stoppt den Harnfluss und maskiert dadurch die Stressharninkontinenz. Man bezeichnet diesen Umstand als so genanntes „Quetschhahnphänomen". Es tritt nicht nur beim Prolaps uteri auf, sondern z. B. auch bei größeren Zystozelen: Bei Belastungen (Pressen) kommt es zu einem (rotatorischen) Descensus von Blasenhals und Blasenhinterwand, dadurch wird die Urethra ebenfalls abgeknickt und obstruiert.

Klinik/Diagnostik: Die Patientin schildert die klassischen Symptome eines Prolaps und einer Stressharninkontinenz (s. Fall und Frage 7.1), akut steht eine Blasenentleerungsstörung im Vordergrund der Beschwerden. Die Diagnostik erfolgt durch Anamnese, klinische Untersuchung und urodynamische Untersuchungen.

Therapie: Ein Descensus uteri wird immer dann behandlungsbedürftig, wenn Beschwerden bestehen, ein Prolaps bedarf **immer** der (meist operativen) Behandlung. Die gewählte Therapie muss das Alter der Patientin, den evtl. Wunsch nach Erhalt

der Fertilität (in der Regel wird heute der Uterus entfernt [Frage 7.3], er kann aber auch – außer bei einem hochgradigen Descensus – belassen werden), den Wunsch nach Erhaltung der Möglichkeit von Geschlechtsverkehr und die allgemeine Operationsfähigkeit der Patientin berücksichtigen. Deshalb schlagen Sie dieser Patientin (die darüber hinaus noch erhebliche Beschwerden in Form von Harnverhalt, Rückenschmerzen, Obstipation hat) eine **operative Therapie** mit dem Ziel der Rekonstruktion des Beckenbodens vor. Um zu vermeiden, dass sich postoperativ die Stressharninkontinenz verstärkt (durch Wegfall der urethralen Obstruktion durch den prolabierten Uterus) sollte die operative Therapie mit chirurgischen Maßnahmen zur Wiederherstellung der Kontinenz kombiniert werden. Dies kann z. B. durch eine Zysturethropexie nach Burch (Fall 71) in gleicher operativer Sitzung oder beispielsweise durch einen TVT (= Tensionfree vaginal Tape) im Intervall in Lokalanästhesie erfolgen. Im Intervall deshalb, weil der TVT ein Verfahren ist, bei dem ein Kunststoffband spannungsfrei unter der Urethra angebracht wird und mittels „Hustentest" feinjustiert wird, d. h. die Patientin muss wach sein und mitarbeiten können (deshalb in Allgemeinnarkose nicht möglich). Eine Spinal- oder Periduralanästhesie statt der empfohlenen Lokalanästhesie ist infolge der muskelrelaxierenden Begleitwirkung (und deshalb möglichen Beeinträchtigung der Beckenbodenmuskelaktivitäten) ebenfalls nicht geeignet. Die vordere Vaginalplastik hat sich zur Beseitigung der Harninkontinenz als nicht sehr effektiv erwiesen. Die **Pessartherapie** bleibt wegen ihrer Nachteile (Frage 7.4) inoperablen Patientinnen oder Patientinnen, die sich nicht operieren lassen möchten vorbehalten. Sie kann auch eine Übergangstherapie bis zur Operation darstellen oder der präoperativen Diagnostik einer larvierten Stressharninkontinenz dienen (Auftreten von Symptomen der Stressharninkontinenz nach Reposition des Uterus?). Die Pessare sind schalen-, ring-, würfel- oder bügelförmig und bestehen aus Porzellan oder Hartgummi. Sie werden in die Vagina eingeführt und sollen den Levatorspalt überbrücken und so den Durchtritt des Uterus durch den Levatorspalt verhindern.

Fall 8 Abortus completus/Extrauteringravidität

8.1 Wie lautet Ihre Verdachtsdiagnose und die mögliche Differenzialdiagnose?
Abortus (in)completus, DD: Extrauteringravidität (s. Kommentar)

8.2 Wenn eine Bestimmung des β-HCG-Wertes möglich wäre und einen Wert von 3000 IE/l erbracht hätte – wie würde Ihre Diagnose dann lauten?
Abortus (in)completus, DD: Extrauteringravidität (niedriger β-HCG-Wert als Hinweis auf EU oder gestörte Frühschwangerschaft s. Kommentar)

8.3 Wie lautet Ihre Diagnose jetzt? Welche Therapie besprechen Sie mit der Patientin?
■ Diagnose: Extrauteringravidität.
■ Therapie: Diagnostische Laparoskopie, intraoperatives Vorgehen je nach Befund (z.B. Salpingektomie bei rupturierter Tube und akuter Blutung, z.B. Salpingotomie bei intakter Tube usw.). Alternativ unter bestimmten Voraussetzungen auch medikamentöse Therapie mit Methotrexat möglich (Fall 26).

8.4 Wie erklärt sich die vaginale Blutung bei einer Extrauteringravidität?
Bei der vaginalen Blutung handelt es sich nicht etwa um eine retrograde Blutung aus dem Eileiter, sondern um eine „Hormonentzugsblutung": Einige Tage nach der Implantation erfolgt die eigentliche Umwandlung des sekretorischen Endometriums in dezidualisiertes Endometrium (Dezidua). Dies geschieht weitgehend unter dem Einfluss von Progesteron (bedingt durch die anhaltende Stimulation der Steroidsynthese durch HCG erfolgt ein relativ schneller Anstieg der Progesteronbildung im Corpus luteum). Ab einem bestimmten Zeitpunkt kann der Trophoblast allerdings aufgrund seiner extrauterinen (ektopen) Implantation nicht mehr die zur „Aufrechterhaltung" der Schleimhaut erforderliche Hormonmenge produzieren und es kommt zur vaginalen Blutung.

Kommentar

Zusammengefasst haben Sie die folgenden objektiven Informationen: Die Patientin ist schwanger (wahrscheinlich in der 7. oder 8. SSW) und hat eine uterine Blutung. Einen intrauterinen Fruchtsack können Sie nicht nachweisen, das Ultraschallbild zeigt unregelmäßig begrenzte Strukturen unterschiedlicher Echogenität im Cavum uteri (Abortreste, Blutkoagel).

Diese Befunde könnten zu folgenden beiden **Differenzialdiagnosen** passen:
■ **(In)kompletter Abort:** Die Patientinnen berichten anamnestisch meist über eine stärkere Blutung (eventuell mit Gewebeabgang), der Zervikalkanal kann klaffen, nach abgelaufenem Abort aber auch schon wieder geschlossen sein, die uterine Blutung ist dann meist nur noch gering. Der Uterus wirkt dann auch klein (d.h. kleiner als dem Gestationsalter entsprechend) und tastet sich fest (kontrahiert). Das hier vorliegende Ultraschallbild spricht eher für einen inkompletten Abort.
■ **Extrauteringravidität (EU):** die uterinen Blutungen sind meist irreguläre (s.o.) Schmierblu-

tungen (die hier gegebenen anamnestischen Angaben über die Blutungsstärke reichen für eine sichere Abgrenzung der beiden Krankheitsbilder **nicht** aus – „ganz schön stark" ist eine subjektive Einschätzung), kleiner Uterus, geschlossener Zervikalkanal und der sonographische Befund könnten ebenfalls zu einer Extrauteringravidität (die sich nicht immer als „akutes Abdomen" präsentieren muss) passen.

Eine vergrößerte, diskret druckdolente Adnexe kann auf eine EU hinweisen, kann aber auch bei einer Corpus-luteum-Zyste vorkommen; der sonographische Befund der Adnexe ist (aus didaktischen Gründen) nicht bekannt. Humanes Choriongonadotropin (β-HCG) wird vom Trophoblasten gebildet, der Wert im Serum verdoppelt sich in der intakten Schwangerschaft ca. alle 2 Tage. **Ein einzelner β-HCG-Wert trägt selten zur Diagnosefindung bei, sondern erst die serielle Bestimmung** (wie auch in diesem Fall: der postoperative Anstieg des β-HCG-Wertes deutet auf noch aktives Trophoblastgewebe hin). „Normbereiche" für die β-HCG-Werte in der Frühschwangerschaft lassen sich kaum angegeben (große Streubreite), in der 7. – 12. SSW können (intakte Schwangerschaft!) Werte zwischen 11 500 – 300 000 IE/l bestimmt werden, insgesamt sind die Werte bei einer EU niedriger. Ein Wert von 3000 IE/l könnte zu einer EU in der 7. – 8. SSW passen (allerdings ebenfalls zu einer gestörten Frühschwangerschaft, die mit einem (in)kompletten Abort endete oder aber auch zu einer „jüngeren" Schwangerschaft – die Patientin kann sich nicht an das Datum der letzten Periode erinnern). **Bei der Diagnose „(in)kompletter Abort" muss differenzialdiagnostisch an eine EU gedacht werden, wenn keine sonographische Untersuchung mit Nachweis einer intrauterinen Schwangerschaft vorausging!**

Therapie: Zur Therapie der EU s. Fall 26, zur allgemeinen Therapie eines Aborts s. Fall 74.

Im Zweifelsfall (z. B. wenn bei einem vermutlichen Abortus completus und nur leichter vaginaler Blu-

tung auf eine Kürettage verzichtet wird) muss der Abfall des β-HCG im Serum (bis auf 0) kontrolliert werden. Bei unverändert hohen bzw. weiter ansteigenden β-HCG-Werten ist von einer Extrauteringravidität auszugehen. Nach einer operativen (insbesondere gilt dies für ein tubenerhaltendes Vorgehen) und medikamentösen Therapie (Methotrexat) einer EU sind ebenfalls engmaschige postoperative β-HCG-Kontrollen erforderlich, um sicherzustellen, dass tatsächlich kein vitales Trophoblastgewebe mehr vorhanden ist. Das Ergebnis der Kürettage bestätigt in diesem Fall (auch ohne β-HCG-Wert) die Diagnose EU. Der Begriff „dezidualisiertes Endometrium" beschreibt lediglich, dass eine progesteronbedingte Umwandlung des Endometriums stattgefunden hat, ein Prozess, der weitgehend unter der Kontrolle des Corpus luteum und nicht des sich implantierenden Embryos steht!

ZUSATZTHEMEN FÜR LERNGRUPPEN
Kürettage (warum?)
Abortformen

Fall 9   Bartholinitis

9.1   Wie lautet ihre Verdachtsdiagnose?
Verdachtsdiagnose Bartholinitis: starke Schmerzen, Schwellung, Rötung und Überwärmung

9.2   Erklären Sie in kurzen Stichworten, wie es zu der beschriebenen Schwellung kommt!
- Infektion insbesondere des Ausführungsgangs der Bartholindrüse (Glandula vestibularis major), der ca. 1 cm oberhalb der hinteren Kommisur, distal des Hymenalsaums mündet
- Durch die Entzündung kommt es zur Okklusion des Ausführungsgangs.
- Folge ist ein Sekretstau mit oder ohne Empyembildung, die bis zu 5 – 6 cm großen Befunde verlegen den Introitus und wölben das Labienpaar der betroffenen Seite vor (eine akute Bartholinitis kann auch aus der sekundären Infektion einer Bartholinischen Zyste resultieren)

9.3   Welche sexuell übertragbare Erkrankung müssen Sie ursächlich in Betracht ziehen und wie schließen Sie diese aus?
Gonorrhoe (Tripper): Zusätzlich zum Abstrich aus der Abszesshöhle bzw. der Entnahme von Sekret bei Spontanperforation erfolgt ein 3-facher bakteriologischer Abstrich aus Urethra, Zervix und Rektum) zum Ausschluss der Gonorrhoe.

9.4   Welche Therapie besprechen Sie mit der Patientin?
Operative Therapie (Marsupialisation): s. Kommentar

9.5   Muss davon ausgegangen werden, dass die Erkrankung rezidivieren könnte?
Ja. Postentzündliche Retentionszysten und Rezidive sind häufig.

Kommentar

Ätiologie: Die akute Bartholinitis entsteht bei sekundärer **Infektion einer Bartholin-Zyste** oder durch **primäre Infektion des Gangsystems**. Die Drüse selbst wird selten in den entzündlichen Prozess miteinbezogen. Als Erreger werden zumeist Staphylokokken, Streptokokken, Escherichia coli, Anaerobier aber auch Gonokokken gefunden.

Klinik/Diagnostik/Differenzialdiagnostik: Die Diagnose der Bartholinitis ergibt sich durch die „klassische" Lokalisation (Frage 9.2) mit Verlegung des Introitus und Vorwölbung des Labienpaares der betroffenen Seite in Kombination mit Schmerzen, Rötung und Überwärmung. Die Bartholinitis tritt meist einseitig auf. Differenzialdiagnostisch könnte es sich um eine einfache **Bartholinzyste** (Retentionszyste ohne Infektionszeichen) oder um einen einfachen **Vulvaabszess** handeln (z. B. auf dem Boden einer Follikulitis).

Therapie: Therapie der Wahl ist die **operative Therapie,** die jedoch nur dann sinnvoll ist, wenn es sich um einen **„reifen Abszess"** handelt, ggf. muss die Einschmelzung zunächst noch durch konservative Maßnahmen wie Rotlicht und „Zugsalbe" unter Schmerzbehandlung gefördert werden. Die operative Therapie bezeichnet man als sog. **Marsupialisation.** Dabei wird die Haut an der Innenseite der kleinen Labie im Abstand von ca. 0,5–1 cm zum Hymenalsaum über eine Strecke von 3–4 cm längs inzidiert. Der eröffnete „ausgekrempelte" Zystenbalg wird mit Einzelknopfstichen mit dem eröffneten Hautrand der kleinen Labie vernäht. Die Abszesshöhle wird durch eine lockere Tamponade (täglicher Wechsel) und Spülungen bzw. Sitzbäder in den nächsten Tagen sauber- und offengehalten. Die Zystenöffnung schrumpft im Laufe der nächsten Wochen zu einem neuen Ausführungsgang. Unterbleibt eine operative Intervention, ist im weiteren Verlauf der Bartholinitis die Spontanperforation zur Epidermis hin oder in das Vestibulum vaginae möglich.

Bei einer Spontanperforation erfolgt therapeutisch die großzügige Nachinzision und das Offenhalten der Abszesshöhle mittels Tamponaden und Spülungen.

Bei postentzündlichen Retentionszysten und Rezidiven (die häufig sind!) kann auch die Entfernung der gesamten Drüse einschließlich Ausführungsgang erfolgen (**Bartholinektomie**). Eine antibiotische Therapie erfolgt nur bei nachgewiesener Gonorrhoe.

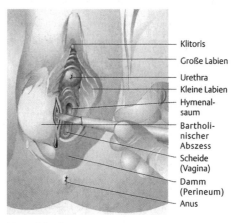

Marsupialisation

Labels: Klitoris / Große Labien / Urethra / Kleine Labien / Hymenalsaum / Bartholinischer Abszess / Scheide (Vagina) / Damm (Perineum) / Anus

ZUSATZTHEMEN FÜR LERNGRUPPEN
Gonorrhoe
Follikulitis der Vulva

Fall 10   Mammakarzinom

10.1 Nennen Sie 5 typische klinische Befunde eines Mammakarzinoms!
- Größen- und Formungleichheit der Mammae
- Asymmetrisches Verhalten der Brüste beim Heben und Senken der Arme
- Palpabler Tumor, diffuse Konsistenzveränderung der Mamma
- Vergrößerte axilläre, supra- und infraklavikuläre Lymphknoten
- Mamille: Sekretion, Retraktion, ekzematöse Veränderungen
- Haut: Orangenhaut (Peau d'orange), umschriebene Einziehungen über dem Tumor („Plateauphänomen"), Ulzerationen, disseminierte „Flecken" bzw. umschriebene Rötung

10.2 Welche 3 Risikofaktoren für ein Mammakarzinom finden sich in der Anamnese? Nennen Sie 3 weitere zusätzliche Risikofaktoren!
Anamnese dieser Patientin:
- Lebensalter ($>$ 50 Jahre)
- Hormonersatztherapie (s. Kommentar)
- Familiäre Belastung (relatives Risiko 1,4–13,6 bei Verwandtschaft 1. Grades – hier die Schwester)
Weitere Risikofaktoren:
- Gutartige Brusterkrankungen, z.B. Mastopathie Grad III nach Prechtel (= Mastopathia cystica fibrosa mit Epithelproliferationen und Zellatypien): relatives Risiko für eine maligne Entartung 5 – 10.
- Nullipara, späte Erstgebärende ($>$ 35 Jahre):
- Frühe Menarche ($<$ 12 Jahre), späte Menopause ($>$ 55 Jahre)

- Ernährungsfaktoren (z. B. fettreiche Ernährung), erhöhter Alkoholkonsum
- Deutliches Übergewicht
- Frauen mit Z. n. Malignomen (Mamma, Uterus, Ovar, Darm) in der Anamnese
- Soziokulturelle Faktoren

10.3 **Welches weitere Vorgehen besprechen Sie mit der Patientin?**
Klinik + Mammographie weisen auf einen malignen Befund hin, damit ist eine histologische Abklärung erforderlich, in diesem Fall z. B. als „einzeitiges Vorgehen":
- Exzision des Tumors in Gesunden
- Intraoperative histologische (Schnellschnitt-) Untersuchung des Präparats
- Definitiver Eingriff (Ablatio mammae oder brusterhaltende Therapie, beide Verfahren in

Kombination mit axillärer Lymphonodektomie) in gleicher Narkose.

10.4 **Unter welchen Bedingungen kommt eine brusterhaltende Therapie (= BET) in Frage?**
Wenn die Patientin dies wünscht und folgende Bedingungen erfüllt sind:
- Tumoren bis 3 cm Durchmesser bzw. günstigem Volumenverhältnis zwischen Drüsenkörper und Tumor
- Isolierter Tumor (nicht bei multizentrischen/ multifokalen Tumoren)
- Der Tumor darf weder die Haut noch die Brustmuskulatur infiltrieren
- Nachbestrahlung muss gewährleistet sein (Patientin muss einwilligen, es dürfen keine Kontraindikationen vorliegen)

Kommentar

Epidemiologie/Ätiologie: Das Mammakarzinom ist der **häufigste maligne Tumor der Frau**. Die meisten Frauen erkranken zwischen dem 50. und 70. Lebensjahr, es sind aber auch zunehmend junge Frauen betroffen. Wenn die Schwester ebenfalls ein Mammakarzinom hatte, könnte eine **genetische Disposition** vorliegen, eine Mutation des sog. BRCA1-Gens ist mit einem sehr hohen Risiko behaftet, ein Mammakarzinom zu entwickeln. Diese Mutation betrifft allerdings weniger als 0,5 % der weiblichen Bevölkerung. Die Mehrzahl aller Mammakarzinome (90–95 %) wird nicht vererbt sondern tritt sporadisch auf. Das Brustkrebsrisiko bei Frauen, bei denen länger als 5 Jahre eine Hormonersatztherapie (HRT „hormon replacement therapie") durchgeführt wird, ist ebenfalls erhöht. Die kumulative Inzidenz des Mammakarzinoms steigt bei Frauen zwischen dem 50. und 70. Lebensjahr nach 5-jähriger HRT-Applikation um 2 Brustkrebsfälle pro 1000 Frauen an (nach 10 Jahren 6 Fälle, nach 15 Jahren 12 Fälle). Die Risikoerhöhung durch die HRT liegt bei einem oder mehreren **gleichzeitig** vorliegenden Risikofaktoren (Schwester Mammakarzinom!) deutlich höher und eine Indikation zur HRT in solchen Fällen sollte kritisch überdacht werden!

Klinik: Häufig tasten die Patientinnen einen derben, nicht schmerzhaften und unverschieblichen Knoten.

Diagnostik: Neben der Untersuchung auf klinische Hinweise (Frage 10.1) stehen Sonographie, Mam-

mographie, MRT, **Galaktographie** und die Biopsie zur Verfügung. Eine entscheidende Rolle für die Früherkennung spielt die Selbstuntersuchung der Brust durch die Patientin sowie die jährlichen Krebsvorsorgeuntersuchungen.

Therapie: Das operative Vorgehen (**BET** versus **Ablatio mammae**) muss ausführlich mit den Patientinnen erörtert werden. Dabei ist zu berücksichtigen, dass die Frauen oft glauben, eine Ablatio mammae würde eine größere Heilungschance garantieren. Durch die Konfrontation mit der Diagnose sind viele Frauen gar nicht in der Lage, eine rationale Entscheidung zu treffen und möchten einfach nur schnellstmöglich operiert werden. Ein Mammakarzinom entsteht nicht innerhalb von 2 Wochen und muss nicht innerhalb von 24 Stunden nach der Diagnosestellung notfallmäßig operiert werden. Ein **präoperatives Aufklärungsgespräch** erfordert viel Zeit und sollte nicht mit dem Satz „Sie sagen mir dann morgen früh bei der Visite, ob wir die Brust abnehmen sollen!" enden! Nach einer brusterhaltenden Therapie muss immer eine Strahlentherapie folgen (Frage 10.4). Insgesamt muss die weitere adjuvante Therapie (= „Nachbehandlung" in Form von antihormoneller Therapie und/oder Chemotherapie) individuell festgelegt werden und hängt u. a. vom Stadium, vom histologischen Typ, vom Hormonrezeptorstatus sowie vom Allgemeinzustand der Patientin ab.

(Zum Mammakarzinom s. auch Fall 36)

 ZUSATZTHEMEN FÜR LERNGRUPPEN
Stadieneinteilung des Mammakarzinoms
Adjuvante Therapie
Aktuelle Therapieleitlinien
Metastasierung
Mastopathie (Prechtel-Einteilung)

11.1 Welche Verdachtsdiagnose haben Sie? Nennen Sie eine mögliche Differenzialdiagnose!
Lochialstau (Lochiometra): erhöhte Temperatur, Lochien vermindert und übelriechend, nur geringe Einschränkung des Allgemeinbefindens, Subinvolutio uteri, Druckempfindlichkeit des Uterus im Fundusbereich.
Differenzialdiagnose: Beginnende Endomyometritis puerperalis (stark beeinträchtigtes Allgemeinbefinden, Tachykardie, verstärkter, übelriechender Wochenfluss, druckdolenter Uterus, persistierende Temperaturerhöhung > 38 °C mit abendlichen Temperaturspitzen)

11.2 Wie behandeln Sie die Patientin?
- Uterotonika (z. B. Oxytocin 2 × 3 IE/d i. m.)
- Spasmolytika zur Weitstellung des Zervikalkanals (z. B. Butylscopolamin-Suppositorien)
- Evtl. digitale Erweiterung des Zervikalkanals (vaginale Tastuntersuchung)
- Allgemeine Rückbildungsmaßnahmen (s. Kommentar)

11.3 Würden Sie der Patientin Bettruhe verordnen?
Nein, keine Bettruhe solange keine Endomyometritis vorliegt (s. Kommentar), im Gegenteil: Bewegung und Rückbildungsgymnastik (in Abhängigkeit vom Allgemeinbefinden der Patientin) fördern die Involution des Uterus und damit den Wochenfluss.

11.4 Was kommt ursächlich für das geschilderte Krankheitsbild in Frage? Nennen Sie 3 mögliche Ursachen!
- Störungen der Wochenbettwehen (z. B. durch fehlendes Stillen)
- Verlegung/Verschluss des Muttermundes durch Blutkoagel, Eihaut- bzw. Plazentareste
- Fehlende Muttermunderöffnung bei Sectio caesarea
- Einengungen im Bereich der Zervix
- Retroflexio uteri
Alle Ursachen können zu einem Rückstau der Lochien führen.

103

Kommentar

Die postpartale **Rückbildung (Involution)** des Uterus geht mit der Absonderung von Blut, Exsudat und Gewebetrümmern (Lochialsekret) einher. Die Beschaffenheit der **Lochien** verändert sich mit zunehmendem Abstand zur Geburt in charakteristischer Weise (1. postpartale Woche blutige Lochien = Lochia rubra. 2. Woche = Lochia fuscia, 3. Woche = Lochia flava, 4. Woche = Lochia alba) und ist Zeichen der Heilung der großen Wundfläche an der Plazentahaftstelle. Nach ca. 4 Wochen versiegt der Lochialfluss.

Diagnostik: Sistieren des Lochialflusses am 5. postpartalen Tag ist pathologisch und lässt einen **Lochialstau** (Lochiometra) vermuten, der durch die Untersuchung bestätigt wird. Der Zervikalkanal lässt sich bei der vaginalen Tastuntersuchung nicht oder wie in diesem Fall „gerade eben" mit dem Finger passieren, d. h. das Lochialsekret staut sich im Uterus zurück und kann nicht abfließen. Folge des Lochialstaus ist eine **Subinvolutio uteri**. Der Uterus steht höher, als nach dem Wochenbetttag zu erwarten wäre (5. Wochenbetttag ca. 3 – 4 Querfinger unterhalb des Nabels) ist druckempfindlich und nicht kontrahiert (d. h. fühlt sich sehr weich an). Bezüglich der **physiologischen Rückbildung des Uterus** gibt es folgende grobe(!) Faustregel: Unmittelbar postpartal ist der Fundus uteri am Nabel zu tasten. In den folgenden Tagen gilt: Anzahl der Wochenbetttage = Anzahl der Querfinger, die der Uterus unterhalb des Nabels zu tasten ist. Dieser Befund darf in gewissen Grenzen variieren, individuelle Schwankungen sind normal. Am 9.-10. postpartalen Tag ist der Uterus von außen nicht mehr tastbar, 4 – 6 Wochen nach der Geburt ist die Rückbildung abgeschlossen und der Uterus sollte wieder seine normale Größe und Konsistenz erreicht haben.

Differenzialdiagnostik: Differenzialdiagnostisch kommt bei der Patientin eine beginnende **Endomyometritis** in Frage, die sich aus einer Subinvolutio uteri und einem Lochialstau durch die Ausbreitung von Keimen ins Endo- und Myometrium entwickeln kann (die Lochien sind stets als hochinfektiös anzusehen).

Therapie: Die Behandlung bei einem Lochialstau besteht in der in 11.2 genannten Therapie. Ergibt die vaginale Tastuntersuchung einen Verschluss des Zervikalkanals, kann vorsichtig die digitale Erweiterung versucht werden (Untersuchung = Therapie). Prophylaktisch wird z. B. auch bei jeder primären Sectio caesarea der Zervikalkanal instrumentell dilatiert um einen postpartalen Lochialstau zu verhindern. Die Rückbildung des Uterus und der Wochenfluss kann zudem durch frühe Mobilisation der Patientin, durch Rückbildungsgymnastik und durch eine regelmäßige Darm und Blasenentleerung sowie durch Stillen gefördert werden. Durch den Saugreiz wird Oxytocin ausgeschüttet („Let-Down-Reflex"), das die Kontraktion der Uterusmuskulatur bewirkt (Nachwehen, „Leibschmerzen beim Stillen"). Deshalb sollte man auch Patientinnen, die nicht stillen möchten, postpartal für einige Tage ein Kontraktionsmittel (z. B. Oxytocin 1 × 3 IE/d i.m oder Oxytocin-Nasenspray, 2 – 3 × täglich 1 Hub) verordnen!

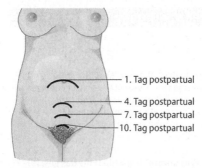

Postpartuale Tage	Fundusstand
Post partum	Zwischen Nabel und Symphyse
1. Tag	In Nabelhöhe oder 1–2 Querfinger unterhalb des Nabels
4. Tag	Zwischen Nabel und Symphyse
7. Tag	2 Querfinger oberhalb der Symphyse
9.–10. Tag	Uterus äußerlich nicht mehr tastbar

Rückbildung des Uterus nach normaler vaginaler Entbindung

ZUSATZTHEMEN FÜR LERNGRUPPEN
Abgrenzung Subinvolutio uteri, Lochialstau und Endomyometritis
Rückbildungsgymnastik

Fall 12   Beckenendlage

12.1 Wie sieht Ihr weiteres geburtshilfliches Vorgehen aus? Würden Sie die Spontangeburt abwarten oder möchten Sie einen Kaiserschnitt durchführen?
Aus der Fallschilderung ergeben sich keine absoluten oder relativen Indikationen für einen Kaiserschnitt, man könnte also eine Spontangeburt abwarten. Aber: Die Patientin muss(!) Ihrer Entscheidung, eine vaginale Entbindung durchzuführen, zustimmen (s. Kommentar).

12.2 Klären Sie die Mutter über die möglichen Risiken für das Kind bei einer vaginalen Entbindung auf. Erklären Sie ihr auch, aus welchen geburtsmechanischen Besonderheiten sich diese erhöhte Gefährdung ergibt.
■ **Erhöhte hypoxisch-azidotische Gefährdung:**
– Geburtskanal wird nur unzureichend vorgedehnt („das dicke Ende folgt noch!"), möglicher Geburtsstillstand vor Geburt der Schulter
– Protrahierter Geburtsverlauf: Unzureichende Wehenregulation durch kleinen, weichen, hochstehenden führenden Kindsteil
– Nabelschnurvorfall durch mangelhafte Abdichtung des unteren Uterinsegments bzw. des knöchernen Beckens
– Nabelschnurkompression: Bei Beckenendlage (im Vergleich zur Schädellage) tiefstehender Nabelschnuransatz mit frühzeitiger Kompression

– Vorzeitige Plazentalösung: Verkleinerung des Cavum uteri im Verlauf der Geburt des Rumpfes
■ **Erhöhtes Risiko für neurologische Auffälligkeiten:**
– Erhöhte mechanische Beanspruchung des kindlichen Kopfes und der Wirbelsäule durch forcierte geburtshilfliche Manöver: z.B. intrakranielle Blutung (selten), z.B. passagere, selten auch bleibende Armlähmungen bei schwieriger Entwicklung der Arme

12.3 Ist es sinnvoll, bei einer Geburt aus Beckenendlage frühzeitig die Fruchtblase zu eröffnen?
Die Eröffnung der Fruchtblase (Amniotomie) ist bei einer Beckenendlagenentbindung obsolet – egal ob früh oder spät! Durch die unzureichende Abdichtung des Beckens durch den Steiß als vorangehenden Teil kann es bei der Amniotomie zum Nabelschnurvorfall bzw. Fußvorfall kommen, beide Tatbestände erfordern einen umgehenden Kaiserschnitt.

!!! **12.4 Beschreiben Sie in Stichworten, was man unter „Manualhilfe nach Bracht" versteht. Nennen Sie den Zeitpunkt, ab dem der Geburtshelfer bei der Manualhilfe aktiv werden muss!**
■ **Manualhilfe nach Bracht:** Der kindliche Steiß wird mit beiden Händen gürtelförmig so umfasst, dass die Oberschenkel durch die Daumen des Geburtshelfers gegen den kindlichen Bauch

gepresst werden. Der Steiß wird dann ohne Zug(!) in einer Wehe um die Symphyse auf den Bauch der Mutter geleitet. Eine Hilfsperson unterstützt durch Anwendung des Kristeller-Handgriffs. Unter dieser Maßnahme gleiten Arme und Kopf meist von selbst nach außen.

■ Die Manualhilfe setzt in der Regel nach der Geburt des Steißes ein, wenn der untere Rand des vorderen Schulterblattes sichtbar wird. (Keinesfalls früher mit Manualhilfe beginnen! (s. Kommentar).

12.5 **Kann man Schwangeren mit einem Kind in Beckenendlage neben den Optionen primärer Kaiserschnitt versus vaginale Geburt aus Beckenendlage noch eine weitere Alternative bezüglich der Entbindung anbieten?**

Ja, die äußere Wendung zur Umwandlung einer Beckenendlage in eine Schädellage. Sie kann am wehenlosen Uterus (ggf. unter Tokolyse) in der 38.–39. SSW durchgeführt werden (s. Kommentar).

Kommentar

Geburtsmodus: Gebärende mit Beckenendlage (= BEL) lösen auch bei den erfahrensten Geburtshelfern stets eine gewisse Besorgnis aus. Diese Besorgnis ist umso größer, wenn wie im hier geschilderten Fall keine Schwangerenvorsorge stattgefunden hat und zudem völlig unklar ist, in welcher Schwangerschaftswoche sich die Gebärende befindet. Die Empfehlungen für die Leitung einer Beckenendlage differieren in den geburtshilflichen Kliniken erheblich. Die BEL stellt für sich alleine betrachtet keine Indikation zur Schnittentbindung dar. Bei gleichzeitig vorliegenden Risikofaktoren (die zu erkennen Aufgabe der Schwangerenvorsorge ist!) wie z. B. einer Plazentainsuffizienz, Frühgeburtlichkeit, Wunsch der Mutter nach Kaiserschnitt usw. kann jedoch die primäre Schnittentbindung indiziert sein. **Absolute Indikationen zur primären Sectio caesarea** (die bei diesem Fall ausgeschlossen werden können) wären: Ein verengtes Becken (davon ist nicht auszugehen, die Patientin hatte laut Anamnese zwei komplikationslose Spontangeburten), ein Nabelschnurvorfall (Fruchtblase ist intakt), eine Plazenta praevia oder ein großes Kind (Schätzgewicht > 3500 g, BIP > 10 cm). Trotz der günstigen Voraussetzungen für eine vaginale Entbindung sollten Sie einen Dolmetscher organisieren und die Patientin über Ihr geplantes Vorgehen, die möglichen Risiken für das Kind bei der Entbindung aus Beckenendlage (Frage 12.2) und die Alternative Kaiserschnitt aufklären, damit die Patientin **wirksam in die vaginale Entbindung einwilligen** kann. *Der Geburtshelfer, der im Fall einer Beckenendlage vertretbar auf einen Kaiserschnitt verzichtet, weil er aus Überzeugung und aufgrund seiner geburtshilflichen Fähigkeiten eine vaginale Entbindung bevorzugt, hat die Patientin an der die Entbindungsmethode betreffende Entscheidung zu beteiligen und ihre Einwilligung in die vaginale Entbindung herbeizuführen.* Unterlassen Sie diese Aufklärung und kommt das Kind bei der Entbindung zu Schaden, sieht es sehr schlecht für Sie aus, wenn ein Kaiserschnitt diesen Schaden ausgeschlossen hätte! Wünschenswert ist, dass Schwangere im Vorfeld (also nicht erst nach Geburtsbeginn) über das mögliche Vorgehen bei Beckenendlagen ausführlich informiert werden und in Ruhe

über die verschiedenen Möglichkeiten nachdenken können. Auch ein MRT kann möglicherweise zur Entscheidungsfindung beitragen: Durch Vermessung definierter Beckenebenen und der kindlichen Steißmaße kann ein Missverhältnis ausgeschlossen werden.

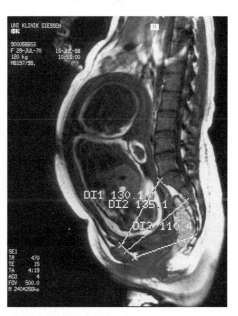

MRT: Pelvimetrie/Steißlage

Manualhilfe nach Bracht: Die vaginale Entbindung eines in Beckenendlage liegenden Kindes lässt sich in 2 Phasen einteilen, die **erste Phase** bedeutet für den Geburtshelfer auf den richtigen Zeitpunkt für die Manualhilfe zu warten und die Geburt zu kontrollieren. Beginnt der Geburtshelfer zu früh mit der Manualhilfe, führt dies unweigerlich zu Komplikationen. Jegliches Ziehen am Steiß muss unbedingt unterbleiben, weil dies dazu führt, dass das Kind die Arme nach oben schlägt und dadurch die Armlösung wesentlich erschwert wird. Die **zweite Phase** der Entbindung der Beckenendlage ist dann durch schnellstmöglichstes(!) Eingreifen gekennzeichnet, von jetzt ab befindet sich das Kind in akuter Lebensgefahr! (Frage 12.4)

Äußere Wendung: Ausschlusskriterien für eine äußere Wendung sind z. B. Fehlbildungen des Uterus, Oligo- oder Ahydramnie, kindliche Fehlbildungen oder eine drohende intrauterine Asphyxie. Man versucht, den kindlichen Steiß aus dem Beckeneingang zu mobilisieren, funduswärts zu schieben und den Kopf zur Rückenseite als „Rückwärtsrolle" nach kaudal zu führen. Gelingt dieser Weg nicht, kann das Manöver in umgekehrter Richtung als „Vorwärtsrolle" versucht werden (Frage 12.5). Dieser Eingriff muss **immer** unter CTG-Kontrolle und in Sectiobereitschaft stattfinden, weil es zu einer **Ablösung der Plazenta** kommen kann!

 ZUSATZTHEMEN FÜR LERNGRUPPEN
Mögliche Ursachen für eine Beckenendlage
Kristeller-Handgriff
Kopflösung nach Veit-Smellie
Diagnostik der BEL ohne Sonographie

Fall 13 Trichomonadenkolpitis kombiniert mit Aminkolpitis

13.1 Welche 2 Erreger können Sie als Ursache der Kolpitis auf den mikroskopischen Bildern erkennen bzw. aufgrund von bestimmten Zellveränderungen und der typischen Anamnese vermuten?
- Trichomonas vaginalis im Nativpräparat: Etwas links von der Bildmitte erkennt man die ovale Trichomonade mit den 4 Geißeln. Weitere Hinweise auf die Trichomonadenkolpitis (Trichomoniasis) sind übel-riechender Fluor, Brennen und Juckreiz, grün-gelblich schaumiger Fluor, Rötung im Bereich der Vaginalwand und Portio
- Gardnerella (Haemophilus) vaginalis: In der Bildmitte des Grampräparates eine „Clue cell" als Hinweis auf eine Aminkolpitis (Gardnerella Vaginitis, unspezifische Kolpitis, bakterielle Vaginose). Weitere Hinweise sind: unangenehm riechender, dünnflüssiger Fluor

13.2 Was versteht man unter dem so genannten „Amintest"?
Die Zugabe von 1 – 2 Tropfen einer 10%igen Kalilauge zum Fluor, z. B. auf einem Objektträger oder direkt auf das Spekulum, führt zu einer Verstärkung des typischen „fischartigen" Geruchs bei Aminkolpitis

13.3 Womit würden Sie die Patientin behandeln?
Metronidazol oder Tinidazol (2 g p. o. als Einmaldosis meist ausreichend).

13.4 Würden Sie den Partner der Patientin mitbehandeln und wenn ja womit?
Unbedingt! Die Trichomonadenkolpitis gehört zu den sexuell übertragbaren Krankheiten! Mittel der Wahl (analog zur Therapie bei der Frau): Metronidazol oder Tinidazol (2 g p. o. als Einmaldosis meist ausreichend).

13.5 Stellen Sie sich vor, das Nativpräparat gehöre nicht zu einer 28-jährigen, sondern zu einer 8-jährigen Patientin. Wäre dieser Befund beweisend für einen sexuellen Missbrauch?
Nein, der alleinige Nachweis einer Trichomoniasis ist kein sicherer Beweis für einen sexuellen Missbrauch; die Widerstandsfähigkeit des Erregers an der Außenwelt ist gering, dennoch kann eine Übertragung durch feuchte Badebekleidung, Schwämme, Handtücher oder in schlecht gewarteten Schwimmbädern möglich sein (auch wenn dieser Übertragungsweg nur eine untergeordnete Rolle spielt).

Kommentar

Ätiologie/Pathogenese: Die Beschwerden dieser Patientin werden gleich durch zwei Erreger verursacht. In der Mehrzahl der Fälle liegt bei der **Trichomonadenkolpitis** eine gleichzeitige **Aminkolpitis** vor. Während es sich bei der Trichomonadenkolpitis um eine sexuell übertragbare Infektion handelt, liegt als Ursache der Aminkolpitis eine **Störung der Vaginalflora** („Fehlbesiedelung") zugrunde. Gardnerella ist bei vielen Frauen (auch in höherer Keimzahl!) in der Vagina nachweisbar. Normalerweise besteht ein Gleichgewicht zwischen Gardnerella, Anaerobiern und Laktobazillen. Werden Anaerobier durch bestimmte Stoffwechselprodukte von Gardnerella in ihrer Vermehrung gefördert und kann die Vermehrung der Anaerobier nicht mehr durch die Laktobazillen aufgehalten werden, entsteht das Vollbild der Aminkolpitis.

Klinik: Die Aminkolpitis zeichnet sich durch einen extrem unangenehmen, „fischartigen" Geruch aus, der durch Amine, welche von den Anaerobiern gebildet werden, hervorgerufen wird, der aber nur wahrnehmbar ist, wenn die Erreger in hoher Keimzahl vorliegen bzw. wenn der Amintest durchgeführt wird. Typisch für die Trichomonadenkolpitis ist, wie im Fall neben den anderen Symptomen geschildert, ein schaumiger grün-gelblicher Fluor.

Diagnostik: Trichomonaden (Nativpräparat) sind bei sofortiger Betrachtung (Phasenkontrastmikroskopie) gut zu erkennen: Ovaler Zellleib, spindelförmiger Zellkern, 4 Geißeln mit lebhafter(!) Bewegung (wenn sich etwas unter dem Mikroskop bewegt, dann sind es entweder Spermien oder Trichomonaden!), Größe 30–50 μm (= 2–3 mal so groß wie ein Granulozyt). Das Grampräparat zeigt

sog. **clue cells** (Schlüsselzellen), das sind Epithelzellen mit einem regelrechten „Bakterienrasen" auf der Oberfläche als Zeichen der Aminkolpitis.

Therapie: Therapie der Wahl ist die antibiotische Therapie (Frage 13.3 und 13.4).

Eine **Partnertherapie** bei Trichomoniasis ist immer erforderlich. Bei alleiniger Aminkolpitis ist eine Partnerbehandlung bei wiederholten Rezidiven möglicherweise sinnvoll. Wie bei der Trichomoniasis ist Metronidazol auch bei der Aminkolpitis das Therapeutikum der Wahl. Im hier geschilderten Fall müssen Sie allerdings nicht überlegen, ob Sie den Partner wegen der Aminkolpitis mitbehandeln – Sie behandeln den Partner der Patientin sowieso wegen der Trichomoniasis.

ZUSATZTHEMEN FÜR LERNGRUPPEN
Candida-Kolpitis
Sexuell übertragbare Erkrankungen

Fall 14 Mastopathie

14.1 Welche 2 weiterführenden Untersuchungen veranlassen Sie zunächst bei dieser Patientin?
- Mammasonographie: sonographisch dichter Drüsenkörper, Duktektasien, evtl. Zysten, „wabige" und „unruhige" Struktur des Drüsenkörpers.
- Mammographie: strahlendichter Brustdrüsenkörper, klein- bis grobknotige Parenchymstrukturen, monomorphe, polygonale oder rundovale, diffus verteilte, meist beidseitig vorkommende Mikroverkalkungen.

14.2 Was raten sie der Patientin?
Rat zur Biopsie und histologischen Abklärung. **Gruppierter** polymorpher Mikrokalk ist ein mammographisches Malignitätskriterium und muss histologisch abgeklärt werden. Bei der Mastopathie findet man **diffus** verteilten monomorphen Mikrokalk (s. Kommentar).

14.3 Wie würden Sie die Patientin behandeln? Nennen Sie eine Therapiemöglichkeit!
Symptomatische Behandlungsmöglichkeiten bei Mastopathie (s. Kommentar):

- Pflanzliche Präparate (z.B. Agnus castus vulgaris [= Mönchspfeffer/Keulschlamm])
- Lokale Behandlung der Brust mit gestagenhaltigen Salben
- Ernährungsumstellung (Meidung von Methylxanthinen, z.B. in Tee, Kaffee, Cola und Schokolade) kann u.U. Besserung bringen
- Orale Therapie mit Gestagenen vom 16.–25. Zyklustag
- Prolaktinhemmer (Verminderung von Spannungszuständen, Besserung der Schmerzsymptomatik)

14.4 Die Patientin möchte von Ihnen wissen, ob Sie ein erhöhtes Risiko für Brustkrebs habe. Was antworten Sie der Patientin?
Nach der Mastopathie-Einteilung nach Prechtel bedeutet Grad I, dass eine Mastopathia cystica fibrosa simplex ohne Epithelproliferationen vorliegt. Das relative Risiko für eine maligne Entartung liegt bei 1, d.h. man kann die Patientin beruhigen, sie hat kein erhöhtes Risiko (s. auch Kommentar).

Die Patientin schildert eine „**Mastodynie**", eine beidseitige Schmerzhaftigkeit der Brustdrüse, die meistens im Alter zwischen 30 und 50 Jahren vorkommt.

Ätiologie: Ursache kann die prämenstruell vermehrte, östrogenbedingte Wassereinlagerung im Gewebe sein, die sich bei einigen Frauen als vermehrtes „Spannungsgefühl", bei anderen in Form von starken Schmerzen („**prämenstruelles Syndrom**") äußert. Sind organische Veränderungen des Drüsenkörpers Ursache der Beschwerden, spricht man von einer (fibrozystischen) **Mastopathie**. Hierbei handelt es sich um „Umbaureaktionen" im Brustdrüsengewebe, die Milchgänge (Epithelproliferation, Ausweitung des Gangsystems und Zystenbildung) und Bindegewebe (Fibrosierung, Hyalinosen) betreffen können. Was den zystisch-fibrösen Umbau der Brust letztendlich verursacht, ist nicht vollständig geklärt, man vermutet jedoch eine gestörte Östrogen-Gestagenrelation (lokaler Überschuss an Östrogenen bzw. Östrogenwirkung („relativer Hyperöstrogenismus").

Einteilung: Die Mastopathie wird histopathologisch in 3 Stadien eingeteilt: **Prechtel Grad I** (Mastopathia cystica fibrosa ohne Epithelproliferationen), **Prechtel Grad II** (Mastopathia cystica fibrosa mit Epithelproliferationen, aber ohne Atypien) und **Prechtel Grad III** (Mastopathia cystica fibrosa mit Epithelproliferationen und Zellatypien). Grad II und III weisen ein erhöhtes relatives Risiko von 1,5 – 2 bzw. 5 – 10 für eine maligne Entartung auf (je nachdem, ob eine familiäre Belastung bezüglich eines Mammakarzinoms besteht).

Diagnostik/Differenzialdiagnostik (Frage 14.1): Ihr nächster diagnostischer Schritt nach der **Palpation** der Brust muss also sein, nach organischen Veränderungen zu suchen, die der Tastbefund ja bereits vermuten lässt. Die **Sonographie** dient der Diagnose von Zysten, die anhand des mammographischen Bildes vermutet, aber nicht eindeutig von Fibroadenomen, Malignomen und Lymphomen abzugrenzen sind. Dass bei der **Mammographie** Mikroverkalkungen gefunden werden, ist bei einer Mastopathie nicht ungewöhnlich, aber: bei einer

Mastopathie sind die **diffus** verteilten Kalkpartikel meist gleich groß, monomorph, polygonal, rundoval und punktförmig und kommen nahezu immer beidseits vor, sie imitieren in ihrer Anordnung das Innere der zystisch erweiterten Drüsenläppchen. Gruppierte, d.h. mehrere eng beieinander liegende, polymorphe (d.h. in ihrer Gestalt unterschiedliche) Mikroverkalkungen stellen ein mammographisches Malignitätskriterium dar (V.a. Ductales carcinoma in situ = DCIS) und die entsprechenden Stellen müssen biopsiert werden.

Therapie (Frage 14.3): Die Wirkung der **Gestagene** und auch die Wirkung der pflanzlichen Präparate ist unter dem Aspekt zu sehen, dem relativen „Hyperöstrogenismus" entgegenzuwirken. Die Inhaltsstoffe des Mönchspfeffers weisen Ähnlichkeit mit Sexualhormonen („**Phytohormone**") auf, in diesem Fall mit gestagenähnlicher Wirkung. **Methylxanthine** hemmen bestimmte Enzyme im fibrozystisch veränderten Gewebe und können die Beschwerden verschlechtern. Während die proliferierende Mastopathie mit leichten bis mittelgradigen Atypien meist konservativ behandelt wird (regelmäßige mammographische Kontrolluntersuchungen, das relative Risiko einer malignen Entartung ist erhöht), wird bei einer proliferierenden Mastopathie mit schweren Atypien (Prechtel III) zur subkutanen Mastektomie geraten.

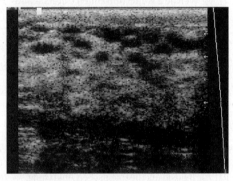

Sono: Mastopathie (das Bild des Drüsenkörpers kann von wabig bis zystisch reichen)

ZUSATZTHEMEN FÜR LERNGRUPPEN
Mammakarzinom

15.1 Zählen Sie 3 therapeutische/organisatorische Maßnahmen auf, die Sie primär veranlassen.

- Pädiater informieren (s. Kommentar) bzw. sofortige Verlegung der Patientin in eine geburtshilfliche Klinik mit angeschlossener pädiatrischer Abteilung (aus der Fallbeschreibung geht nicht hervor, wie Ihre Klinik strukturiert ist)
- Stationäre Aufnahme, Bettruhe (Eliminierung von Stress und psychosozialen Faktoren)
- Intravenöse Tokolyse mit z.B. β-Sympathomimetika (Fenoterol, z.B. Partusisten) oder Magnesium (oder in Kombination, s. Kommentar)
- Induktion der fetalen Lungenreife
- (Antibiotische Therapie, s. Kommentar)

15.2 Sie haben sich für den Einsatz von β-Sympathomimetika entschieden. Mit welchen häufigen Nebenwirkungen müssen Sie rechnen? Bei Auftreten welcher Nebenwirkungen müssen Sie die Therapie abbrechen?

Nebenwirkungen:
- Maternale Tachykardie. Therapieabbruch bei HF > 130/min
- Palpitationen, Tremor, Unruhe-, Angst- oder Erregungszustände
- Übelkeit, Erbrechen
- Schwindel, Kopfschmerzen
- Hitzewallungen („Flush")
- Kaliumspiegel ↓, Glukosespiegel ↑

Lebensbedrohliche Nebenwirkungen, bei denen die Therapie abgebrochen werden sollte:
- Lungenödem (antidiuretischer Effekt von Fenoterol, Risiko für Lungenödem steigt bei gleichzeitiger Flüssigkeitsüberladung durch Infusionstherapie und Glukokortikoid-Gabe zur fetalen Lungenreifung!): Dyspnoe, Kurzatmigkeit
- Herzrhythmusstörungen: Supraventrikuläre oder ventrikuläre Extrasystolie, persistierende EKG-Veränderungen
- Herzinsuffizienz
- Niereninsuffizienz
- Bei Überdosierung Hypotonie und Schock

15.3 Warten Sie auf einen Spontanpartus oder klären Sie die Patientin über einen Kaiserschnitt auf?

Bei Schädellage, gutem Geburtsfortschritt (dünnsaumiger Muttermund mit guter Retraktionswirkung der Wehen) und fehlenden Zeichen einer drohenden intrauterinen Sauerstoffunterversorgung, kann eine vaginale Spontangeburt angestrebt werden. Die Geburt sollte für das Kind möglichst schonend und sicher verlaufen, dazu tragen bei:

- Möglichst langer Erhalt der intakten Fruchtblase (Vermeidung jedes unnötigen mechanischen Traumas)
- Kontinuierliche CTG-Überwachung zur Erkennung von Hypoxie- und Azidosegefährdung
- Periduralanästhesie (Relaxion der Scheide und des Beckens, Verminderung der Belastung für den kindlichen Kopf)
- Verzicht auf Schmerz- und Betäubungsmittel, die beim Kind nach der Geburt zu Atem- und Temperaturregelungsstörungen führen können
- Frühzeitige Information des Kinderarztes und der Intensivneonatologie (Bereitstellung eines Transportteams), Reanimationsplatz vorbereiten

15.4 Mit welchen Besonderheiten (z.B. geburtsmechanisch) müssen Sie bei einer Frühgeburt bei vaginaler Spontangeburt rechnen?

- Gehäuftes Auftreten von Scheitel- und Vorderhauptslagen (bedingt durch die eher runde Kopfform)
- Gehäuftes Auftreten von BEL (durch relatives Polyhydramnion und noch nicht erfolgte Drehung)
- Gehäuftes Auftreten von Nabelschnurvorfall (kleines Kind mit unzureichender Abdichtung des unteren Uterinsegments und des Beckeneinganges)
- Erhöhte hypoxische Gefährdung

15.5 Wie hätte ihre weitere Therapie ausgesehen, wenn die Patientin bei Aufnahme Wehen, Fieber (≥ 38 °C), eine Tachykardie über 100 SpM, eine Leukozytose von über 15 000/μl, und einen druckdolenten Uterus gehabt hätte und das CTG wie in der Abbildung (s. Abb.) ausgesehen hätte?

Die genannten Symptome deuten auf ein Amnioninfektionssyndrom hin, die Abbildung zeigt eine fetale Tachykardie (BFH 180–190 SpM) als weiteren Hinweis. Hier ist die umgehende (operative) Entbindung erforderlich. Eine Lungenreifeinduktion ist bei V.a./manifestem Amnioninfektionssyndrom kontraindiziert, ebenso eine tokolytische Therapie.

109

Definitionen:

Vorzeitige Wehen: Muttermundwirksame Wehentätigkeit vor vollendeter 37. SSW.

Frühgeburt: Eine Frühgeburt ist die vorzeitige Entbindung eines Kindes vor der abgeschlossenen 37. SSW (= < 36 + 7 SSW bzw. 37/7 SSW bzw. ≤ 259 Tage p. m.). Unter diese Definition fallen auch totgeborene Kinder ab einem Geburtsgewicht von 500 g sowie lebend geborene Kinder (d. h. Kinder die Lebenszeichen wie Herzschlag, Atmung oder Nabelschnurpulsationen zeigen) mit einem Geburtsgewicht < 500 g.

Klinik/Diagnostik: Anamnestisch werden oft „menstruationsähnliche Beschwerden", Rückenschmerzen oder unspezifische Bauchschmerzen angegeben, verifizieren lässt sich die vorzeitige Wehentätigkeit im CTG. Zur weiteren Diagnostik gehören beispielsweise die Erhebung des Portiobefundes (z. B. auch sonographische Messung der Zervixlänge), die Entnahme eines Hygieneabstriches und die unten genannten diagnostischen Maßnahmen bei geplanter tokolytischer Therapie (EKG, Laborkontrolle).

Vorgehen: Wenn Sie je in die Verlegenheit kommen sollten (oder dies sogar anstreben sollten), Dienst in einem Kreißsaal zu übernehmen, erkundigen Sie sich vorher genau nach dem kliniküblichen Vorgehen bei drohender Frühgeburt. In einem Kreiskrankenhaus **ohne** Pädiatrie müssen Sie potenzielle Frühgeburten (auch hier kann die „hausübliche" Definition einer Frühgeburt von der o. g. Definition abweichen) weiterverlegen, in einem **Perinatalzentrum** müssen Sie auf dem Laufenden sein, was die (Beatmungs)platzkapazität ihrer Kinderklinik angeht und bei fehlender Kapazität den Rettungswagen zum nächsten Perinatalzentrum weiterdirigieren, um nicht unnötig Zeit zu verlieren – die Verlegung des Kindes **in der Gebärmutter** ist einer Verlegung eines frühgeborenen Kindes **unbedingt** vorzuziehen! Die Prognose von Frühgeburten ist ganz entscheidend von der sofortigen, optimalen pädiatrisch-intensivmedizinischen Betreuung abhängig.

Die gebräuchlichsten Medikamente zur **Wehenhemmung** (über deren Einsatz auch die meisten Erfahrungen vorliegen) sind die **β-Sympathomimetika**, gefolgt von hochdosierter **intravenöser Magnesiumgabe**; beide Substanzen können auch kombiniert eingesetzt werden. Empfohlen wird der Einsatz der β-Sympathomimetika in Form einer „Bolustokolyse" (statt einer kontinuierlichen intravenösen Infusion), da bei gleicher Effektivität Komplikationsmöglichkeiten reduziert werden können. Aufgrund der ausgeprägten **Nebenwirkungen der β-Sympathomimetika** (die v. a. in den ersten 3 Tagen auftreten und von denen die Tachykardie für die Schwangeren die am subjektiv unangenehmste Nebenwirkung ist) ist die Durchführung eines Basis-EKGs und eine engmaschige Kreislaufüberwachung und Flüssigkeitsbilanzierung (Zufuhr und Ausscheidung) bzw. Kontrolle des Körpergewichts sehr wichtig. Damit kann ein Lungenödem der Mutter rechtzeitig erkannt bzw. verhindert werden. Die „eingeschränkte" Nierenfunktion unter β-Sympathomimetika erklärt sich durch die kardiovaskulären β-Sympathomimetika-Wirkungen wie Herzzeitvolumenzunahme und periphere Vasodilatation mit relativer Hypovolämie. Die renale Minderfunktion stellt einen gegenregulatorischen Prozess dar, der auf Volumenerhalt abzielt. Über die Anwendung einer antibiotischen Therapie (unter der Annahme, dass z. B. eine Zervizitis ursächlich für die vorzeitige Wehentätigkeit ist) sollte im Einzelfall entschieden werden, ein routinemäßiger Einsatz von Antibiotika wird nicht empfohlen.

Da bei der geschilderten Patientin keine Hinweise auf ein Amnioninfektionssyndrom bestehen und auch sonst keine Kontraindikationen für eine Tokolyse (hämodynamisch bedeutsame Herzfehler, Herzrhythmusstörungen und Herzmuskelerkrankungen, pulmonale Hypertonie, Pneumonie, Niereninsuffizienz, unbehandelte bzw. therapiefraktäre Hyperthyreose, entgleister Diabetes) vorliegen und das CTG kindliches Wohlbefinden signalisiert, ist das therapeutische Ziel eine Prolongation der Schwangerschaft und eine Spontangeburt.

Würde der Tastbefund z. B. ergeben, dass die Zervix trotz der regelmäßigen Wehentätigkeit straff und erhalten ist oder sich nur verzögert retrahiert, was einen protrahierten Verlauf der Eröffnungsperiode bedeutet, wäre die Indikation zum Kaiserschnitt zu stellen; ebenso natürlich auch bei geburtsmechanischen Regelwidrigkeiten (z. B. Beckenendlage) oder Zeichen der fetalen Hypoxie.

Bei der Leitung einer Frühgeburt ist zudem zu beachten, dass eine Spontangeburt bei Frühgeburten oft sehr rasch oder aber unerwartet protrahiert verlaufen kann. Bei einem Geburtsstillstand in der Austreibungsperiode wird als Mittel zur operativen Geburtsbeendigung ein Forzeps eingesetzt, eine Vakuumextraktion ist wegen erhöhter Hirnblutungsgefahr zu vermeiden.

ZUSATZTHEMEN FÜR LERNGRUPPEN
Frühgeburt – mögliche perinatale Komplikationen
Lungenreifung
Ursachen der vorzeitigen Wehentätigkeit

110

Fall 15 Antworten und Kommentar

16.1 Wodurch wird die Amenorrhoe wahrscheinlich verursacht?

Anovulatorische Zyklen bei Polyzystischen Ovarien (= PCO-Syndrom, „Stein-Leventhal-Syndrom"): Amenorrhoe, Hirsutismus, Histologie (s. Fall)

16.2 Durch welche Laborwerte können Sie Ihre Diagnose noch untermauern (geben Sie jeweils an, welches Ergebnis Sie erwarten, z. B. erhöht/erniedrigt)?

- Schwangerschaftstest (immer bei sekundärer Amenorrhoe!): negativ
- LH und FSH: LH/FSH-Quotient meist ≥ 2 (veränderte LH/FSH-Relation, erhöhte LH-Werte bei normalem/erniedrigtem FSH):
- Testosteron, Androstendion: erhöht
- DHEA-S: (mit der Anovulation assoziierte) **moderate** Erhöhung möglich

!!! 16.3 Zu welcher Behandlung raten Sie der Patientin? Zu welcher Behandlung würden Sie der Patientin raten, wenn aktuell Kinderwunsch bestünde?

- Ohne Kinderwunsch: Ovulationshemmer mit Progesteronderivat der 17-OH-Progesterongruppe (z. B. Cyproteronacetat oder Chlormadinonacetat), Gewichtsreduktion bei ausgeprägter Adipositas, ggf. Vorstellung beim Hautarzt (Akne) und bei der Kosmetikerin (Depilation)
- Mit Kinderwunsch: U. U. ovarielle Stimulationstherapie zur Auslösung des Eisprunges (Clomifen, falls nicht erfolgreich FSH) erforderlich, Gabe von Kortison (z. B. Dexamethason 0,25 mg)

(s. Kommentar)

16.4 An welche Ursachen müssen Sie differenzialdiagnostisch bei einem Hirsutismus denken?

- Erhöhte Androgenproduktion im Ovar: Androgenproduzierender Tumor (Arrhenoblastom, Hiluszelltumor, Gynandroblastom, Keimzelltumor, Gonadoblastom usw.), Hyperthecosis ovarii (= Dysfunktionelle C^{19}-Steroid-Überproduktion mit Nestern von luteinisierten Zellen im ovariellen Stroma und Stromahyperplasie mit Fehlen einer polyzystischen Komponente)
- Erhöhte Androgenproduktion bei adrenaler Störung: Morbus Cushing bzw. Cushing-Syndrom, Late-onset-AGS
- Exogene Androgenzufuhr durch Medikamente (z. B. Anabolika)
- „Idiopathischer Hirsutismus" (durch erhöhte Aktivität der 5 α-Reduktase oder erhöhte Sensitivität für Androgene im Zielorgan?)

!!! 16.5 Wie können Sie unterscheiden, ob es sich um eine Hyperandrogenämie ovariellen und/oder adrenalen Ursprungs handelt?

DHEA-S ist ein überwiegend aus der Nebennierenrinde (NNR) stammendes schwach wirksames Androgen mit kurzer biologischer Halbwertszeit. Bei normalem DHEA-S-Level ist eine adrenale Erkrankung höchst unwahrscheinlich (moderate Erhöhung des DHEA-S Spiegels aber auch z. B. bei PCO-Syndrom oder Hyperprolaktinämie möglich).

Kommentar

Epidemiologie: Das PCO-Syndrom (Beschreibung dieses Syndroms erstmals durch Stein und Leventhal im Jahre 1935) tritt bei ca. 5% der geschlechtsreifen Frauen auf.

Ätiologie/Pathophysiologie: Die Pathophysiologie des PCO-Syndroms ist nicht vollständig geklärt. Häufig ist das Syndrom mit einer Insulinresistenz (und dem daraus resultierenden Hyperinsulinismus) vergesellschaftet. Insulin stimuliert synergistisch mit LH die Androgenbiosynthese in den Thekazellen des Ovars. Da Insulin auch den Leberstoffwechsel beeinflusst, werden dort geringere Mengen an „Sexual-Hormon-Bindendem-Globulin" (SHBG) gebildet. Ist weniger SHBG vorhanden, steigen die Blutspiegel des freien Testosterons an und das PCO wird dadurch verstärkt.

Klinik/Diagnostik/Differenzialdiagnostik: Das PCO-Syndrom ist charakterisiert durch **Zyklusstörungen** (Oligo- oder Amenorrhoe), einen männlichen Behaarungstyp (**Hirsutismus**) und/oder vermehrte männliche Geschlechtshormone im Blut (**Hyperandrogenämie**), wobei in vielen Fällen ein unerfüllter Kinderwunsch besteht. Bei etwa 70% der Patientinnen finden sich die klassischen sonographischen Veränderungen (zahlreiche, perlschnurartig angeordnete kleine (< 1 cm) Zysten im Ovar; daher der Name). Eine Biopsie des Ovars zur Diagnosesicherung ist nicht erforderlich. Da die häufigste Ursache einer sekundären Amenorrhoe eine Schwangerschaft ist, ist ein **Schwangerschaftstest obligat** (nicht vergessen, immer wieder gerne gestellte Prüfungsfrage!). Sie haben zwar einen Ultraschall gemacht, der eine Schwangerschaft bei viermonatiger Amenorrhoe gezeigt hätte, aber sicher ist sicher! Auf diese wirklich einfachste (!) Untersuchung sollten Sie **nie** verzichten.

Therapie: Durch die Behandlung mit einem **Cyproteronacetathaltigen Präparat** (z. B. Diane) wird durch das Absenken des LH-Spiegels die ovarielle Testosteronproduktion vermindert, die Produktion des Sexual-Hormon-Bindenden-Globulin (SHBG) angeregt und die Androgenrezeptoren kompetitiv gehemmt (Frage 16.3). Auch bei bestehendem Kinderwunsch ist es sinnvoll, für 1 – 3 Monate eine Pille zu verordnen um dann nach Absetzen der Pille von der zwischenzeitlich eingetretenen Verbesserung des Hormonhaushaltes zu profitieren. Gelegentlich kommt es sogar zu regelmäßigen Zyklen mit Eisprüngen nach einer solchen Vorbehandlung. Niedrig dosierte Kortisongaben senken über eine Suppression der adrenalen Steroidbiosynthese die zirkulierenden Androgene und möglicherweise kann auch eine zentrale Dysregulation normalisiert werden. Auch Patientinnen mit PCO-Syndrom scheinen von dieser Behandlung zu profitieren (obwohl die Erhöhung der Androgene ja nicht in erster Linie adrenal bedingt ist).

ZUSATZTHEMEN FÜR LERNGRUPPEN
Primäre/Sekundäre Amenorrhoe
AGS

Fall 17 Pränatale Diagnostik

17.1 Wie heißt der Test und welche Parameter untersucht der Test? Kann man mit diesem Test wirklich feststellen, ob das Kind gesund ist?
Triple-Test: Durchführung üblicherweise in der 16./17. SSW
- Messung der Konzentration von HCG (= humanes Choriongonadotropin), freiem Östriol und AFP (= α-Fetoprotein) im mütterlichen Serum (bzw. auch alleinige Bestimmung von HCG und AFP). Aus den gemessenen Konzentrationen wird im Zusammenhang mit dem maternalen Alter **ein individuelles Risiko berechnet** (s. Kommentar).
- Der Triple-Test sagt nur aus, ob das Risiko einer Trisomie 21 oder einer Spina bifida für die konkret bestehende Schwangerschaft erhöht ist oder nicht, er stellt keine Diagnose!

17.2 Würden Sie bei der geschilderten Patientin diesen Test ebenfalls als sinnvoll betrachten?
Nein: Wenn die werdende Mutter eine sichere Diagnose will („Schwangerschaftsabbruch bei behindertem Kind"), dann sollte eine Amniozentese erfolgen. Ab einem Alter von 35 Jahren bietet man den werdenden Müttern eine Pränataldiagnostik an (s. Kommentar). „Anbieten" ist dabei so zu verstehen, dass Sie weder zu einer Amniozentese raten, noch davon abraten: Die Schwangere muss durch Ihre Beratung und Aufklärung in die Lage versetzt werden, eine persönliche Entscheidung zu treffen. Sie liefern mit Ihrer Beratung nur die Entscheidungsgrundlagen.

17.3 In welcher Schwangerschaftswoche führt man eine („klassische") Amniozentese zur Gewinnung von Fruchtwasser zur Karyotypisierung normalerweise durch?

Man unterscheidet zwischen der „klassischen" Amniozentese (ab der 15. SSW) und der Früh-Amniozentese (vor der 15. SSW). Eine Frühamniozentese kann dann sinnvoll sein, wenn das Untersuchungsergebnis möglichst früh vorliegen soll (z. B. um das Wiederholungsrisiko nach der Geburt eines Kindes mit einer Erbkrankheit abschätzen zu können), die Frühamniozentese vor der 11 + 0 SSW ist allerdings risikoreicher (erhöhte Abortrate).

17.4 Über welche wichtigen Punkte müssen Sie eine Patientin vor Durchführung einer Amniozentese aufklären?
- Anlass und Ziel der Untersuchung: Nachweis/Ausschluss kindlicher chromosomaler Aberrationen, Diagnostik von Neuralrohrschlussdefekten
- Erklärung über den Ablauf und die Technik der Untersuchung sowie das Risiko
  - Eingriffsbedingtes Abortrisiko (ca. 0,5 – 1 %)
  - Passagere Unterbauchschmerzen, uterine Kontraktionen
  - Fruchtwasserabgang
  - Blutung, Hämatom, Verletzung der Gebärmutter
  - Amnionitis (selten)
  - Verletzungen des Kindes (selten)
- Informationen über die Grenzen der pränatal erfassbaren Störungen
- Sicherheit des Untersuchungsergebnisses
- Art und Schweregrad möglicher oder vermuteter Störungen
- Möglichkeiten des Vorgehens bei einem pathologischen Befund, Aufklärung über das Fehlen von Therapieangeboten

- Psychologisches Konfliktpotenzial bei Vorliegen eines pathologischen Befundes, d.h. Konsequenz eines möglichen Schwangerschaftsabbruchs ansprechen!
- Alternativen zur Nicht-Inanspruchnahme der invasiven pränatalen Diagnostik

Die Einwilligung der Schwangeren nach Aufklärung ist eine unverzichtbare Voraussetzung für jede Maßnahme der pränatalen Diagnostik.

17.5 **Was versteht man unter einer Chordozentese? Nennen Sie 2 mögliche Indikationen für eine Chordozentese.**

Chordozentese: Perkutane Punktion der kindlichen Nabelschnur und Entnahme kindlichen Blutes. Indikationen:
- Karyotypisierung aus kindlichem Blut, z.B. bei unklaren Befunden nach Amniozentese oder Chorionzottenbiopsie
- V.a. pränatale Infektionen (Toxoplasmose, Röteln)
- Blutbild- und Blutgruppenbestimmung bei V.a. fetale Anämie z.B. bei Rh-Inkompatibilität
- Ggf. Bluttransfusion bei fetaler Anämie

Kommentar

In den Mutterschaftsrichtlinien ist das Angebot einer pränatalen Diagnostik ab dem 35. Lebensjahr vorgesehen, da die Inzidenz von chromosomalen Anomalien mit zunehmendem mütterlichen Alter exponentiell ansteigt (Bsp. Trisomie 21, Altersrisiko einer 25-jährigen Schwangeren 1 : 1351, 35-jährige Schwangere 1 : 246 , 40-jährige Schwangere 1 : 67).

Definition: Unter Pränataldiagnostik versteht man die Untersuchung des ungeborenen Kindes. Sie dient der frühzeitigen Erkennung möglicher fetaler Erkrankungen und ermöglicht evtl. die Einleitung einer intrauterinen Therapie oder gibt eine Hilfestellung für die Entscheidung zum Schwangerschaftsabbruch.

Methoden: Für die Pränataldiagnostik stehen neben den invasiven Methoden wie Anmiozentese, Chordozentese (Frage 17.5) und Chorionzottenbiopsie auch die Sonographie zur Verfügung.

Problematik: Schwangere, die mit so klaren Aussagen wie diese Patientin über die Möglichkeiten der Pränataldiagnostik informiert werden möchten, sind eher die Ausnahme als die Regel. Viel häufiger stellt sich die Situation so dar, dass angehende Eltern von dem verständlichen Wunsch geleitet „alles zu tun um ein gesundes Baby zu bekommen" eine Pränataldiagnostik wünschen, die Möglichkeiten der Pränataldiagnostik also quasi als Fürsorge für das Ungeborene interpretieren und dabei nicht beachten, dass durch die Ergebnisse der Untersuchungen unter Umständen eine erhebliche Konfliktsituation für die Schwangere entstehen kann. Eine Therapie ist bei den mittels Pränataldiagnostik aufgedeckten Erkrankungen nur in wenigen Fällen möglich, so dass mit der Untersuchung unter Umständen die Entscheidung für einen Schwangerschaftsabbruch verbunden sein kann. Hier liegt die besondere Aufklärungs- und Informationspflicht des behandelnden Arztes und zwar nicht nur vor Durchführung einer **invasiven** Pränataldiagnostik, sondern bei jeder Form der Pränataldiagnostik.

Triple-Test: Auch bei der Durchführung des Triple-Tests ist eine ausführliche Beratung angezeigt, insbesondere über die Tatsache, dass der Test **keine diagnostische Maßnahme** darstellt, sondern eine **Risikospezifizierung** für eine kleine Anzahl von Erkrankungen (Down-Syndrom, Turner-Syndrom, Trisomie 18, Triploidie sowie für Neuralrohr- und Bauchwanddefekte). Es gehört zu den ärztlichen Beratungs- und Aufklärungspflichten während der Schwangerschaftsbetreuung, die Schwangere auf den Triple-Test hinzuweisen und auch darüber aufzuklären, dass im Falle eines erhöhten Risikos eine weitere Diagnostik angezeigt ist. Der Triple-Test gibt an, ob im konkreten untersuchten Fall ein höheres oder niedrigeres Risiko als das Altersrisiko der Schwangeren besteht. Der Sinn des Triple-Tests besteht also darin, eine **Risikoabschätzung** vorzunehmen und der Schwangeren eine Entscheidungshilfe zu geben, wenn sie sich noch nicht sicher ist, ob sie eine invasive Pränataldiagnostik durchführen lassen möchte. Aber selbst wenn der Test ein erhöhtes Risiko anzeigt ist im Allgemeinen mit einer Wahrscheinlichkeit von 90% mit der Geburt eines gesunden Kindes zu rechnen. Auf der anderen Seite ist es in sehr seltenen Fällen auch mög-

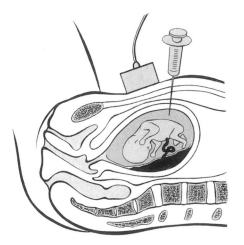

Amniozentese

lich, dass der Triple-Test kein erhöhtes Risiko betreffend einer chromosomalen Erkrankung anzeigt, obwohl das Kind betroffen ist (ca. 40% aller Morbus-Down-Fälle werden mit der Triple-Diagnostik nicht erkannt).

Amniozentese: Bei der Amniozentese (Frage 17.3 und 17.4) wird nach ausführlicher Aufklärung der Patientin transabdominal **Fruchtwasser** für z.B. Karyotypisierung, AFP-Bestimmung usw. entnommen. Auf Rhesusprophylaxe bei rh-negativen Frauen ist zu achten! Die Amniozentese kann auch zu einem späteren Zeitpunkt in der Schwangerschaft durchgeführt werden z.B. zur Lungenreifebestimmung oder der Infektionsdiagnostik.

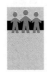

ZUSATZTHEMEN FÜR LERNGRUPPEN
Chrionzottenbiopsie

Fall 18   Entbindungsmodus bei Mehrlingsschwangerschaft

18.1 Die Patientin betont, dass sie unbedingt eine Spontangeburt möchte. Ergeben sich aus der Fallschilderung Indikationen für eine primäre Sectio oder können Sie den Wunsch nach einer Spontangeburt befürworten?
Liegen beide Kinder in Schädellage, ist primär die vaginale Entbindung beider Kinder anzustreben (s. Kommentar), Indikationen zur primären Sectio caesarea ergeben sich aus der Fallschilderung nicht.

18.2 Welchen Entbindungsmodus besprechen Sie mit einer Patientin, wenn der führende Zwilling in Beckenendlage (BEL) und der II. Zwilling in Schädellage liegt?
Einen primären Kaiserschnitt: Bei einer spontanen Geburt kann es zur Kollision, Verhakung sowie zur teilweisen oder vollständigen Einkeilung kommen (s. Kommentar).

18.3 Was ist von dem Wunsch der Patientin nach wehenhemmenden Medikamenten zu halten?
Keine wehenhemmenden Medikamente: Aufgrund der höheren metabolischen Anforderungen an die uteroplazentare Durchblutung bei einer Zwillingsschwangerschaft ist bereits ab der 39. SSW von einer „Übertragung" und allen damit verbundenen Risiken (drohende Plazentainsuffizienz) auszugehen. Deshalb wäre eher – wenn es nicht zur spontanen Wehentätigkeit kommt – eine Geburtseinleitung in der 38. SSW zu diskutieren!

18.4 Mit welchen Komplikationen ist bei einer Geminigravidität generell in erhöhtem Maße zu rechnen (während Schwangerschaft und Geburt)? Nennen Sie je 5 Punkte!

Schwangerschaft:
■ Höhere Frühgeburtenrate (häufigeres Auftreten einer Zervixinsuffizienz und vorzeitiger Wehen)
■ Plazentainsuffizienz und intrauterine Wachstumsverzögerung/Wachstumsdiskordanz, erhöhte hypoxische Gefährdung der Kinder
■ Zwillingsspezifische „Anomalien": fetofetales Transfusionssyndrom, siamesische Zwillinge (selten)
■ Höhere maternale Belastung bezüglich Kreislauf und Atmung, Anämie
■ Häufigeres Auftreten von Früh- (z.B. Hyperemesis gravidarum) und Spätgestosen (schwangerschaftsinduzierte Hypertonie bzw. Präeklampsie)

Geburt:
■ Häufigeres Auftreten einer Wehenschwäche im Geburtsverlauf und in der Plazentarperiode
■ Atonische Nachblutungen
■ Häufigeres Auftreten geburtsmechanischer Anomalien (II. Zwilling in höherem Maße betroffen):
■ Höhere Rate operativer Entbindungen
■ Vorzeitige Plazentalösungen nach der Geburt des ersten Zwillings
■ Gehäuftes Auftreten von Nabelschnurkomplikationen (Nabelschnurvorfall)

‼ 18.5 Woran denken Sie, wenn Sie bei einer Zwillingsschwangerschaft eine Wachstumsdiskordanz, ein Polyhydramnion des größeren und ein Oligohydramnion des kleineren Zwillings diagnostizieren und im Mutterpass das abgebildete Ultraschallbild aus der Frühschwangerschaft finden (s. Abb.)?
Fetofetales Transfusionssyndrom (s. Kommentar)

Geburtsmodus: Die Mehrlingsgeburt ist deutlich risikoreicher als eine Einlingsgeburt. Neben Frühgeburten und Lageanomalien kann es zu den in Frage 18.4 beschriebenen Komplikationen kommen. Die **Indikationen zur Sectio caesarea** bei Geminigraviditäten mit SL/SL gleichen denen der Einlingsschwangerschaft (z.B. geburtsmechanische Anomalien) bzw. können sich aus den geburtsmechanischen Besonderheiten (Frage 18.4) ergeben. Indikationen zur primären Sectio bei Zwillingen sind z.B. eine Wachstumsdiskordanz der Zwillinge (wobei die Entscheidung je nach Zustand des wachstumsretardierten Kindes getroffen wird), besonders kleine unreife Kinder, mütterliche Risiken oder die beschriebene Konstellation führender Zwilling in BEL / II. Zwilling in SL (Frage 18.2 oder BEL/BEL). Verhakung bedeutet, dass nach der Geburt des Rumpfes des ersten Kindes aus Beckenendlage die Entwicklung des nachfolgenden Kopfes nicht gelingt, da dieser sich in der Halsgegend des zweiten Kindes verhakt (auch möglich wenn der I. Zwilling in BEL und der zweite Zwilling in Querlage liegt). Die hier geschilderte Patientin sollten Sie noch darauf hinweisen, dass unter bestimmten Umständen z.B. akute Herztonverschlechterung (z.B. Dezelerationen, Bradykardie) des II. Zwillings nach der Geburt des I. Zwillings, auch nach vaginaler Entbindung des ersten Kindes noch ein Kaiserschnitt beim II. Zwilling erforderlich werden könnte!

Wachstumsdiskordanz: Eine möglicherweise drohende Plazentainsuffizienz (bedingt durch die höheren metabolischen Anforderungen an die uterine Durchblutung) frühzeitig zu erkennen, ist eine der Hauptaufgaben der Schwangerenvorsorge bei Mehrlingsschwangerschaften, die in häufigeren als vierwöchentlichen Abständen durchgeführt wird. Einen wichtigen Hinweis auf eine **Plazentainsuffizienz** stellt die Wachstumsdiskordanz der Kinder, ein Oligohydramnion sowie ein pathologisches Herzfrequenzmuster im (Belastungs-)CTG dar. Eine sich frühzeitig manifestierende Wachstumsdiskordanz mit Polyhydramnion-/Oligohydramnion muss immer an ein **feto-fetales Transfusionssyndrom** denken lassen. Ursache sind die fast ausschließlich in den Plazentae von monochorialen Zwillingsschwangerschaften vorkommenden arteriovenösen Anastomosen und die daraus resultierende intrauterine Blutverschiebung zwischen den Plazentakreisläufen. Der kleinere Zwilling („Spender") ist dabei anämisch und hypovolämisch mit einem Oligohydramnion. Der größere Zwilling („Empfänger") ist polyzythämisch, hypervolämisch und polyurisch mit einem Polyhydramnion (bis hin zum Vollbild des nichtimmunologischen Hydrops fetalis mit Aszites und Hydrothorax). Die Mortalität liegt beim feto-fetalen Transfusionssyndrom bei 75–90%. Therapeutisch werden serielle Entlastungspunktionen des Polyhydramnions durchgeführt, hierbei handelt es sich allerdings um eine rein symptomatische Therapie. Ein relativ neues kausales Therapieverfahren des feto-fetalen Transfusionssyndroms stellt der sonographisch gesteuerte und fetoskopisch überwachte Verschluss der Gefäßanastomosen mittels Laserung dar. Die Abbildung aus der Frühschwangerschaft bestätigt, dass es sich um eine monochoriale-diamniale Zwillingsschwangerschaft handelt; man erkennt eine Plazenta, der Pfeil zeigt die Trennwand der Amnionhöhle.

ZUSATZTHEMEN FÜR LERNGRUPPEN
Besonderheiten monochorialer-monoamnialer Schwangerschaften
Mütterliche Risiken bei Mehrlingsschwangerschaften
Übertragung

Fall 19 Gynäkologische Vorsorgeuntersuchung

19.1 Welche Untersuchungen – entsprechend dem Programm zur gesetzlichen Krebsvorsorge – führen Sie durch? Veranlassen Sie eine Mammographie?
Entsprechend dem Programm zur gesetzlichen Krebsvorsorge (ab dem 20. Lebensjahr):
■ Blutdruckmessung
■ Inspektion des äußeren Genitales
■ Spekulumuntersuchung: Inspektion der Portio und Vagina
■ Zervixabstrich zur zytologischen Diagnostik („Pap-Abstrich")

■ Bimanuelle Tastuntersuchung des inneren Genitale
■ Untersuchung der Brust und Lymphabflusswege (ab dem 30. Lebensjahr), Anleitung zur Selbstuntersuchung.
■ Vorsorge Hautkrebs (ab dem 30. Lebensjahr): Frage nach Hautveränderungen, Inspektion der Haut, ggf. Überweisung zum Dermatologen.
Eine Mammographie ist bei dieser Patientin nicht notwendig; wäre erforderlich bei auffälligem oder erschwertem Tastbefund oder Risikofaktoren (z.B. familiäre Belastung bezüglich eines Mammakar-

zinoms, Mammakarzinom in der Eigenanamnese usw.).

19.2 Wann sollte die Patientin – bei unauffälligem Ergebnis der jetzigen Untersuchung – zur nächsten Vorsorgeuntersuchung kommen?
Jährlich, wenn nicht besondere Umstände (z. B. ein erhöhtes Krebsrisiko bei familiärer Belastung) kürzere Untersuchungsintervalle erforderlich machen.

19.3 Die Patientin möchte von Ihnen wissen, ob sie ihre 17-jährige Tochter ebenfalls zur Vorsorgeuntersuchung schicken solle oder ob das noch Zeit habe?
Entsprechend dem Programm zur gesetzlichen Krebsvorsorge beginnen die Untersuchungen bislang (s. Kommentar) ab dem 20. Lebensjahr. Wenn kein konkreter Anlass (z. B. Beschwerden, Informationsbedarf, Wunsch nach Verhütungsmitteln, Fragen zur Aufnahme sexueller Beziehungen usw.) besteht, ist kein Besuch beim Frauenarzt erforderlich.

19.4 Die Patientin möchte außerdem wissen, wie sicher denn die Spirale eigentlich sei. Eine Bekannte von ihr sei mit 39 Jahren trotz liegender Spirale noch einmal schwanger geworden. Was antworten Sie der Patientin?
Das IUP (Spirale) ist grundsätzlich sehr sicher (Pearl-Index 0,5 – 4,6). Bei dieser Patientin ist die Sicherheit jedoch sicherlich niedriger. Die meisten Kupferspiralen müssen nach 3 Jahren gewechselt werden weil der Kupferdraht brüchig wird.

Kommentar

Vorsorgeuntersuchung: In Deutschland nehmen leider nur ca. 60 % der 25 – 40-jährigen Frauen an der Krebsvorsorgeuntersuchung teil. Frauen über 60 Jahren sind mit einem Anteil von 17 % weit unterrepräsentiert, obwohl 42 % der invasiven Karzinome, die mit der Krebsvorsorge erfasst werden, gerade in dieser Altersgruppe auftreten. Ab dem **45. Lebensjahr** ist auch die **Darmkrebsvorsorge** Bestandteil des Vorsorgeprogramms (digital-rektale Untersuchung, „Haemoccult-Test" auf okkultes Blut im Stuhl und seit 2002 ist auch eine Koloskopie ab dem 55. Lebensjahr möglich). Ein vaginaler Ultraschall, eine Kolposkopie oder eine Mammographie gehören nicht zum eigentlichen Früherkennungsprogramm („Screening"), sondern werden nur bei Symptomen oder Veränderungen des Gesundheitszustandes eingesetzt (Stand 2002). Ob die Mammographie mit in das Screening aufgenommen werden soll, ist seit Jahren Diskussionsgegenstand. Voraussichtlich wird ab 2003 ein Mammographiescreening für Frauen zwischen dem 50. und 69. Lebensjahr eingeführt (entsprechend den Leitlinien der Europäischen Union). Prospektiv randomisierte Studien konnten zeigen, dass mit der Einführung einer Screening-Mammographie als Röntgenreihenuntersuchung eine altersabhängige Reduktion der Sterblichkeit am Mammakarzinom um 20 – 40 % möglich ist. Der Nutzen ist für Frauen zwischen dem 50. – 70. Lebensjahr belegt und für Frauen zwischen dem 40. und 50. sowie nach dem 70. Lebensjahr wahrscheinlich (Malmö- und Göteborg-Studie). Auch das 20. Lebensjahr als Beginn der Vorsorgeuntersuchungen dürfte Modifikationen erfahren. Der Berufsverband der Frauenärzte weist schon seit langem darauf hin, dass die zytologische Diagnostik bei jeder Frau ab dem geschlechtsreifen Alter angezeigt sei.

IUP: Auch wenn Sie bei der hier geschilderten Patientin mittels Sonographie eine korrekte Lage diagnostizieren können, sollten Sie der Patientin zum Wechsel raten. Mit Ablauf der vorgesehenen Liegezeit (für Kupferspiralen 3 Jahre und für Mirena [gestagenhaltige Spirale] 5 Jahre) lässt die empfängnisverhütende Wirkung nach (allerdings dürfte die Wahrscheinlichkeit, dass eine Schwangerschaft eintritt relativ gering sein). Die Konzeptionserwartung einer 40-jährigen Patientin liegt bei ca. 4 %). Weitere Gründe, warum eine Schwangerschaft trotz IUP eintritt, können die unbemerkte Expulsion sein (passiert etwa bei 5 % der IUP Trägerinnen/Jahr, insbesondere nach der ersten Menstruationsblutung nach der Einlage, deshalb Patientinnen zum Kontrollultraschall nach Einlage einbestellen) oder eine inkorrekte Positionierung (z. B. zervikal).

ZUSATZTHEMEN FÜR LERNGRUPPEN
Papanicolaou-Klassifikation (Pap)
CIN-Klassifikation

20.1 Was ist Ihre Verdachtsdiagnose in diesem Fall?
Syphilis (Lues, harter Schanker, Ulcus durum): schmerzloses hartes Ulcus (Primäraffekt), schmerzlose Lymphknotenschwellung

20.2 Welche Erkrankungen könnten differenzialdiagnostisch bei einem Ulkus der Vulva noch in Frage kommen? Nennen Sie 4 Diagnosen!
- Andere sexuell übertragbare Erkrankungen (sexually transmitted diseases = STD)
  – Lymphogranuloma venerum: Lymphknoten geschwollen, druckschmerzhaft, Haut entzündlich gerötet
  – Ulcus molle: Lymphknoten geschwollen, druckschmerzhaft, Haut entzündlich gerötet
- Vulvakarzinom (bzw. – selten – Metastasen anderer Primärtumoren): mittleres Erkrankungsalter 65 Jahre
- Herpes simplex (genitalis): Schmerzen, Brennen
- Allergische Ulzera: anamnestisch Angaben über z. B. lokale Applikation von Salben
- Morbus Behçet: zyklisches Auftreten, auch orale Ulzera, Arthritis

20.3 Was ist Ihr erster diagnostischer Schritt (abgesehen von einer ausführlichen gynäkologischen Untersuchung)?
Blutentnahme zur Syphilis-Diagnostik:
TPHA-Test: Suchtest, positiv ca. 3 Wochen post infectionem (bleibt positiv)
VDRL-Test: Suchtest, positiv ca. 5 Wochen post infectionem
FTA-Abs-Test: Bestätigungsreaktion, positiv ca. 3 Wochen post infectionem (bleibt positiv)
Falls einer der Screening-Teste reaktiv ausfällt: 19 S-FTA-Abs-IgM-Test (oder Lues IgM-EIA): Hinweis auf akute Infektion

!!! 20.4 Kann der Labormediziner alleine aus diesen Ergebnissen, in Unkenntnis des klinischen Befundes eine Aussage darüber treffen, ob eine frische, behandlungsbedürftige Infektion vorliegt?

- Nein. Rein „serologisch" (d. h. ohne klinische Angaben, Infektions- und Behandlungsanamnese) ist eine Differenzierung zwischen behandlungsbedürftiger Infektion oder früher durchgemachter Erkrankung mit TPHA und FTA-Abs-Test alleine nicht möglich (beide Tests bleiben nach durchgemachter Lues reaktiv); auch der VDRL-Test liefert keine 100%ige Sicherheit (antilipoidale-Ak sind zwar lueschrakteristisch, aber nicht luesspezifisch: falsch positive Resultate z. B. bei Kollagenosen, Titer fällt bei Ausheilung ab). Deshalb zusätzlich Bestimmung von luesspezifischen IgM-Antikörpern erforderlich (19 S-FTA-Abs-IgM oder Lues IgM-EIA).

20.5 Listen Sie Ihre 3 nächsten Maßnahmen auf!
- Antibiotische Therapie mit Benzathin-Penicillin (2,4 Mio IE i. m. als Einzeldosis)
- Nach weiteren STD fahnden (z. B. zum HIV-Test raten, Hepatitis)
- Suche nach der Infektionsquelle, möglicherweise infizierte Partner eruieren, Partnertherapie einleiten
- Meldung beim Gesundheitsamt
- Aufklärung der Patientin über Ansteckungsgefahr und erforderliche Nachuntersuchungen

20.6 Ist damit zu rechnen, dass das Neugeborene bei sofortiger medikamentöser Therapie der Mutter Zeichen einer konnatalen Infektion aufweist?
- Nein. Frühe Infektionen (hier 12. SSW) können zu Frühaborten führen. Ab der ca. 20. SSW wird die Plazenta für Treponema pallidum passierbar und es kann zur intrauterinen Infektion und damit zur klinisch manifesten Lues connata kommen. Bei sofortiger antibiotischer Therapie und unauffälliger serologischer Verlaufskontrolle ist nicht mit einer intrauterinen Infektion zu rechnen.

117

Fall 20

Antworten und Kommentar

Kommentar

Ätiologie/Pathogenese: Erreger: Treponema pallidum, Inkubationszeit ca. 3 Wochen. Die Syphilis verläuft in **3 Stadien** wobei das 3. Stadium selten geworden ist (Stadium I: Primäraffekt, Ulkus; Stadium II: Exantheme, Condylomata lata; Stadium III: Syphilome; Spätfolge Neurolues)

Klinik/Diagnostik/Differenzialdiagnostik: Die Beschreibung des **Ulkus** ist „klassisch" für eine Syphilis (kreisrund, flach, fast wie ausgestanzt, harter Rand, nicht schmerzhaft) ebenso die **nicht-schmerzhafte Lymphknotenschwellung.** An eine

Syphilis sollte man auch deshalb denken, weil die Patientin aus Russland kommt (dramatischer Anstieg der Syphilis in den GUS-Staaten nach 1990!). Betrachtet man die o. g. Erkrankungen (20.2) mit Ulzera, kommt differenzialdiagnostisch am ehesten die Lues in Betracht. Bei den übrigen genannten STD (sexually transmitted disease) wie dem **Ulcus molle** („weicher Schanker", verursacht durch Haemophilus ducreyi) und beim **Lymphgranuloma venerum** (verursacht durch Chlamydia trachomatis) sind zwar ebenfalls die Leistenlymphknoten ange-

Fall 20 *Seite 21*

schwollen, aber druckschmerzhaft die Haut über den Lymphknoten entzündlich gerötet. Diese Erkrankungen kommen eher aus den Tropen (v. a. Südostasien) nach Deutschland. Deshalb sollte man bei dieser Patientin zunächst eine Syphilis-Serologie durchführen (20.3 und 20.4). Die Diagnose der Syphilis erfolgt als Stufendiagnostik: Bei fraglichem oder positivem Ergebnis des TPHA-Tests (= Screeningtest) folgt zur Absicherung der Befundspezifität der FTA-Abs-Test. Zur Beurteilung der Aktivität der Infektion/Behandlungsbedürftigkeit schließen sich z. B. der 19 S-FTA-Abs-IgM an. Ist die serologische Diagnostik negativ, können in dem hier geschilderten Fall weitere diagnostische Schritte (z. B. Biopsie) erwogen werden.

Therapie: Bei sofortiger Therapie der Syphilis im Primärstadium sind keine Residuen zu erwarten, **Penicilline** sind nach wie vor Mittel der Wahl (auch in anderen Stadien). Nach dem Infektionsschutzgesetz (§ 7, Absatz 3) besteht für Treponema pallidum eine **„nichtnamentliche Meldepflicht"** bei direktem oder indirektem Nachweis".

Syphilis in der Schwangerschaft: Bei der letzten Frage nach den Folgen für das ungeborene Kind denkt man vielleicht sofort an die Hutchinson-Trias. Die Patientin befindet sich aber erst in der 12. Schwangerschaftswoche und in diesem Zeitraum der Schwangerschaft besteht für das Kind bezüglich einer konnatalen Syphilis keine Gefahr (Frage 20.6) wenn umgehend antibiotisch behandelt wird.

ZUSATZTHEMEN FÜR LERNGRUPPEN
Sexually transmitted diseases (STD)
Lues connata

Fall 21   Vulvakarzinom

21.1 Was ist Ihre erste diagnostische Maßnahme?
Histologische Diagnosesicherung per (Knips)Biopsie zur Untersuchung des Befundes

21.2 Wie sieht die Standardtherapie in diesem Fall aus?
Stadieneinteilung für diese Patientin: FIGO-Stadium II (TNM-Klassifikation T2), keine wesentlichen Vorerkrankungen (= Operationsfähigkeit), deshalb operative Therapie. Standardoperation: Radikale Vulvektomie mit beidseitiger inguino-femoraler Lymphknotendissektion

21.3 Würden Sie der Patientin zum jetzigen Zeitpunkt eine Chemotherapie empfehlen? Wenn ja, begründen Sie warum!
Nein, für eine Chemotherapie besteht keine Indikation. Mögliche Indikationen wären z. B. symptomatische Fernmetastasen, inkurable Fälle oder zur Sensibilisierung für die Strahlentherapie.

21.4 Wie schätzen Sie die Prognose der Patientin ein? Machen Sie eine Angabe zur 5-Jahres-Überlebensrate!
Die 5-Jahres-Überlebensrate im Stadium T2 beträgt ca. 70 %.

Kommentar

Ätiologie: Vulvakarzinome werden in Zusammenhang mit HPV, Herpes-Infektionen, Immunsuppression (insb. HIV-Infektion) oder Nikotinabusus gefunden.

Diagnostik/Differenzialdiagnostik/Klinik: Auch wenn das klinische Bild, die geschilderten Symptome (therapieresistenter Pruritus, Schmerzen, übelriechender Fluor) und das Alter (postmenopausal) der Patientin ein Vulvakarzinom sehr wahrscheinlich machen – die Diagnose muss immer **histologisch gesichert** werden. Suspekte Solitärbefunde sollten zur Diagnosesicherung im Gesunden exzidiert, größere Tumore durch multiple Knips- oder Stanzbiopsien abgeklärt werden. Leider werden Vulvakarzinome nicht selten erst im fortgeschrittenen Stadium diagnostiziert, weil entweder Scham die älteren Patientinnen vom Gang zum Gynäkologen abhält oder jahrelang das immerhin in

der Hälfte der Fälle bestehende **Frühsymptom „Pruritus"** mit Salben behandelt wird. Deshalb bei Pruritus vulvae im höheren Lebensalter immer an ein Vulvakarzinom denken und dieses ausschließen! (Differenzialdiagnostik Pruritus Fall 69). Neben der Inspektion, Palpation und der histologischen Diagnosesicherung sind im fortgeschrittenen Stadium Zystoskopie und Rektoskopie sowie Röntgen-Thorax und Lebersonographie zur Beurteilung der Ausbreitung des Tumors erforderlich.

Therapie: Die **radikale Vulvektomie mit Entfernung der inguinofemoralen Lymphknoten** stellt die **Standardtherapie im FIGO Stadium I, II und Stadium III** (mit günstiger Prognose) dar. Die Haut des äußeren Genitales einschließlich der kleinen und der großen Labien (und ggf. der Klitoris) wird ventral bis zum Mons pubis und dorsal bis zur hinteren Kommissur reseziert. Außerdem werden bei ausgedehntem Befall oder ungünstigem Sitz des Karzinoms der distale Vaginalanteil und/oder ein Teil der Urethra (Resektion des äußeren Teils – ca. 1 cm – ohne Kontinenzverlust möglich) mitreseziert. Früher wurde bei dieser ausgedehnten Operation die Vulva „En-Bloc" mit der Haut der Leistenbeugen und dem darunterliegenden Lymphknotenfettgewebe entfernt, heute wird die inguinale Lymphknotenresektion von 2 getrennten Schnitten aus durchgeführt. Keinesfalls muss immer eine radikale Vulvektomie erfolgen, bei entsprechend günstigen Kriterien bezüglich der Tumorgröße und Lokalisation, der Invasionstiefe, dem Lymphknotenstatus der Leisten aber auch bei entsprechendem Wunsch oder schlechtem Gesundheitszustand der Patientin kann der **Eingriff entsprechend der Situation modifiziert** werden (z.B. als Hemivulvektomie, vordere/hintere Vulvektomie, Exzision des Befundes im Gesunden mit Sicherheitsabstand, ipsilaterale Lymphonodekto-

mie usw.). Bei den bereits weit **fortgeschrittenen Vulvakarzinomen im Stadium IV** wurde früher oftmals eine primäre Strahlentherapie durchgeführt; wegen der erheblichen Nebenwirkungen, die bereits vor Erreichen der wirksamen Strahlendosis auftreten (Vulvaepitheliolyse, Schwellung der Labien, radiogene Spätfolgen) wurde diese Behandlungsform weitgehend verlassen. Bei Patientinnen mit lokal fortgeschrittenen Karzinomen der Vulva kann durch eine simultane Radiochemotherapie in den meisten Fällen eine Tumorreduktion und damit ein operabler Zustand erreicht werden.

Prognose: Vulvakarzinome haben eine eher schlechte Prognose, weil die Diagnosestellung oft erst in einem fortgeschrittenen Stadium erfolgt. Bei etwa jeder 3. Patientin mit primärem Vulvakarzinom ist mit einem Rezidiv zu rechnen. Das Risiko für ein Lokalrezidiv ist insbesondere dann sehr hoch, wenn der Resektionsrand befallen oder sehr schmal ist.

ZUSATZTHEMEN FÜR LERNGRUPPEN
Differenzialdiagnostik Pruritus
Stadieneinteilung/detaillierte Therapie des Vulvakarzinoms

Fall 22   Verordnung eines oralen Antikonzeptivums

22.1 **Dürfen Sie einem 14-jährigen Mädchen ohne Einwilligung eines Erziehungsberechtigten ein orales Antikonzeptivum verordnen oder sollten Sie besser die Eltern des Mädchens informieren?**
Rechtslage Alter 14–16 Jahre: Die Einwilligung eines Elternteils ist anzustreben, jedoch nicht unbedingt erforderlich, wenn Einwilligungsfähigkeit seitens des Mädchens besteht. Die Einwilligungsfähigkeit beurteilen Sie als Arzt (s. Kommentar). Keine Information der Eltern (Schweigepflicht).

22.2 **Müssen Sie mit einer Beeinträchtigung der körperlichen Entwicklung des Mädchens rechnen, wenn Sie in so jungem Alter eine Pille rezeptieren?**
Bei Einnahme niedrig dosierter Präparate ist weder mit einer wesentlichen Hemmung des Längenwachstums, noch mit einem gestörten Zyklus oder einer späteren Beeinträchtigung der Fertilität zu rechnen.

22.3 **Welche Untersuchungen sollten Sie generell durchführen, bevor Sie die Pille erstmalig einer Patientin rezeptieren?**
■ Sorgfältige Familien-, Eigen-, gynäkologische- und Medikamentenanamnese um mögliche absolute oder relative Kontraindikationen wie z.B. Z. n. Thrombose/Infarkt, Diabetes mellitus, He-

pato- und Nephropathien, Nikotinabusus usw. auszuschließen
■ Sorgfältige körperliche und gynäkologische Untersuchung inklusive zytologischem Abstrich (z.B. starke Varikosis = relative Kontraindikation)
■ Blutdruckmessung (Hypertonie > 160/95 mmHg = absolute Kontraindikation!)
■ Gewicht (Adipositas permagna = relative Kontraindikation)
■ Urindiagnostik (Eiweiß und Glukose als möglicher Hinweis auf Diabetes bzw. chronische Nierenerkrankung = relative Kontraindikation)
■ Fakultative Untersuchungen: z.B. AT III, Protein C und S bei anamnestischem Hinweis auf eine Gerinnungsstörung oder z.B. Lipoproteine bei Hinweis auf eine Fettstoffwechselstörung

22.4 **Für wie viele Monate rezeptieren Sie die Pille bzw. wann bestellen Sie die Patientin zu einer Kontrolluntersuchung ein?**
Die Erstverordnung erfolgt zunächst für 3–4 Monate, dann erfolgt eine Zwischenanamnese (Zwischenblutungen, Gewichtszunahme, Nebenwirkungen?). Die weiteren Kontrolluntersuchungen erfolgen in 6-monatigen (Zwischenanamnese mit gezielten Fragen nach möglichen Beschwerden, Blutdruckmessung, Harndiagnostik, Labordiagnostik – z.B. Transaminasen bei Beschwerden) bzw. 12-monatigen Intervallen (Krebsvorsorge).

22.5 Über welche wichtigen Punkte müssen Sie die Patientin aufklären, wenn erstmalig eine Pille eingenommen wird?

- Mögliche Nebenwirkungen: z. B. Müdigkeit, Kopfschmerzen, Spannungsgefühl in den Brüsten, Libidoveränderungen, evtl. Veränderungen des Körpergewichts, Zwischenblutungen, Möglichkeit thromboembolischer Ereignisse.
- Wirkungseinschränkung durch Interaktion mit anderen Medikamenten (z. B. Breitbandantibiotika, Barbiturate, Antiepileptika), durch Erbrechen und Durchfall sowie durch Einnahmeunregelmäßigkeiten bzw. Vergessen der Pille
- Kriterien, die zum sofortigen Absetzen des Präparates führen bzw. Symptome die zum sofortigen Arztbesuch Anlass geben sollten (z. B. akute Visusstörung, Migräne, Hypertonie, thromboembolische Ereignisse usw.)

!!! 22.6 Welche Pille (bzw. welches Gestagen) würden Sie einer Frau verordnen, die unter einer ausgeprägten Akne bzw. unter Androgenisierungserscheinungen leidet?

Präparate mit antiandrogen wirksamen Gestagenen, z. B.:

- Cyproteronacetat (z. B. Diane)
- Chlormadinonacetat (z. B. Neo-Eunomin, Belara)
- Dienogest (z. B. Valette)

Von den genannten Präparaten weisen Belara und Valette den niedrigsten Östrogenanteil (0,03 mg Ethinylestradiol) auf und könnten daher auch einer jungen Patientin mit Akne, Seborrhoe oder Hirsutismus verordnet werden.

Kommentar

Die Verordnung eines **oralen Kontrazeptivums** an Minderjährige (die ohne Erziehungsberechtigte erscheinen) setzt eine **Einwilligungsfähigkeit** der jungen Frau voraus, d. h. die Fähigkeit, die Bedeutung und Tragweite der Behandlung zu erkennen und somit überhaupt eine wirksame Einwilligung zur Behandlung zu geben. Die Einwilligungsfähigkeit hängt von der **geistigen und sittlichen Reife** sowie der natürlichen **Einsichts- und Urteilsfähigkeit** der Patientin ab. Dafür lässt sich naturgemäß keine feste Altersgrenze definieren. Bei **unter 14-jährigen** allerdings wird man eine rechtswirksame Einwilligungsfähigkeit in aller Regel nicht als gegeben ansehen können. In diesem Fall muss mindestens ein Elternteil ein schriftliches Einverständnis für die Verordnung eines Kontrazeptivums geben (nach § 176 Absatz 3 StGB wird der Beischlaf mit einem Kind unter 14 Jahren als besonders schwerer Fall sexuellen Missbrauchs geahndet). Je weiter sich die Minderjährige hingegen auf dem Weg zur Volljährigkeit befindet, desto eher kann man von einer Einwilligungsfähigkeit ausgehen. Inwieweit die Einwilligung der als fähig eingestuften Minderjährigen ausreicht, oder ob neben deren Vorliegen auch die Einwilligung der gesetzlichen Vertreter einzuholen ist, wurde bislang von der Rechtssprechung offen gelassen. Bei den **14–16-jährigen** Mädchen ist die elterliche Einwilligung zwar anzustreben, lehnt die Patientin dies jedoch ab, dürfen die Eltern nur dann informiert werden, wenn die Patientin damit einverstanden ist (Vorrang der ärztlichen Schweigepflicht). Ab dem 16. Lebensjahr ist ein Mädchen im Allgemeinen als mündig, verständig und selbstständig urteilsfähig anzusehen, ein Einverständnis der Eltern ist nur notwendig, wenn keine Einsichtsfähigkeit besteht. Selbst wenn Sie der geschilderten Patientin z. B. aufgrund ihres jugendlichen Alters zur sexuellen Enthaltsamkeit raten, dürfte das wenig Einfluss auf die Entscheidung der Patientin haben und einer Empfängnisverhütung ist in jedem Fall der Vorzug vor einem später verlangten Schwangerschaftsabbruch zu geben. Bei Abwägung aller Vor- und Nachteile sind niedrig dosierte Ovulationshemmer das Mittel der Wahl bei jugendlichen Patientinnen mit Wunsch nach Kontrazeptiva. Hormonale Kontrazeptiva weisen eine hohe kontrazeptive Sicherheit auf, sind einfach anzuwenden und haben günstige Zusatzwirkungen beispielsweise bei einer Dysmenorrhoe, bei Blutungsstörungen oder Akne. Bei den oftmals instabilen Partnerbeziehungen bei Jugendlichen (häufig wechselnde Partner) sollte allerdings die Anwendung in Kombination mit einem Kondom empfohlen werden. Unter anderem aus diesem Grunde – erhöhtes Risiko für STDs – ist auch das Intrauterinpessar (trotz hoher kontrazeptiver Sicherheit) nur als Methode zweiter Wahl zu betrachten. Die Anwendung von Barrieremethoden (Kondom mit/ohne Spermizide Cremes oder Ovulas, Diaphragma) ist bezüglich der kontrazeptiven Sicherheit weniger empfehlenswert, hinzu kommen in diesem Lebensalter noch Compliance-schwierigkeiten, die die Sicherheit der Methode weiter herabsetzen.

ZUSATZTHEMEN FÜR LERNGRUPPEN

Hormonelle Kontrazeption und Nikotinabusus
Formen der Kontrazeption
Absolute Kontraindikation für hormonelle Kontrazeption

23.1 Welches Vorgehen besprechen Sie mit der Patientin? Stationäre Aufnahme zur Geburt oder schicken Sie die Patientin, die ja nur unregelmäßige Wehentätigkeit hat wieder nach Hause?
Stationäre Aufnahme:

- Gefahr der aufsteigenden Infektion (Amnioninfektionssyndrom)
- Der Kopf ist beweglich über dem Beckeneingang, d. h. das kleine Becken wird nur mangelhaft abgedichtet dadurch Gefahr des Vorfalls der Nabelschnur! Die Patientin muss liegen, bis der Kopf fest im Beckeneingang ist (s. Kommentar)
- Treten in den folgenden 12–24 Stunden (Vorgehen von Klinik zu Klinik unterschiedlich) keine regelmäßigen Wehen auf sollte mit der Geburtseinleitung begonnen werden

!!! 23.2 Wo steht der Kopf mit seinem größten Umfang? Könnte bei diesem Höhenstand eine vaginal operative Entbindung (z. B. Forceps) erfolgen?
Ja. Eine vaginal-operative Entbindung kann erfolgen, **wenn der Kopf mindestens in Beckenmitte** steht, der Muttermund vollständig eröffnet, die Fruchtblase eröffnet und ein Missverhältnis ausgeschlossen ist.
Kopf in Beckenmitte (BM) bedeutet: Die knöcherne Leitstelle hat in der Führungslinie die Interspinallinie (0) erreicht. Die BM-Position endet, wenn die Leitstelle auf dem Beckenboden (BB + 4) steht. Daraus ergibt sich, dass man von einem Höhenstand des Kopfes in BM spricht, wenn die knöcherne Leitstelle zwischen 0 und + 3 tastbar ist (s. Kommentar).

!!! 23.3 Welcher geburtshilfliche Notfall wird hier geschildert und was hindert das Kind anatomisch am Tiefertreten?
Hoher Schultergeradstand („Schulterdystokie"): Die Formanpassung der Schultern im Beckeneingang ist ausgeblieben. Anstatt sich quer (entsprechend der querovalen Form des Beckeneingangs) einzustellen, hat sich der Schultergürtel im geraden Durchmesser eingestellt. Das Tiefertreten der Schulter (und damit des gesamten Kindes) wird von der Symphyse behindert, da die vordere Schulter hinter der Symphyse festgeklemmt ist.

!!! 23.4 Schildern Sie stichwortartig, wie das in dieser Situation meist zuerst durchgeführte geburtshilfliche Manöver zur Entwicklung des Kindes abläuft und warum es funktionieren kann.

- Positionswechsel der Mutter (McRoberts-Manöver, s. Kommentar): Aus der Ausgangstellung heraus (liegend/halb sitzend im Entbindungsbett) streckt die Frau für einen Moment ihre Beine aus, dann beugt sie die Beine maximal in den Hüftgelenken und zieht sie so hoch wie möglich in Richtung Brustkorb.
- Durch die Streckung der Beine wird eine leichte Absenkung der Symphyse und eine Vergrößerung des Beckeneinganges um ca. 0,5 cm bewirkt. Durch die gleich anschließende maximale Beugung der Beine in den Hüftgelenken wird die Symphyse angehoben und kann über die kindliche Schulter gehebelt werden, der Beckenausgang vergrößert sich so um ca. 1,5 cm.

121

Kommentar

Blasensprung: Bei dieser Patientin ist ein **vorzeitiger Blasensprung** erfolgt d. h. vor Beginn regelmäßiger Wehentätigkeit. In diesem Fall muss immer ein CTG abgeleitet werden, um den Zustand des Kindes zu überprüfen. Solange der Kopf nicht fest im Beckeneingang steht muss die Schwangere liegen damit es nicht zu einem **Vorfall der Nabelschnur** kommen kann (Fall 54). Alle Patientinnen mit Blasensprung am Geburtstermin müssen stationär aufgenommen werden, eine schnelle Beendigung der Schwangerschaft ist beispielsweise erforderlich bei Infektionszeichen (beginnendes **Amnioninfektsyndrom**), bei pathologischem CTG, Blutungen usw.. Bei unauffälligen Befunden kann zugewartet werden, die Wahrscheinlichkeit, dass in den nächsten 12–24 Stunden spontane Wehen einsetzen ist relativ hoch. Tritt nicht von selbst eine regelmäßige Wehentätigkeit ein, muss die Entbindung eingeleitet werden (Frage 23.1, Fall 49).

Höhenstandsdiagnostik: Die Höhenstandsdiagnostik (Frage 23.2) des kindlichen Kopfes erfolgt in Beziehung zu definierten Beckenebenen. Wichtig: Das Durchtrittsplanum (bei Hinterhauptslagen Planum suboccipitofrontale 32 cm) bzw. der Höhenstand des Durchtrittsplanums ist bei der vaginalen Untersuchung **nicht direkt** zu beurteilen, allerdings kann die Leitstelle getastet und daraus der Höhenstand des Kopfes ermittelt werden. Die Methode nach de Lee ermöglicht gemeinsam mit dem Parallelebenensystem nach Hodge die **Höhenstandsbestimmung der Leitstelle**. Die Interspinallinie (= Verbindungslinie zwischen den beiden Tubera ischiadica) dient dabei als 0-Linie, der Höhenstand der Leitstelle wird in cm zu dieser 0-Linie angegeben (Leitstelle untere Schoßfugenrandebene = -4, Leitstelle Beckenboden = +4). Eine zweite Möglichkeit der Höhenstandsdiagnostik ist es anzugeben, wo der Kopf mit seinem **größten Umfang**

steht, indem über den Höhenstand der Leitstelle darauf zurückgeschlossen wird. Kopf „tief und fest im Beckeneingang" bedeutet nach dieser Höhenstandsdiagnostik, dass der Kopf mit seinem größten Umfang die Terminalebene überschritten hat (= Leitstelle in der Interspinalebene). „Kopf in Beckenmitte" bedeutet, dass der Kopf mit der Leitstelle auf dem Beckenboden angekommen ist (+ 4 nach de Lee): Der Kopf steht mit seinem größten Umfang in der Beckenmitte, d. h. in Höhe der Symphysenhinterwand bzw. in Höhe des 2. Kreuzbeinwirbels.

Schulterdystokie: Eine Schulterdystokie ist ein seltenes Ereignis (0,5 % der Geburten), das den Geburtshelfer immer überraschend trifft, wenn der Kopf des Kindes bereits geboren ist. Auch wenn bestimmte Risikofaktoren im Zusammenhang mit der Schulterdystokie gehäuft auftreten (Z. n. Schulterdystokie, Makrosomie des Kindes bei Diabetes mellitus, Übertragung, exzessive Gewichtszunahme sowie Multiparität der Mutter, insbesondere auch Makrosomie bei Kleinwüchsigkeit der Mutter) ist auch bei Fehlen aller Risikofaktoren eine Schulterdystokie möglich. Die Schulterdystokie ist ein absoluter Notfall, schnelles Handeln ist für das Kind lebenswichtig. Gelingt es nicht, das Kind aus dieser Lage zu befreien, resultieren entweder schwerste Schäden aufgrund der Hypoxie oder das Kind verstirbt. Tritt ein solcher Notfall auf, müssen unverzüglich Pädiater, Anästhesisten und natürlich ein Facharzt informiert werden. Erste Voraussetzung für die erfolgreiche Behandlung einer Schulterdystokie ist das Anlegen eines **großzügigen Dammschnittes**, wenn möglich in mediolateraler Richtung. Ein Standardverfahren, das mit hin-

reichender Sicherheit in kurzer Zeit zum Erfolg führt und Verletzungen bei Mutter und Kind vermeidet gibt es in dieser Situation nicht. Generell wird zunächst ein **Lagewechsel der Patientin** (McRoberts-Manöver Frage 23.4) empfohlen, der noch dadurch unterstützt werden kann, dass eine Hilfsperson knapp oberhalb der Symphyse Druck auf die Schulter ausübt um die Schulter zu einer Drehung um 45° zu bringen (Rubin-Methode). Führt das McRoberts-Manöver nicht zur Entwicklung der Schulter, wird die Maßnahme nach Wood angewendet: Ziel dieses Manövers ist es, zunächst den hinteren (also den, dem Rücken der Mutter zugewandten) Arm zu lösen, so dass der vordere Arm bzw. die unter der Symphyse feststeckende Schulter den so gewonnenen Raum ausnutzen kann. Der Geburtshelfer geht hierzu mit 2 Fingern bzw. der ganzen Hand auf der Seite des kindlichen Rückens in die Scheide hinein, wenn möglich bis zur Achselhöhle des Kindes. Es wird nun versucht, durch Druck eine Drehung um 45° – in den schrägen Durchmesser – herbeizuführen.

Das zuletzt genannte Manöver ist meist nur unter Narkose durchzuführen, deshalb gehört die sofortige Information eines Anästhesisten zu den notwendigen Voraussetzungen zur Behandlung einer Schulterdystokie. Absolut verboten in dieser Situation ist der Kristeller-Handgriff (weiteres Einkeilen der Schulter hinter der Symphyse!). **Folgen der Schulterdystokie** können hypoxische Schäden bis hin zum Tod des Kindes, Plexuslähmungen, Klavikulafrakturen und Weichteilverletzungen der Mutter sein. Der Begriff des „Schildkröten- (bzw. Turtle)phänomens" existiert in diesem Zusammenhang tatsächlich!

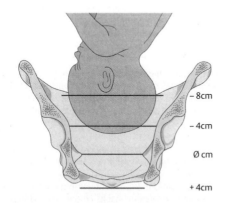

Höhenstand des vorangehenden Teils nach de Lee

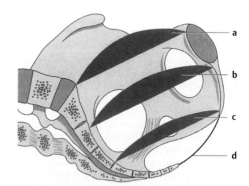

Parallele Beckenebenen nach Hodge (a = obere Schoßfugenrandebene, b = untere Schoßfugenrandebene, c = Interspinalebene, d = Beckenboden)

 ZUSATZTHEMEN FÜR LERNGRUPPEN

Makrosomie
Diabetes in der Schwangerschaft
Prozedere bei vorzeitigem Blasensprung

24.1 „Ich glaube ich bin in der Menopause!" Ist diese Aussage medizinisch korrekt? Definieren Sie die Begriffe Menopause und Klimakterium!

- **Menopause:** Letzte physiologische (vom Ovar gesteuerte) Regelblutung, definitionsgemäß von einer einjährigen sekundären Amenorrhoe gefolgt. Die Menopause tritt im Mittel mit 52 Jahren ein.
- **Klimakterium:** Zeitraum/Phase in der die Funktion des Ovars abnimmt bzw. Zeitraum, der von der reproduktiven zur nicht mehr reproduktiven Phase im Leben der Frau überleitet (ca. 45. – 55. Lebensjahr).

Die Aussage ist medizinisch also nicht korrekt.

24.2 Welche Symptome hat die Patientin möglicherweise noch? Zählen Sie die charakteristischen Symptome auf, die mit einer nachlassenden Ovarialfunktion einhergehen können!

Neben den von der Patientin geschilderten Hitzewallungen können folgende Symptome auftreten:

- **Blutungs- und Zyklusstörungen:** Durch anovulatorische Zyklen (z. B. durch Follikelpersistenz) oder durch Gelbkörperschwäche kann es zu Menometrorrhagien, Poly- aber auch Oligomenorrhoen kommen.
- **Vegetative Symptome:** z. B. Schlafstörungen und Müdigkeit, Nachtschweiß, Herzrhythmusstörungen, Schwindelanfälle, Blutdruckschwankungen und periphere Durchblutungsstörungen
- **Psychische Veränderungen:** z. B. Konzentrationsschwäche, Reizbarkeit, Niedergeschlagenheit, Lustlosigkeit, depressive Reaktionen, Stimmungsschwankungen.
- **Organische Veränderungen** durch Involutionsvorgänge am äußeren und inneren Genitale und der Brust:
  - Vulva/Vagina: Atrophische Kolpitis mit Pruritus, Kohabitationsbeschwerden
  - Harnblase: (Drang)Inkontinenz, rezidivierende Zystitiden
  - Mamma: Involution
  - Haut: Abnehmender Hautturgor, vermehrte Trockenheit der Haut
  - Knochen: Bei Osteoporose evtl. Knochenschmerzen.

24.3 Würden Sie der Patientin eine Hormonersatztherapie vorschlagen? Welche Vorteile bzw. Nachteile/Nebenwirkungen der Therapie würden Sie der Patientin nennen?

Eine Indikation besteht, die Patientin hat Wechseljahresbeschwerden.
Vorteile:

- Subjektiv belastende klimakterische Beschwerden können wirkungsvoll behandelt werden
- Primäre Prävention von östrogenmangelbedingten Erkrankungen im höheren Lebensalter:
  - Osteoporose (s. Kommentar)
  - Genitalatrophie und damit vergesellschaftete Folgeerscheinungen wie z. B. atrophische Kolpitis usw.

Die wichtigsten Nachteile/Nebenwirkungen sind:

- Zu Therapiebeginn auftretende (evtl. mit einer zu hohen Östrogendosis vergesellschaftet): Brustspannen, gastrointestinale Beschwerden wie Erbrechen, Übelkeit und Völlegefühl (insb. bei oraler Gabe), Kopfschmerzen, Ödeme mit rascher Gewichtszunahme
- Zwischenblutungen
- Risiko für venös-thromboembolische Komplikationen 2 – 4fach erhöht
- Geringe Risikosteigerung für ein Mammakarzinom

24.4 Eine Hormonersatztherapie lehnt die Patientin kategorisch ab. Welche nichthormonellen Therapiealternativen können Sie der Patientin anbieten um a) die Hitzewallungen günstig zu beeinflussen und b) eine Prävention bezüglich einer Osteoporose zu erreichen?

- Therapiealternative für Hitzewallungen:
  - Antihypertonika wie z. B. Clonidin oder Methyldopa, Antidepressiva (z. B. Venlafaxin) scheinen zu wirken, haben aber keine spezielle Zulassung für diese Indikation
  - Phytoöstrogene sind in der Lage klimakterische Beschwerden geringfügig zu reduzieren
- Therapiealternative für Osteoporose:
  - Körperliche Bewegung, Sport, kalziumreiche Diät
  - Raloxifen
  - Kalziumsubstitution (800 – 1000 mg/d p. o.) + Vitamin D3 (z. B. Ossofortin Kautabletten 2 × 1 Tablette/d)
  - Bisphosphonate (z. B. Fossamax 10 mg/d p. o.) bei **bestehender** Osteoporose

123

Kommentar

Indikation HRT: Die wichtigste Indikation, einer Patientin in den Wechseljahren eine Hormonersatztherapie (HET oder HRT = Hormonal replacement therapy) zu rezeptieren, ist die Behandlung **bestehender Wechseljahresbeschwerden**, die durch einen Hormonmangel verursacht werden (Frage 24.2). Die zweite Indikation für die Durchführung einer HRT liegt in der präventiven Wirkung dieser Hormone für die **Osteoporose**. Eine HRT zur Osteoporoseprophylaxe durchzuführen kann z.B. bei Vorliegen von **Risikofaktoren** (familiären Belastungen, Mangel an körperlicher Bewegung, Mangel an Kalzium und Vitamin D, vorzeitige Menopause, längeren Phasen einer Amenorrhoe im Laufe des Lebens, Anorexie, Dauertherapie mit bestimmten Medikamenten) indiziert sein bzw. bei entsprechendem Ergebnis einer Osteodensitometrie. Das verzögerte Auftreten eines Morbus Alzheimer, die Verbesserung kognitiver Funktionen, ein günstiger Einfluss auf Gelenkbeschwerden sowie die Verminderung der Rate an Dickdarmkrebs – um nur einige der möglichen Vorteile aufzuzählen, die einer HRT zugeschrieben werden – sollten nicht als Indikation für den Beginn einer HRT herangezogen werden, da diese möglichen Vorteile derzeit noch nicht ausreichend wissenschaftlich abgesichert sind. Die mögliche Prävention von Herz-Kreislauferkrankungen durch HRT ist wissenschaftlich nicht belegt (prospektiv randomisierte Studien fehlen) und stellt damit auch keine Indikation zum Beginn einer Hormonersatztherapie dar. Als wesentliche präventive Faktoren sind hier eine Änderung des Lebensstils (gesunde Ernährung, körperliche Aktivität, Verzicht auf Nikotin) sowie die medikamentöse Intervention bei kardiovaskulären Risikofaktoren (z.B. Antihypertensiva bei Bluthochdruck, Behandlung eines Diabetes) zu nennen.

Risiken der HRT: Eine HRT sollte nur nach individueller Abwägung von Nutzen und Risiken unter Berücksichtigung möglicher Kontraindikationen und Risikofaktoren zusammen mit der aufgeklärten Patientin erfolgen (Frage 24.3). Zur **Erhöhung des Risikos für ein Mammakarzinom** unter Hormonersatztherapie ist anzumerken, dass das relative Risiko für das Auftreten eines Mammakarzinoms bei einer Langzeit-Hormonsubstitutionstherapie bei 1,3 liegt. In absoluten Zahlen bedeutet

dies Folgendes: Würde man bei 1000 Frauen im Alter von 50 Jahren mit der Hormonsubstitution beginnen, so nimmt die Zahl der Brustkrebsdiagnosen in den folgenden 20 Jahren um zwei Krankheitsfälle zu, wenn die Hormontherapie fünf Jahre lang erfolgte (also von 63 auf 65 Fälle). Bei einer Therapiedauer von zehn Jahren beobachtete man bei den 1000 Frauen sechs zusätzliche Erkrankungen (also statt der zu erwartenden 63 Patientinnen bekommen 69 Patientinnen ein Mammakarzinom). Bei einer 15 Jahre durchgeführten Therapie treten zusätzlich 12 Mammakarzinomfälle auf. Eine Therapie bis zu einem Zeitraum von fünf Jahren erhöht das Mammakarzinomrisiko nicht. Die unter der Hormonsubstitution vermehrt entdeckten Karzinome sind meist in einem früheren Stadium und daher besser zu therapieren. Dies erklärt die Beobachtung, dass die Sterblichkeit wegen Brustkrebs nicht zunimmt.

SERM: Eine mögliche Therapiealternative in der Prävention der Osteoporose stellen die sog. SERMs (= **S**elektive **E**strogen**r**ezeptor **M**odulator) dar: Raloxifen (Evista) hat agonistische und antagonistische Wirkung auf östrogenempfindliche Gewebe. Auf Brust und Gebärmutter wirkt Raloxifen wie ein Östrogenantagonist, auf Knochen wie ein Östrogenagonist. Im Vergleich mit Placebo erhöht Raloxifen die Knochendichte; allerdings weniger stark im Vergleich mit Östrogenen. In Studien wurde eine signifikante Verminderung der Inzidenz von vertebralen, jedoch nicht von Hüftfrakturen nachgewiesen. Das erhöhte Risiko für thromboembolische Ereignisse unter der Behandlung ist mit dem Risiko unter einer üblichen HRT vergleichbar. Raloxifen ist nicht wirksam bei vasomotorischen Beschwerden (Hitzewallungen) oder anderen menopausalen Symptomen, die durch den Östrogenmangel hervorgerufen werden.

ZUSATZTHEMEN FÜR LERNGRUPPEN
Klimakterium praecox
Kontraindikationen für HRT

Fall 25 Präeklampsie

25.1 Nennen Sie Ihre Verdachtsdiagnose. Zählen Sie 5 diagnostische Maßnahmen auf, die Sie durchführen bzw. veranlassen werden. Würden Sie die Patientin ambulant behandeln oder stationär aufnehmen?
Verdachtsdiagnose: Präeklampsie (Gestose, proteinurische Gestationshypertonie). Stationäre Aufnahme erforderlich. Diagnostische Maßnahmen:
■ 24-h-Blutdruckmessung
■ Eiweißbestimmung im 24-h-Sammelurin

■ Tägliche Gewichtskontrolle
■ Nephrologisches Konsil
■ Regelmäßige Laborkontrolle (täglich bis 2× wöchentlich je nach Befund): Blutbild, Nieren- und Leberwerte, Gerinnungsstatus
■ Regelmäßige CTG-Kontrolle (2–3× täglich je nach Befund), Oxytocin-Belastungstest
■ Doppler-Sonographie (täglich bis 1× wöchentlich je nach Befund)
■ Regelmäßige sonographische Biometrie (in 7–10-tägigen Abständen)

25.2 Falls es bei der Patientin erforderlich wäre, den Blutdruck durch intravenöse Gabe von Medikamenten zu senken – welches Medikament würden Sie anordnen? Welchen „Zielblutdruck" würden Sie anstreben und worauf müssen Sie bei der Blutdrucksenkung achten?

■ Mittel der ersten Wahl: Dihydralazin (z. B. Nepresol).
■ Behandlungsziel: Blutdrucksenkung auf Werte zwischen systolisch 140–160 mmHg und diastolisch 90–100 mmHg. Engmaschige (15-minütige) Blutdruckkontrolle, Blutdrucksenkung **nur** unter gleichzeitiger CTG-Kontrolle!
■ *Cave:* Den Blutdruck nicht zu rasch absenken (in der ersten Stunde nicht mehr als um 20% des Ausgangswertes + parallel Infusion von Flüssigkeit, sonst kommt es zu uteroplazentaren Perfusionsstörungen!).

25.3 Erklären Sie den pathogenetischen Zusammenhang zwischen dem Krankheitsbild und der Wachstumsrestriktion.

Ursache der Wachstumsrestriktion ist vermutlich eine Plazentainsuffizienz, die sich in einer Mangelversorgung des Feten mit Nährstoffen (mit in der Folge intrauteriner, meist dysproportionierter Wachstumsrestriktion), später auch in einer Sauerstoffmangelversorgung äußert. Morphologische Grundlage ist die mangelhafte endovaskuläre Invasion des Zytotrophoblasten in die Myometriumsegmente der Spiralarterien. Dadurch bleibt die plazentare Gefäßerweiterung als Voraussetzung für die Zunahme der uteroplazentaren Durchblutung (die im Verlauf der physiologischen Schwangerschaft auftritt) aus.

Kommentar

Definition/Synonyme: Heute verwendet man das eigentliche „Alarmsymptom", den Hypertonus (bei RR-Werten von ≥ 140/90 mmHg), als Oberbegriff und spricht von sog. „Hypertensiven Erkrankungen in der Schwangerschaft" (HES), die nach dem Manifestationszeitpunkt und dem Vorhandensein weiterer Symptome noch untergliedert werden. In einigen älteren Lehrbüchern findet sich das geschilderte Krankheitsbild der Präeklampsie auch unter den Begriffen „EPH- oder Spätgestose", „Toxämie" oder „Schwangerschaftsvergiftung". Eine **Hypertonie mit Proteinurie** (Eiweißverlust von > 0,3 g/l in 24 h) mit/ohne Ödemen wird unter dem Begriff der **Präeklampsie** subsummiert.

Klinik: Ödeme allein sind ein uncharakteristisches Symptom, das nur dann von Bedeutung ist, wenn die Ödeme rasch auftreten (≥ 2 kg/Woche), d. h. wenn eine deutliche Gewichtszunahme innerhalb von kurzer Zeit festgestellt wird oder ein ausgeprägtes Gesichtsödem besteht.

Diagnostik/Therapie: Bei der geschilderten Patientin ist eine **stationäre Aufnahme** erforderlich, Proteinurie und Ödeme lassen keine ambulante Betreuung mehr zu (ganz abgesehen von der präexistenten Nierenerkrankung und der Wachstumsrestriktion!). Je nach Schweregrad der HES findet sich in der **24-h-Blutdruckmessung** (abgesehen vom höheren Blutdruckniveau) eine Aufhebung der Tag-Nacht-Rhythmik oder sogar nächtliche Blutdruckspitzen bei schweren Verlaufsformen. Die Messung dient aber auch der Erfolgskontrolle therapeutischer Maßnahmen. Bei den **Laborkontrollen** sollte neben dem Hb auch der Hkt bestimmt werden, als pathologisch gilt bereits eine Erhöhung des Hämatokritwertes ≥ 38% (erschwerter Stoffaustausch zwischen mütterlichem und kindlichem Blut). Wichtig: Immer nach Prodromalsymptomen einer drohenden Eklampsie/eines HELLP-Syndromes fahnden!

Bei der **oralen** antihypertensiven Therapie ist α-**Methyldopa** (z. B. Dopegyt) Mittel der Wahl: Therapiebeginn (einschleichend) mit 3 × 125 mg/d p.o. bis zu einer Dosis von 3 × 500 mg/d p.o., jedoch mit langsamem Wirkungseintritt. Ein rascher Wirkungseintritt ist mit **Dihydralazin** (z. B. Nepresol) mit 2–3 × 25 mg/d p.o. zu erzielen (meist in Kombination mit α-Methyldopa, wenn damit alleine keine ausreichende Blutdrucksenkung erzielt werden kann). Für die **intravenöse** antihypertensive Therapie kommt ebenfalls **Dihydralazin** zur Anwendung in einer Dosierung von 50 mg/50 ml physiologische Kochsalzlösung i. v. (*cave* nicht Glukoselösung!); bei stark erhöhtem Blutdruck 5 ml (= 5 mg) dieser Lösung als Bolus, danach je nach Bedarf 2–20 mg/h, zunächst beginnend mit 4,5 ml/h über einen Perfusor. Alternativ kann die Bolusgabe von 5 mg alle 20 Minuten durchgeführt werden. **Aber: Die einzig kausale Therapie der HES ist die Entbindung!** In der hier geschilderten Situation geht es darum, Zeit für das Kind zu gewinnen (32./33. SSW, Frühgeburt!), d. h. die Entbindung – bei intrauterinem Wohlbefinden des Kindes – so lange wie möglich aufzuschieben. Andererseits darf das Kind in utero nicht gefährdet werden – deshalb muss der kindliche Zustand engmaschig überwacht werden. Ein konservatives Vorgehen ist nur gerechtfertigt, solange sich die HES therapeutisch gut beherrschen lässt und Zeichen der fetalen Asphyxie fehlen. Bei zunehmender mütterlicher Gefährdung (zentralnervöse Symptome, Nierenfunktionsstörungen, HELLP-Syndrom usw.), schwerer therapierefraktärer Präeklampsie oder zunehmender Gefährdung des Kindes (pathologisches CTG, Wachstumsrestriktion mit Wachstumsstillstand) ist die vorzeitige Schwangerschaftsbeendigung (meist per Kaiserschnitt) indiziert.

Fall 26 Extrauteringravidität

26.1 **Was ist die wahrscheinlichste Ursache für das akute Abdomen der Patientin?**
Akutes Abdomen bei rupturierter Extrauteringravidität (EU): Achtwöchige Amenorrhoe und subjektive Schwangerschaftszeichen weisen auf eine Schwangerschaft hin. Sterilisation um den Konzeptionszeitpunkt herum muss an eine EU denken lassen, die druckschmerzhafte Resistenz und der Ultraschallbefund machen die Diagnose wahrscheinlich. Hypotonie, akutes Abdomen und freie Flüssigkeit im Douglasraum sprechen für eine intraabdominale Blutung.

26.2 **War der gewählte Zeitpunkt (15. November) geeignet, eine Tubensterilisation durchzuführen oder hätte man den Eingriff besser zu einem anderen Zeitpunkt durchführen sollen?**
Der Zeitpunkt war denkbar schlecht gewählt: Bei letzter Periode am 1. November entspricht der 15. November dem 15. Zyklustag. Tubensterilisationen sollten immer sicher präovulatorisch vorgenommen werden (sonst besteht die Gefahr einer extrauterinen bzw. intrauterinen Gravidität, s. Kommentar).

26.3 **Besteht generell (unabhängig vom Datum der Sterilisation) ein Zusammenhang zwischen der Tubensterilisation und dem bei der Patientin wahrscheinlich vorliegenden Krankheitsbild?**
Ja. Eingriffe an den Tuben (inklusive der laparoskopischen Tubensterilisation) sind disponierende Faktoren für die Entstehung einer ektopen Schwangerschaft (z. B. durch lediglich partiellen Verschluss der Tuben bei unzureichender Koagulation).

26.4 **Welche Anweisungen geben Sie der OP-Schwester bevor Sie mit der Patientin in den OP fahren? Möchten Sie das Instrumentarium für eine Laparoskopie oder für eine Laparotomie vorbereitet haben?**
Wohl eher Zugangsweg per laparotomiam erforderlich, da sie mit unübersichtlichen Verhältnissen aufgrund der Blutung und möglicherweise auch durch postoperative Adhäsionen (nach vorausgegangener Tubensterilisation 6 Wochen zuvor) rechnen müssen, aber: Die Empfehlung, grundsätzlich beim akuten Abdomen mit Schocksymptomatik eine Laparotomie durchzuführen gilt nur noch mit Einschränkung, da geübte Operateure laparoskopisch eine ebenso schnelle Blutstillung erreichen.

Kommentar

Definition: Nidation einer befruchteten Eizelle außerhalb des Cavum uteri.

Ätiologie/Pathogenese: Prädisponierende Faktoren einer Extrauteringravidität sind intra- und extratubare Adhäsionen mit partieller Okklusion der Tuben, die beispielsweise aus früher durchgemachten Adnexitiden und Eingriffen an den Tuben (z. B. mikrochirurgische Operationen, Sterilisation) resultieren können. Bei IUP-Trägerinnnen kommt es relativ häufig zu Extrauteringraviditäten (insb. bei progesteronhaltigen IUPs), ebenso im Rahmen einer Sterilitätsbehandlung.

Klinik/Diagnostik/Differenzialdiagnostik: Eine Amenorrhoe (seit ca. 7–8 Wochen: 1. November bis 24. Dezember = „Heiligabend") einer gesunden Frau spricht in Verbindung mit dem Auftreten **subjektiver Schwangerschaftszeichen** (Übelkeit, Spannungsgefühl in den Brüsten) am ehesten für eine Schwangerschaft – auch wenn kein Ergebnis eines **Schwangerschaftstests** vorliegt und man argumentieren könnte, dass die Amenorrhoe ja auch z. B. durch den psychischen Stress in der perioperativen Phase oder durch eine persistierende Follikel(zyste) verursacht sein könnte (bei Stieldrehung einer ovariellen Zyste bei Follikelpersistenz wäre ebenfalls ein akutes Abdomen mit entsprechendem prall-elastischem **Tastbefund** im Adnexbereich bzw. ein hämorrhagischer Schock bei Ruptur möglich!). Die Diagnose „rupturiert" ergibt sich aus den geschilderten Zeichen des hämorrhagischen Schocks (Hypotonie, Blässe, freie Flüssigkeit im Douglasraum). Wichtig: Eine nicht erkannte bzw. unbehandelte EU ist nach wie vor eine potenziell lebensbedrohliche Erkrankung, da bei einer Ruptur lebensgefährliche (!) Blutungen in die Bauchhöhle auftreten können. Das **Ultraschallbild** zeigt in beiden Bildhälften im linken Bildabschnitt den Querschnitt einer intakten EU mit Eiblase und Embryo, rechts daneben den leeren Uterus und lässt somit keine andere Diagnose als eine Extrauteringravidität zu. Obwohl die Diagnose relativ sicher scheint, sollten Sie präoperativ den β-HCG-Wert im Serum bestimmen. Unabhängig von der Genese der intraabdominalen Blutung weitere Diagnostik wie bei jeder hämodynamisch wirksamen Blutung.

Vorgehen/Therapie: Je nach intraoperativem Befund kann bei tubarer Gravidität ein tubenerhaltendes Vorgehen (Salpingotomie, d. h. „Schlitzung der Tube") erfolgen oder es muss eine Salpingektomie durchgeführt werden. Bei tubenerhaltendem Vorgehen müssen die Patientinnen darüber aufgeklärt werden, dass das Risiko einer erneuten Tubargravidität in den Folgeschwangerschaften erhöht ist. Eine Möglichkeit der nicht-operativen Behandlung stellt die Verabreichung von Methotrexat dar, die unter bestimmten Voraussetzungen bei nichtrupturierter, asymptomatischer Tubargravidität möglich ist.

„Sterilisationsversager": Nach einer Tubensterilisation in der 2. Zyklushälfte können Schwangerschaften (sofern die Patientin zuvor ungeschützten Geschlechtsverkehr hatte) je nach Zeitpunkt der Operation sowohl in Form von extrauterinen als auch in Form von intrauterinen Graviditäten auftreten: Bei regelmäßigem 28-tägigen Zyklus erfolgt der Eisprung am 14. Zyklustag, die Eizelle bleibt 12–24 Stunden befruchtungsfähig, die befruchtete Eizelle (Morula) erreicht etwa nach 4 Tagen das Uteruslumen und implantiert sich (ca. 6. Tag). Darüber hinaus können Sterilisationsversager generell bei ungenügender Koagulation (siehe Frage 26.3) und nach einer technisch fehlerhaften Operation (versehentlich Koagulation des Ligamentum rotundum) auftreten. Kommt es nach einer – aus Gründen der Familienplanung durchgeführten – Sterilisation zur Geburt eines unerwünschten Kindes, können die der Mutter aus der durch die Geburt des Kindes erwachsenden Unterhaltsbelastungen zu einem Schadensersatzanspruch gegen den für die fehlerhafte Operation Verantwortlichen führen. Damit Patientinnen mit Extrauteringraviditäten nach Tubensterilisation nicht erst als „akutes Abdomen mit hämorrhagischen Schock" als Notfall im Krankenhaus landen, muss vor jeder geplanten Tubensterilisation genau über die Möglichkeit eines Versagens und die möglichen Konsequenzen aufgeklärt werden. Bei Amenorrhoe nach Tubensterilisation muss die Frau ihren Gynäkologen aufsuchen.

ZUSATZTHEMEN FÜR LERNGRUPPEN
Sterilisation bei Frau und Mann – was wird operiert?

Fall 27 Endomyometritis

27.1 **Was vermuten Sie als wahrscheinlichste Ursache des Fiebers?**
Endomyometritis: Fieber > 38 °C, schwere Beeinträchtigung des Allgemeinbefindens, starker übelriechender Wochenfluss

27.2 **Nennen Sie 5 Differenzialdiagnosen, die Sie generell bei Fieber im Wochenbett bedenken müssen!**
■ **Inneres Genitale**
  – Lochialstau: plötzlicher Temperaturanstieg bis 40 °C; verringerter/vollständig fehlender Lochialfluss, Uterus druckschmerzhaft, Subinvolutio uteri, Allgemeinbefinden meist nur wenig eingeschränkt
  – (Infiziertes) paravaginales Hämatom (selten): therapieresistente Fieberschübe, ischiasartige Beschwerden.
  – Ovarialvenenthrombose (selten!): therapieresistente septische Fieberschübe, rechtsseitiger Unterbauchschmerz, akutes Abdomen, strang- oder walzenförmige Druckdolenz im rechten Unterbauch.

■ **Infektionen im Wundbereich**
  – Sectionarbe, Episiotomiewunde: Wundheilungsstörungen; anfänglich ödematös geschwollene, schmerzende und gerötete Wundränder, ggf. Nahtdehiszenz, schmierige Wundbeläge, ggf. fluktuierende Resistenz palpabel
■ **Mammae**
  – Milcheinschuss: 2.–4. postpartaler Tag, pralle (z. T. schmerzhafte) Mammae, Spannungsgefühl, Temperaturerhöhung für 1–2 Tage, deutliche Venenzeichnung der Mammae, knotiger Drüsenkörper.
  – Milchstau: Strangartige Indurationen oder Knoten in den Mammae, Schmerzen, Rötung der Haut, allgemeines Unwohlsein, Kopf- und Gliederschmerzen, subfebrile Temperaturen.
  – Mastitis puerperalis (Fall 42): Rötung, Schmerzen, Fieber, Kopf- und Gliederschmerzen, keine Besserung der Beschwerden unter konservativer Therapie

■ **Extragenitale Ursachen**, z.B. Pyelonephritis, Thrombophlebitis, Pneumonie usw.

27.3 Nennen Sie die wichtigste therapeutische Maßnahme bei der o.g. Patientin!
Antibiotische Therapie (z.B. Cephalosporin: [z.B. Claforan] 2–3×2–4 g/d i.v.)
Außerdem: Förderung der uterinen Rückbildung (Uterotonika: Oxytocin 2×3 IE/d i.m.) und Bettruhe

27.4 Mit welcher schweren Komplikation müssen Sie rechnen?
Puerperalsepsis/septischer Schock („Kindbettfieber"): Symptome der Endomyometritis, weiterhin hohes, intermittierendes Fieber (> 39°C) mit Schüttelfrost und schwerem Krankheitsgefühl. Bei septischem Schock (nach anfänglich hyperzirkulatorisch-hyperdynamen Initialstadium mit warmer und trockener Haut, Tachykardie, Hyperventilation und normalem Blutdruck) rasche Verschlechterung des Allgemeinzustandes mit Angst, Unruhe und Bewusstseinstrübung. Im hypozirkulatorisch-hypodynamen Spätstadium schließlich manifester Schock mit Blutdruckabfall und Tachykardie, schwere Verbrauchskoagulopathie mit DIC, Organfolgen (z.B. „Schockniere" mit Oligo-/Anurie).

Weitere mögliche Komplikationen:
■ **Adnexitis:** Seitenbetonter oder diffuser Schmerz im gesamten Unterbauch (je nach Ausbreitung der Infektion); „teigige", druckschmerzhafte Adnexschwellung, Fieber (≥ 38°C), Leukozytose, CRP ↑.
■ **Tuboovarialabszess/Douglasabszess:** Konglomerattumor mit zystischen Flüssigkeitsansammlungen im Adnexbereich sowie verdickte Tuben mit Flüssigkeitsansammlung im Ultraschall bzw. Eiteransammlung im Douglasraum.
■ **Pelveoperitonitis:** Diffuser Unterbauchschmerz, Abwehrspannung, Darmparalyse, Fieber und Entzündungszeichen (siehe Adnexitis).

27.5 Inwiefern modifizieren Sie Ihre Therapie? Nennen Sie das/die Medikament(e)!
Erweiterung des Anaerobierspektrums durch Clindamycin oder Metronidazol und zusätzliches Aminoglykosid (Cephalosporin + Metronidazol + Aminoglykosid: z.B. Claforan 2–3×2–4 g/d i.v. + Clont 2×500 mg/d i.v. + Refobacin 3×5 mg/kg KG/d i.v.), alternativ: Umstellung auf Imipenem (z.B. Zienam 3–4×0,5–1 g/d i.v.) bzw. entsprechend der Resistenzbestimmung.

Kommentar

Klinik: Die von der Patientin geschilderten Beschwerden sind klassisch für eine Endomyometritis. Weitere klinische Zeichen sind ein **druckdolenter Uterus** („Uteruskantenschmerz"), die **Subinvolutio uteri** sowie eine meist **schwere Beeinträchtigung des Allgemeinbefindens** (Kopfschmerzen, evtl. Tachykardie). Der Zeitpunkt (3. Tag postpartal), prädisponierende Faktoren wie vorzeitiger Blasensprung und protrahierte Geburt passen zur Diagnose bzw. sind richtungsweisend.

Diagnostik: Zu den diagnostischen Maßnahmen gehört neben der klinischen Untersuchung (Palpation, Spekulumeinstellung) ein **mikrobiologischer Abstrich** (wichtig!) aus dem Zervikalkanal mit Resistenzbestimmung sowie regelmäßige Labor-(Leukozyten, CRP, Gerinnungsstatus), Kreislauf- und Temperaturkontrollen (Verlaufsbeobachtung).

Differenzialdiagnostik: Auch wenn die Endomyometritis die häufigste Ursache für Fieber im Wochenbett darstellt, sollten durch eine orientierende körperliche Untersuchung mögliche Differenzial-

diagnosen (Frage 27.2) ausgeschlossen werden. Extragenitale Ursachen, z.B. eine Pyelonephritis, sind ebenfalls in Erwägung zu ziehen.

Therapie: Die therapeutische Maßnahme der Wahl ist neben Allgemeinmaßnahmen wie Bettruhe und Uterotonika die **antibiotische Therapie**, zunächst „blind" mit einem Breitbandantibiotikum. Führt diese Therapie nicht binnen 48 Stunden zur Senkung des Fiebers und einem Abfall der Entzündungsparameter, muss die antibiotische Therapie umgestellt werden (Frage 27.2 und Frage 27.5). Ggf. muss, bei Verschlechterung des Allgemeinzustandes der Patientin und weiter ansteigenden Entzündungsparametern (insbesondere beim Nachweis von Streptokokken der Gruppe A im Lochialabstrich!) wegen der hohen Sepsisgefahr sogar frühzeitig der Entschluss zur Hysterektomie getroffen werden. Die Puerperalsepsis ist die schwerste und potenziell tödliche Wochenbettinfektion!

ZUSATZTHEMEN FÜR LERNGRUPPEN
Ursachen Endomyometritis
Puerperalsepsis

28.1 Äußern Sie eine Verdachtsdiagnose bezüglich des polypösen Gebildes und schildern Sie Ihr weiteres Vorgehen bei der 40-jährigen Patientin!

Verdachtsdiagnose **Zervixpolyp:** Ausfluss, Zwischenblutungen, Kontaktblutung, klinischer Befund (polypöses Gebilde).

Weiteres **Vorgehen:** Abtragung/Abdrehen des Polypen, histologische Untersuchung. Gleichzeitige Abrasio empfehlenswert: Zervixpolypen sind häufig (insbesondere am Ende der reproduktiven Phase) mit Korpuspolypen vergesellschaftet und Veränderungen an der Basis des Polypen werden durch die Abrasio miterfasst (s. Kommentar).

28.2 Wie nennt man den bei der 25-jährigen Patientin beschriebenen Befund? Erklären Sie, wie es zur Entwicklung dieses geröteten, vulnerablen Bezirkes kommt!

Portioektopie: Ohne Östrogeneinfluss (vor der Menarche, nach der Menopause) ist die Portio von Plattenepithel bedeckt, die Grenze zwischen dem Plattenepithel und dem Zylinderepithel der Zervix liegt im Zervikalkanal. Unter Östrogeneinfluss wandert das Zylinderepithel auf die Portiooberfläche (ektopisch = an untypischer Stelle gelegen). Die Grenze zwischen den beiden Epithelien ist oft unscharf, mit zwischengeschalteter Übergangszone (Umwandlungs- oder Transformationszone) aus metaplastischem Epithel (s. Kommentar).

28.3 Ist das ein Normalbefund? Erläutern sie die Begriffe „essigweiß" und „Felderung".

Eine Felderung ist **kein** Normalbefund. Essigweiß ist ebenfalls **kein** Normalbefund.

- **Essigprobe:** Betupft man die Portiooberfläche mit 2–3%iger Essigsäure „quillt" das Epithel auf und der Schleimfilm löst sich ab; pathologische Strukturen kommen besser zur Darstellung und färben sich weiß an.
- **„Felderung"** (= Mosaik): aus dem Stroma an die Oberfläche ziehende Gefäße erscheinen als rote Punkte oder rote Leisten

28.4 Welche Ursachen müssen Sie bei Blutungen nach dem Geschlechtsverkehr (unabhängig vom Lebensalter und den oben geschilderten Befunden) generell in Betracht ziehen?

- Verletzungen z. B. durch mangelhafte Lubrikation der Vagina, bei Lichen sclerosis atrophicus oder seniler Kolpitis
- Zervixektopie
- Zervixpolyp
- Entzündliche Veränderungen der Zervix (z. B. Chlamydienzervizitis)
- Karzinome (Zervixkarzinom, seltener Vaginal-/Vulvakarzinom)

Kommentar

Zervixpolyp: Endozervikale Polypen sind die **häufigsten gutartigen Neubildungen** der Cervix uteri. Das morphologische Substrat stellen fokal hyperplastische, endozervikale Drüsenkrypten dar. Seltener handelt es sich um Polypen des Endometriums, die aus der Zervix „herauswachsen". Klinisch können Polypen Fluor und Kontaktblutungen verursachen (durch entzündliche Veränderungen und Ulzerationen des endozervikalen Epithels und eine verstärkte Vaskularisierung) und erleichtern die Aszension von Keimen („Infektionsvermittler"). Die „normale" Portio hat eine völlig glatte Oberfläche von gleichmäßig blassrosa bis rötlicher Farbe (ähnlich der Scheidenhaut). Jede Abweichung von der normalen Farbe und Oberfläche ist primär klinisch suspekt und bedarf der weiteren Abklärung. Differenzialdiagnostisch kommen bei polypösen oder kugeligen Tumoren der Portiooberfläche auch Myome (Myoma in statu nascendi), Zysten (Ovula Nabothi) oder kondylomatöse Veränderungen (Condylomata acuminata/lata) und natürlich karzinomatöse Veränderungen in Frage. Die Therapie besteht hier in der Entfernung des Polypen.

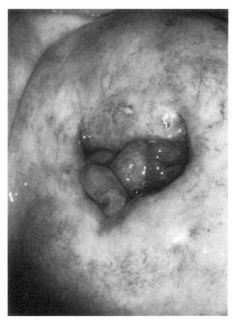

Foto: Multiple Zervixpolypen

Portioektopie: Die häufigste „Abweichung" von der „normalen" Portiooberfläche, wie bei der jüngeren Patientin, stellt eine zirkulär den Muttermund umgebende, vermehrte Rötung (Erythroplakie) der Portiooberfläche dar. Hauptursache dieser klinisch sichtbaren Rötung ist die sog. Portioektopie, ein physiologischer Befund in der reproduktiven Phase. Durch erhöhten Östrogeneinfluss (z.B. Gravidität, Ovulationshemmer) kann es zu einer verstärkten Vaskularisierung und durch mechanische Irritation (Geschlechtsverkehr) zu Blutungen kommen. Hinter der Ektopie können sich allerdings auch entzündliche, abnorme oder atypische Epithelveränderungen verbergen. Die differenzialdiagnostische Abklärung ist nur mittels Kolposkopie und Zytologie und ggf. Biopsie möglich.

Berichten Patientinnen über postkoitale Blutungen, dann ist dieses Symptom sehr ernst(!) zu nehmen, möglicherweise steckt ein Zervixkarzinom dahinter.

 ZUSATZTHEMEN FÜR LERNGRUPPEN
Kolposkopie
Zytologie/PAP-Abstrich
Zervixkarzinom

Fall 29   Nachsorge beim Mammakarzinom

29.1 In welchen Abständen finden normalerweise die Nachsorgeuntersuchungen bei einem Mammakarzinom statt?
- 1.–3. Jahr: alle 3 Monate
- 4.+5. Jahr: alle 6 Monate
- ab dem 6. Jahr jährlich (im Rahmen der jährlichen Früherkennungs[„Vorsorge"]untersuchungen)

Die Intervalle in den ersten 5 Jahren gelten nicht nur für das Mammakarzinom, sondern auch für die Genitalkarzinome.

29.2 Über welchen Gesamtzeitraum würden Sie Patientinnen mit Mammakarzinom zur Nachsorge einbestellen?
Über einen Gesamtzeitraum von 10 Jahren (beim Mammakarzinom muss bis zu 10 Jahre mit einem Rezidiv gerechnet werden, auch Rezidive nach 15 oder 20 Jahren sind möglich!). Für die übrigen Genitalkarzinome erstreckt sich die Nachsorge über einen Zeitraum von 5 Jahren.

!!! **29.3 Welches bildgebende Verfahren würden Sie regelmäßig in der Nachsorge von Patientinnen mit Z.n. Mammakarzinom einsetzen?**

Mammographie: Ein früh erkanntes ipsi- oder kontralaterales Zweitkarzinom kann mit hoher Wahrscheinlichkeit kurativ behandelt werden (das relative Risiko für ein Zweitkarzinom ist bei Frauen mit Mammakarzinom erhöht!).

- Bei Mastektomie: alle 12 Monate Mammographie der kontralateralen Brust
- Bei brusterhaltender Therapie: in den ersten 3 Jahren alle 6 Monate ipsilaterale Brust, kontralaterale Brust alle 12 Monate.

29.4 Wie lautet Ihre Verdachtsdiagnose bezüglich der Knochenschmerzen der 44-jährigen Patientin? Welche Untersuchung veranlassen Sie zur Diagnosesicherung?
- Verdachtsdiagnose Knochenmetastasierung, aufgrund der geschilderten Beschwerden und dem zum Diagnosezeitpunkt bereits fortgeschrittenen Mammakarzinom. (Die Osteoporose entwickelt sich zunächst ohne bemerkbare Symptome. Erst bei einer **fortgeschrittenen Osteoporose** treten **Schmerzen** auf, z.B. akut bei Einbruch/Bruch eines Wirbelkörpers oder als chronische Schmerzen durch die aus der Osteoporose resultierende Fehlstatik des Skeletts).
- Diagnosesicherung: Skelettszintigraphie, Röntgen.

29.5 Was ist die wahrscheinlichste Ursache dieser Funktionseinschränkung?
Schädigung des N. thoracicus longus bei der Axilladissektion.

Nachsorge: Die Nachsorge beginnt definitionsgemäß nach Abschluss der Primärbehandlung eines Karzinoms (d.h. nach Ende der OP, Bestrahlung bzw. Chemotherapie).

Ziel/Inhalte: Ziel der Nachsorge bzw. Aufgabe des betreuenden Arztes ist die **Früherkennung und Behandlung von Lokalrezidiven und Metastasen** sowie von **tumor- und therapiebedingten Nebenwirkungen** (z.B. mittels physikalischer Maßnahmen wie Krankengymnastik, Lymphdrainage oder prothetischer Versorgung). Neben der **Medizinischen Rehabilitation** gehört auch die **Psychosoziale Rehabilitation** zu den Inhalten der Nachsorge, d.h. psychische Betreuung und Hilfe bei der Krankheitsbewältigung (Selbsthilfegruppen, sozialmedizinische Beratung [soziale und wirtschaftliche Hilfemöglichkeiten, z.B. Sozialstationen], Maßnahmen der beruflichen Rehabilitation [Beratung über Schwerbehindertenrecht], Berentung, Informationen über die gesetzlich vorgesehenen Ansprüche auf Rehabilitationsmaßnahmen [z.B. Heilverfahren, „Nach- und Festigungskuren"]). Außerdem soll dem **Informations- und Aufklärungsbedarf** der Patientin beispielsweise bezüglich krankheitsspezifischer Fragen oder bezüglich psycho-sexueller Aspekte der Erkrankung Rechnung getragen werden. Der Hauptschwerpunkt der Nachsorge liegt auf der **sorgfältigen Anamnese** (gezieltes Abfragen möglicher Symptome eines Rezidivs bzw. einer Metastasierung) und der **intensiven klinischen Untersuchung** (Gewicht, Armumfang, Palpation [Operationsgebiet, kontralaterale Mamma, Lymphabflusswege, Leber], Auskultation und Wirbelsäulenklopfschmerz). Ein weiterer wesentlicher Punkt der Nachsorge ist die Anleitung zur monatlichen Selbstuntersuchung bzw. -beobachtung (der operierten Region bzw. Brust der Gegenseite) durch die Patientinnen. Die Patientinnen dazu zu motivieren ist eine ganz wesentliche Aufgabe des mit der Nachsorge betrauten Arztes. Die Patientinnen müssen darüber informiert werden, dass Sie bei neuauftretenden Beschwerden (wie in diesem Fall die Knochenschmerzen, aber auch z.B. Atemnot, Auffälligkeiten bei der Selbstuntersuchung) umgehend einen Termin vereinbaren und nicht bis zur nächsten regulären Nachsorgeuntersuchung warten sollen! Bildgebende Verfahren und Laboruntersuchungen – die früher routinemäßig in der Tumornachsorge eingesetzt wurden (z.B. alle 12 Monate Skelettszintigraphie, Tumormarker alle 3 Monate etc.) – sind nur noch bei klinischem Rezidiv- bzw. Metastasenverdacht indiziert. Eine routinemäßige apparative Nachsorge bringt für die Patientinnen keinen Vorteil im Sinne einer Verbesserung der Heilungschance, der Überlebenszeit oder der Lebensqualität (Sensitivität der Verfahren zur Aufdeckung einer anamnestisch und klinisch stummen Progression zu gering). Die einzige Ausnahme stellt die Mammographie dar (Frage 29.3).

Knochenmetastasen: Knochenmetastasen stellen sich in der **Knochenszintigraphie** durch Herde mit deutlich bis stark vermehrter Aktivitätseinlagerung dar. Prädilektionsstellen sind die Wirbelsäule, Rippen, lange Röhrenknochen, Becken und Schädel. Auffällige Regionen im Skelettszintigramm (Nuklidmehrbelegung finden sich allerdings auch bei alten Traumata!) können so gezielt nachgeröntgt werden und man kann damit auch eine Aussage über eine eventuelle Frakturgefahr treffen.

Axilladissektion: Eine Schädigung des **N. thoracicus longus** stellt eine der möglichen Komplikationen der Axilladissektion dar. Funktionseinschränkungen der Beweglichkeit des Armes können aber auch Folge einer Verletzung des **N. thoracodorsalis** (Behinderung der Rückführung und Innenrotation des Armes, „Schürzenknoten") einer postoperativen Schonung des Armes oder eines **Lymphödems** sein. Weitere mögliche Komplikationen der Axilladissektion sind Verletzungen der **V. axillaris, Nachblutungen, Serombildungen und Wundinfektionen.** Die axilläre Lymphonodektomie ist obligater Bestandteil der operativen Therapie des invasiven Mammakarzinoms. Standard stellt die Ausräumung des Levels I und II dar, wobei mind. 10 Lymphknoten entfernt und untersucht werden sollen. Die „Sentinel"-Technik (d.h. die alleinige Entnahme eines „Wächter"-Lymphknotens aus der Axilla, der präoperativ mittels Farbstoff oder einer radioaktiven Substanz markiert wird) ist zwar mit weniger Komplikationen verbunden, wird aber in Deutschland zurzeit nur im Rahmen von kontrollierten Studien durchgeführt und stellt noch kein Verfahren der klinischen Routine dar.

131

Fall 29   Antworten und Kommentar

 ZUSATZTHEMEN FÜR LERNGRUPPEN
Mammakarzinom
Besonderheiten der Nachsorge bei anderen malignen Tumoren
Disease-Management-Programme
Lymphdrainage

30.1 **Welche Auswirkungen kann die Überschreitung des Geburtstermins grundsätzlich auf den Fetus haben? Nennen Sie die 2 wesentlichsten Punkte.**

Die Auswirkungen einer Schwangerschaftsverlängerung auf den Feten werden im Wesentlichen von der Funktion der Plazenta bestimmt (s. Kommentar):

- Intrauterine/intrapartale Asphyxie, intrauteriner Fruchttod bei beginnender bzw. schwerer Plazentainsuffizienz
- Bei unveränderter Plazentafunktion kommt es durch andauerndes Wachstum des Feten zur Makrosomie: daraus resultieren u. a. protrahierter Geburtsverlauf, höhere Kaiserschnittrate, Gefahr des fetalen Traumas mit neurologischen Verletzungen

30.2 **Welche Kontrolluntersuchung(en) meint der überweisende Frauenarzt? Zählen Sie 2 Untersuchungen auf, die es Ihnen ermöglichen, eine beginnende Plazentainsuffizienz bzw. das kindliche Befinden abschätzen zu können.**

Zur Überwachung des Kindes und Abschätzung der plazentaren Funktion bei Überschreitung des Geburtstermins wird am häufigsten die Kombination aus CTG und Messung der Fruchtwassermenge eingesetzt:

- CTG-Kontrolle, besser Oxytocin-Belastungstest (höhere Aussagekraft!)
- Sonographische Abschätzung der Fruchtwassermenge: Starke Verminderung? (zuverlässiger Parameter der beginnenden Plazentainsuffizienz!)

- Biophysikalisches Profil: Kombination verschiedener Überwachungsmethoden (Fruchtwassermenge, fetale Atem- und Körperbewegungen, CTG), es werden jeweils 0 – 2 Punkte vergeben, die Bewertung erfolgt analog dem APGAR-Score (z. B. 8 – 10 Punkte = normal).

30.3 **In welchen Intervallen würden Sie die Patientin wieder zu weiteren Kontrollen einbestellen?**

Die Patientin sollte sich ab $\geq$ 41. SSW in regelmäßigen Intervallen (2 ×/Woche bis alle 2 Tage; Vorgehen variiert in den einzelnen Kliniken) zu Kontrolluntersuchungen (Frage 30.2) vorstellen. Dabei sollten immer auch der Zervixbefund (Geburtsreife?) und der mütterliche Blutdruck kontrolliert werden. (s. Kommentar)

30.4 **Nennen Sie 5 Indikationen zur Geburtseinleitung!**

Maternale Indikationen:
- Hypertensive Schwangerschaftserkrankung, Präeklampsie
- Diabetes mellitus
- Chronische Pyelonephritis mit Hypertonie

Kindliche Indikationen:
- Chronische Plazentainsuffizienz, fetale Wachstumsstörung
- Vorzeitiger Blasensprung, Amnioninfektionssyndrom
- Übertragung mit suspektem CTG oder Abnahme der Fruchtwassermenge
- Mehrlingsschwangerschaft
- Rhesusinkompatibilität

Kommentar

Definition: Die normale Dauer einer Schwangerschaft beträgt 280 Tage (= 40 Wochen) ab dem 1. Tag der letzten Periodenblutung. Eine **Übertragung** im eigentlichen Sinne liegt dann vor, wenn der errechnete Geburtstermin um $\geq$ 14 Tage überschritten ist ($\geq$ 42. SSW, ab dem 294. Tag der Schwangerschaft), vorher spricht man von einer **Überschreitung** des errechneten Geburtstermins bzw. von einer verlängerten Tragzeit. Bei ca. 3,5 – 12 % aller Schwangerschaften muss mit einem fehlenden Geburtseintritt bis zur 42. SSW gerechnet werden.

Ätiologie: Am häufigsten liegen fehlerhafte Berechnungen des Geburtstermins vor, bei echten Übertragungen werden vielfältige Ursachen (z. B. Fetale NNR-Insuffizienz, Sulfatasemangel der Plazenta, verminderte CRH-Produktion, konstitutionelle bzw. genetische Komponenten) diskutiert.

Risiken: Die Verlängerung der Schwangerschaft > 14 Tage ist mit einer 1,5 – 3fach höheren **Makro**somierate, dem 2,5fach höheren Vorkommen einer **Mekoniumaspiration**, einer doppelt so hohen Frequenz an **Schulterdystokien** und einer 1,5 – 1,8fach höheren **perinatalen Mortalität** im Vergleich zur Geburt am Termin belastet. Ab der 42. SSW nehmen die Komplikationen **deutlich** zu. Aus den genannten Risiken ergibt sich eine 2,2fach höhere Rate an Kaiserschnitten bei einem doppelt so hohen Anteil notfallmäßiger Kaiserschnitte wie am Termin.

Prozedere: Aus den genannten Gründen ist bei einer Überschreitung des Geburtstermins eine **engmaschige Kontrolle** (Frage 30.2 und 30.3) des kindlichen Befindens notwendig, um erste Anzeichen einer drohenden Plazentainsuffizienz nicht zu übersehen. Es sollte bei jeder Kontrolle ein **CTG**, spätestens ab dem 7. Tag über dem errechneten Termin ein **Oxytocin-Belastungstest**, eine **Sonographie** zur Bestimmung der Fruchtwassermenge, eine **Blutdruckkontrolle** und eine vaginale Untersuchung zur Bestimmung der **Zervixreife** erfolgen. Mit Annäherung an den Geburtstermin verkürzt sich die Zervix, sie wird weicher, sie rückt von ihrer sacralen Position in Richtung Schambein und der Muttermund öffnet sich leicht. Die Blutdruckkontrolle ist wichtig um eine beginnende Präeklampsie frühzeitig zu erkennen. Bei der Sonographie bestimmt man den **Amnionfruchtwasserindex (Frage 39.1).** Eine Amnioskopie (grünes Fruchtwasser?) wird nur noch sehr selten in der Übertragungsdiagnostik durchgeführt, ebenso wie die Bestimmung von Plazentahormonen (Östriol, HPL). Das geburtshilfliche Vorgehen bei einer Termin-

überschreitung (insofern diese durch Überprüfung des Schwangerschaftsalters anhand Frühsonographien gesichert ist) wird u. a. dadurch bestimmt, ob es sich um eine sog. „unkomplizierte Terminüberschreitung" handelt (also ohne zusätzliche Risikofaktoren), oder ob bei der Patientin noch zusätzliche Risikofaktoren (z. B. Diabetes mellitus, schwangerschaftsinduzierter Bluthochdruck) vorliegen. Während man im ersten Fall (unauffällige Kontrolluntersuchungen vorausgesetzt) zuwarten kann, sollte bei zusätzlich vorliegenden Risikofaktoren die Geburtseinleitung (Fall 40) erfolgen.

 ZUSATZTHEMEN FÜR LERNGRUPPEN
Geburtseinleitung
Bishop-Score
Bestimmung des Entbindungstermins

Fall 31 Hyperprolaktinämische Amenorrhoe

31.1 Wie lautet Ihre Verdachtsdiagnose bezüglich der Ursache der Amenorrhoe und wie lässt sich diese Verdachtsdiagnose sichern?
- Hyperprolaktinämische (Galaktorrhoe!) Amenorrhoe, wahrscheinlich verursacht durch ein Prolaktinom: sekundäre Amenorrhoe, Galaktorrhoe, Sehstörungen
- Sicherung der Diagnose: Prolaktinspiegel im Serum ↑, FSH und LH ↓, MRT der Sella turcica (hypophysärer Tumor?), Gesichtsfelduntersuchung

31.2 Erklären Sie der Patientin den pathophysiologischen Zusammenhang zwischen der bei ihr vermutlich vorliegenden Erkrankung und der Amenorrhoe.
Prolaktin hemmt die hypothalamische GnRH-Sekretion, dadurch wird die pulsatile Freisetzung von FSH und LH aus der Hypophyse gehemmt (= hypogonadotroper Hypogonadismus). Es resultiert eine ovarielle Funktionsstörung mit Follikelreifungsstörung und Anovulation.

‼️ **31.3** Nach 1 Woche stellt sich die Patientin erneut zur Befundbesprechung in Ihrer Sprechstunde vor, den Befund der zwischenzeitlich durchgeführten Untersuchung zeigt die Abbildung (s. Abb). Welche Therapie schlagen Sie der Patientin vor?
- Die Abbildung zeigt ein Makroadenom der Hypophyse, in Verbindung mit der Anamnese (Amenorrhoe und Galaktorrhoe) handelt es sich höchstwahrscheinlich um ein Prolaktinom.

- Medikamentöse Therapie mit Dopaminagonisten; auch bei Patientinnen mit großen Prolaktinomen und Gesichtsfeldeinschränkungen als Primärtherapie möglich (z. B. Cabergolin [Dostinex] 2 × 0,5 mg/Woche p. o.).

31.4 An welche möglichen Ursachen müssen Sie differenzialdiagnostisch bei einer Hyperprolaktinämie denken?
- Körperlicher und seelischer Stress
- Medikamente: z. B. Amitryptilin, Imipramin, Haloperidol, Metoclopramid, α-Methyldopa, Reserpin, Cimetidin usw.
- Endokrinopathien: Hypothyreose (Frage 31.5), Morbus Cushing, Akromegalie
- Erkrankungen der Hypophyse: Prolaktinproduzierendes Hypophysenadenom (= Prolaktinom), Hypersekretion der laktotropen Zellen, nicht endokrin aktive Tumoren der Hypophyse
- Allgemeinerkrankungen: schwere Leber- und Nierenerkrankungen
- Erkrankungen des Hypothalamus: Enzephalitis, Meningitis, Kraniopharyngeom, Meningeome, Granulome oder Zysten im Bereich des 3. Ventrikels

31.5 Kann eine Hypothyreose Ursache einer sekundären Amenorrhoe sein und wenn ja, wie erklärt sich der Zusammenhang?
Ja. Bei einer Hypothyreose ist der TRH-Spiegel erhöht, dadurch Stimulation der Prolaktinausschüttung (deshalb immer Ausschluss einer Hypothyreose bei sekundärer Amenorrhoe!).

Ätiologie: Als Ursache einer **Hyperprolaktinämie** kommen (neben den **physiologischen Ursachen** wie Laktationsperiode, Stress etc.) in erster Linie **Pharmaka** mit dopaminantagonistischer Aktivität, das **Prolaktinom** sowie eine **Hypothyreose** in Frage (weitere Ursachen siehe Frage 31.4).

Klinik/Diagnostik: Die Bestimmung des Prolaktins ist einer der ersten diagnostischen Schritte bei der Abklärung einer sekundären Amenorrhoe. Bevor eine aufwändige und teure bildgebende Diagnostik eingeleitet wird, sollte eine sorgfältige **Medikamentenanamnese** und eine **TSH-Bestimmung** erfolgen. Wenn beide letztgenannten Ursachen ausgeschlossen sind, liegt ursächlich fast immer ein Prolaktinom vor, der häufigste hormonproduzierende Hypophysentumor des Menschen. Man unterscheidet bei den Prolaktinomen aufgrund ihrer Größe zwischen Mikro- (< 10 mm) und Makroprolaktinomen (> 10 mm). Bei Makroadenomen können Sehstörungen (Gesichtsfeldausfall – „Scheuklappen" – durch Druck auf das Chiasma opticum) und Kopfschmerzen auftreten. Eine **sekundäre Amenorrhoe** in Verbindung mit einer gelegentlich spontanen, zumeist aber erst auf Provokation nachweisbaren Galaktorrhoe weist auf eine Hyperprolaktinämie hin.

Differenzialdiagnostik: Wichtig: Am Anfang jeder Diagnostik der sekundären Amenorrhoe steht immer der Schwangerschaftstest!

Therapie: Die **Therapie der ersten Wahl** ist die medikamentöse Therapie mit **Dopaminagonisten**. Sie funktioniert aus folgendem Grunde: Prolaktin wird in den eosinophilen Zellen des Hypophysenvorderlappens gebildet. Den bedeutendsten prolaktininhibierenden Faktor (= PIF) stellt das hypothalamische Dopamin dar, das an den spezifischen zentral-nervösen D_2-Dopaminrezeptor der laktotrophen Zellen des Hypophysenvorderlappens bindet (das hypothalamische TRH stimuliert dagegen die Prolaktinsekretion im Sinne eines Prolaktin-Releasingfaktors = PRF). Da ein prolaktinproduzierender Tumor nicht mehr durch das portale Gefäßsystem versorgt wird unterbleibt die Inhibition durch Dopamin, systemische Gaben eines Dopaminagonisten hingegen erreichen den Tumor über nichtportale Gefäße und binden an den D_2-Rezeptor. Durch die Gabe von Dopaminagonisten kommt es in den meisten Fällen nicht nur zu einer Normalisierung des Prolaktinspiegels, sondern auch zu einer signifikanten Größenabnahme des Adenoms und Verbesserung vorbestehender Sehstörungen. Prolaktinome werden heute **primär mit Dopaminagonisten** behandelt, selbst bei sehr großen Tumoren und ausgeprägten Sehstörungen. Die Dopaminagonisten der 2. Generation (Cabergolin, z.B. Dostinex) führen im Gegensatz zu den älteren Dopaminagonisten (Bromocriptin, z.B. Pravidel) schneller zu einer Normoprolaktinämie und werden meist besser vertragen (typische Nebenwirkungen: Übelkeit, Erbrechen, Kopfschmerzen, Schwindel und Müdigkeit). Der wesentliche Vorteil von **Cabergolin** besteht darin, dass **2 Dosen pro Woche** zur Behandlung ausreichen, was die in der Regel **jahrelange Therapie** dieser Erkrankung deutlich erleichtert (bei **Bromocriptin** sind aufgrund seiner kurzen Halbwertszeit im Plasma meist **2 – 3 Dosen pro Tag** erforderlich). Die Operation ist **Therapie der zweiten Wahl** bei Makroadenomen (mit Raumforderung) die auf eine medikamentöse Therapie nicht ansprechen. **Neurochirurgische und radiotherapeutische Verfahren** sind gegenüber der medikamentösen Therapie deutlich in den Hintergrund getreten.

ZUSATZTHEMEN FÜR LERNGRUPPEN
Differenzialdiagnostik der sekundären Amenorrhoe
Differenzialdiagnostik der primären Amenorrhoe

Fall 32   Schwangerschaft + Diabetes mellitus Typ I

32.1 Wie beurteilen Sie die präkonzeptionelle Stoffwechsellage der Patientin? Warum ist eine gute präkonzeptionelle Blutzuckereinstellung bei Typ-I-Diabetikerinnen wichtig?

■ Der Diabetes mellitus ist **ausgesprochen schlecht** eingestellt. Zielwerte:
  – *Nüchternblutzucker:* 60 – 90 mg/dl (3,3 – 5,0 mmol/l)
  – *1 Stunde postprandial:* ≤ 140 mg/dl (7,7 mmol/l)
  – *Tagesdurchschnitt:* < 100 mg/dl (5,6 mmol/l)

■ Die **erhöhte Abort- bzw. Fehlbildungsrate** (diabetische Embryopathie, sog. „kaudales Regressionssyndrom") bei Diabetikerinnen lässt sich durch eine präkonzeptionell optimale Stoffwechseleinstellung auf die Rate bei nicht diabetischen Schwangeren reduzieren.

!!! **32.2 Die Patientin möchte von Ihnen wissen, ob sie in der Schwangerschaft denn nicht mehr Insulin brauchen würde, schließlich sei sie jetzt** "quasi zu zweit". Klären Sie die Patientin über den Insulinbedarf in der Schwangerschaft auf!

- **1. Trimenon: Insulinbedarf sinkt** (mit einem Tiefpunkt etwa in der 16. SSW)
- **2. + 3. Trimenon:** ab der 16. SSW stetiger **Anstieg des Insulinbedarfs**, in der 28.–32. SSW Angleichung an den Bedarf vor der Schwangerschaft. Weiterer kontinuierlicher Anstieg bis zur 36. SSW, danach wird eine stabile Phase erreicht.

32.3 Die Patientin möchte von Ihnen wissen, welche Risiken für sie und das Kind durch den Diabetes während der Schwangerschaft bestehen. Zählen Sie jeweils 3 mögliche Risiken für Mutter und Kind auf!

- **Mutter:**
  - Häufigeres Auftreten von **HES (Hypertensive Erkrankung in der Schwangerschaft,** vgl. Fall 25), v. a. in diesem Fall Risiko einer „Pfropfgestose" bei diabetischer Nephropathie!
  - Behandlungsbedingte **hypoglykämische Reaktionen/Ketoazidosen**
  - **Verschlechterung** einer **diabetischen Retinopathie** und/oder **Nephropathie**
  - Neigung zu **vorzeitigen Wehen**
  - Häufigeres Auftreten von **Harnwegsinfekten**
  - Gehäuft **vulvovaginale Infektionen**

- **Kind:**
  - Erhöhte Abort- und **Fehlbildungsrate** (Frage 32.1)
  - Häufigeres Auftreten einer **Plazentainsuffizienz** (durch diabetische Mikroangiopathie, meist in Kombination mit HES) mit nachfolgender **Wachstumsrestriktion des Feten** bis hin zum intrauterinen **Fruchttod**
  - Erhöhte **Frühgeburtenrate** (Frage 32.4)
  - **Fetopathia diabetica** und die daraus resultierenden Folgen (ungenügende Organreife, Mangelentwicklung und Stoffwechselstörungen wie Hypoglykämie, Hypokalzämie, Hypomagnesiämie, Atemstörungen, Polyglobulie, Hyperbilirubinämie, geburtsmechanische Komplikationen usw.)

32.4 Zuletzt möchte die Patientin noch über die Geburt informiert werden: Sie hätte mal gehört, dass Diabetikerinnen häufig Frühgeburten hätten. Trifft diese Aussage zu und wenn ja warum?

Ja, bei Diabetes mellitus besteht eine **erhöhte Frühgeburtlichkeit:**

- Neigung zu **vorzeitiger Wehentätigkeit** durch erhöhte Infektanfälligkeit bzw. uterine Überdehnung bei Polyhydramnion
- Das häufigere Auftreten von z. B. hypertensiven Erkrankungen bis hin zur Präklampsie (Folge: intrauterine Wachstumsrestriktion, fetaler Distress) erfordert **häufiger** eine **vorzeitige Beendigung der Schwangerschaft**

Kommentar

Allgemeines: Vor der Insulinära war eine Schwangerschaft bei Diabetikerinnen ein seltenes Ereignis mit einer mütterlichen Letalität von nahezu 50% und einer kindlichen Mortalität von nahezu 100%! Eine Diabetikerin kann heute eine Schwangerschaft in aller Regel „normal" austragen und ein gesundes Kind zur Welt bringen, da alle mit dem Diabetes assoziierten Risiken durch eine bereits präkonzeptionell herbeigeführte und während der gesamten Schwangerschaft bis zur Entbindung fortgesetzte normoglykämische Diabeteseinstellung verhindert oder wenigstens minimiert werden können. Zu Risiken für Mutter und Kind s. Frage 32.3.

Allgemeine Maßnahmen: Frauen mit Typ-I-Diabetes müssen frühzeitig aufgeklärt werden, um ungeplante Schwangerschaften unter schlecht eingestellten Blutzuckerwerten verhindern zu können. Die Häufigkeit kardialer Fehlbildungen und des kaudalen Regressionssyndroms ist wesentlich von der Qualität der Blutzuckereinstellung zum Konzeptionszeitpunkt abhängig!

Maßnahmen in der Schwangerschaft: Spätestens unmittelbar nach Feststellung der Schwangerschaft (auch in dem hier geschilderten Fall wurde ja der präkonzeptionelle Zeitpunkt verpasst) sollten die Patientinnen gemeinsam von einem diabetologisch erfahrenen **Internisten** und einem mit diabetologischen Problemen vertrauten **Gynäkologen** betreut werden. Wird die Diabetikerin während der Schwangerschaft nicht optimal betreut und wird keine normoglykämische Stoffwechselsituation erreicht, erhöht sich die neonatale Mortalität und Morbidität (v. a. durch die diabetische Fetopathie, s. Frage 32.3) von Neugeborenen diabetischer Mütter. Die **Mutterschaftsvorsorge** ist **intensiver als sonst üblich:** Vorsorgeuntersuchungen in ca. 2-wöchigen Abständen, ophthalmologische und nephrologische Kontrollen, häufigere Ultraschalluntersuchungen, Dopplersonographie und regelmäßige CTG-Kontrollen zur fetalen Zustandsdiagnostik, großzügige Indikation zur Klinikeinweisung bei Schwangerschaftskomplikationen.

Obwohl Schwangerschaften bei Diabetikerinnen „normal" verlaufen können, darf man folgendes nicht vergessen: **Mit Insulin behandelte Diabetikerinnen sind Hochrisikoschwangere,** die in einem **Perinatalzentrum entbunden** werden sollen! Bei komplikationsfreiem Verlauf der Schwangerschaft wird eine vaginale Entbindung am Termin angestrebt, ein Austragen der Schwangerschaft über den Termin hinaus sollte vermieden werden (Plazentainsuffizienz, Makrosomie).

 ZUSATZTHEMEN FÜR LERNGRUPPEN
Frühgeburt
HES
Präeklampsie, Eklampsie

Fall 33   Eklamptischer Anfall

33.1 **Unter welchem Begriff würden Sie die genannten Befunde zusammenfassen?**
Schwere (Verlaufsform der) Präeklampsie (drohende Eklampsie)

33.2 **Nennen Sie die erforderlichen Notfallmaßnahmen!**
- 5 – 10 mg Diazepam (z. B. Valium) langsam i. v. (*cave:* Gefahr eines Atemstillstands!)
- Seitenlagerung, Einlage eines Gummikeils zwischen die Zähne (wenn möglich ohne Gewalt!), Schutz der Patientin vor Verletzungen (*cave:* Aspirationsgefahr!)
- Intubationsbereitschaft herstellen (Anästhesie informieren), ggf. Beatmung bei respiratorischer Insuffizienz
- Intensivüberwachung: Blutdruck, EKG, Puls, Oxymetrie, CTG, ggf. ZVD-Messung, Blasenkatheter
- Reizabschirmung gegenüber Lärm, grellem Licht
- Wenn Patientin stabil: Entbindung durch Kaiserschnitt
- Zur Prävention weiterer Anfälle $MgSO_4$-Bolus: 4 g i. v. über 5 Minuten, Erhaltungsdosis: 1 – 2 g i. v./h (Perfusor). *Cave:* Gefahr der Überdosierung (zur Überwachung: Sehnenreflexe noch auslösbar? Atemfrequenz > 12/min, Urinpro-

duktion > 100 ml/4 h?; als Antidot Kalziumglukonat bereithalten, bei Bedarf 10 ml 10 % i. v.!).
- Blutdrucksenkung: Dihydralazin-Bolus 5 mg i. v., Erhaltungsdosis: 20 – 80 mg/h (Perfusor). *Cave:* überschießende Hypotonie mit kindlicher Asphyxie → deshalb Dauer-CTG!

33.3 **An welche Ursachen müssen Sie differenzialdiagnostisch bei einem Krampfanfall in der Schwangerschaft ohne Kenntnis der Anamnese denken?**
An die gleichen Ursachen wie auch außerhalb der Schwangerschaft:
- Epileptischer Anfall
- Zentrale, raumfordernde Prozesse (Hirntumor, Hirnvenen-/Sinusthrombose)
- Hirnblutung, z. B. bei Aneurysma
- Meningitis/Enzephalitis
- Metabolische Erkrankungen, z. B. Urämie, Hypoglykämie bei Diabetes mellitus
- Intoxikationen

33.4 **Wie gehen Sie jetzt weiter vor?**
Umgehende Entbindung durch Sectio caesarea: Oszillationsamplitude < 5 SpM („silent"), Akzelerationsverlust, Dezelerationen (Entbindung wäre auch bei unauffälligem CTG indiziert, s. Kommentar)

Kommentar

Definition: Unter einer Eklampsie versteht man generalisierte, tonisch-klonische Krämpfe, die vor, während oder bis zu 7 Tage nach der Geburt auftreten können.

Epidemiologie: Mit einem eklamptischen Anfall ist in 0,2 – 0,5 % aller Schwangerschaften zu rechnen. Er kann während der gesamten Schwangerschaft, aber **auch noch im Wochenbett** auftreten. Die Ätiologie ist unbekannt, ursächlich wird eine zerebrale Ischämie diskutiert, ausgelöst durch Spasmen und Mikrothromben kleiner intrakranieller Gefäße.

Klinik: Die Hebamme schildert Ihnen einige **typische Prodromalsymptome** eines eklamptischen

Anfalls: Zunehmende Kopfschmerzen, Sehstörungen (meist Flimmern vor den Augen), Ohrensausen, Hyperreflexie, Schwindelgefühl, Schmerzen im Epigastrium und Übelkeit. *Cave:* der eklamptische Anfall kann sich auch ohne die klassischen Symptome der Präeklampsie (wie hier im Fall: Proteinurie, Hypertonie) manifestieren!
Der unmittelbar bevorstehende **eklamptische Anfall** kündigt sich oft durch starre Blickrichtung mit weiten Pupillen und Zuckungen der Gesichtsmuskulatur an. Der Anfall ist gekennzeichnet durch **tonisch-klonische Krämpfe:** Arme und Beine der Patientin sind zunächst gestreckt, wirken unnatürlich angespannt und wie „versteift", dann setzen Zuckungen in den Extremitäten ein, die sich über

den Körperstamm in Richtung Kopf ausbreiten. Wie auch beim epileptischen Anfall tritt oft Schaum vor den Mund und es kommt zum Zungen-Lippen-Biss. Die Atmung setzt meist wieder spontan mit tiefen und schnellen Atemzügen ein, die Patientinnen fallen anschließend in einen komatösen Zustand von wechselnder Dauer.

Komplikationen (in 5–15 % der Fälle): Durch die Krampfanfälle kann es zu Mikrozirkulationsstörungen in Form von Kapillarschäden, umschriebene Hämorrhagien und Gewebenekrosen kommen, die wiederum zu Funktionsstörungen von Organen führen. Akutes Nierenversagen, interstitielles Hirnödem und intrazerebrale Blutungen, Lungenödem infolge einer Herzinsuffizienz, aber auch Gerinnungsstörungen (DIC) und selten die Beteiligung der Leber – insbesondere beim HELLP-Syndrom (Lebernekrosen, Leberruptur; s. Fall 70) –

sind Zeichen dieses Multiorganversagens. Durch hämodynamische Überlastung kann es schließlich zum Herzversagen kommen. Weitere Komplikationen sind Aspiration, Laryngospasmus, Atemstillstand.

Vorgehen: Wenn eine Patientin mit einer hypertensiven Erkrankung Ihnen diese Symptome schildert, dann ist das absolut ernst zu nehmen. Nach Überwinden des eklamptischen Anfalls und Stabilisierung des mütterlichen Kreislaufs ist unabhängig vom Gestationsalter bzw. von der fetalen Reife die vorzeitige **Schwangerschaftsbeendigung** indiziert; in diesem Fall – bei dem abgebildeten CTG – sowieso.

Prognose: Die perinatale Sterblichkeit erreicht je nach Art und Schweregrad der Erkrankung 30 %!

ZUSATZTHEMEN FÜR LERNGRUPPEN
Hypertonie in der Schwangerschaft
Präeklampsie
HELLP-Syndrom

Fall 34   Beratung einer Schwangeren/Terminkorrektur/Schwangerenvorsorge

34.1 Die Patientin fragt, welche Untersuchungen denn heute durchgeführt werden sollen. Erklären Sie der Patientin, welche Untersuchungen Sie heute und bei jedem weiteren Vorsorgetermin regelmäßig durchführen werden.
Bei jeder Vorsorge erfolgt eine:
- Gewichtskontrolle
- Blutdruckmessung
- Untersuchung der Beine auf Ödeme
- Untersuchung des Mittelstrahlurins: Eiweiß, Zucker, Blut, Nitrit, Sediment und ggf. bakteriologische Untersuchungen (z. B. bei auffälliger Anamnese, Blutdruckerhöhung, auffälligem Sedimentbefund)
- Kontrolle des Standes der Gebärmutter (Symphysen-Fundus-Abstand)
- Auskultatorische Kontrolle der kindlichen Herzaktionen (z. B. Sonicaid = Detektor für die fetale Herzfrequenz durch Ultraschall. Ab der 18.–20. SSW Herztöne auch mit dem Holzstethoskop [Pinard-Stethoskop] hörbar)
- Feststellung der Lage des Kindes (ab dem 3. Trimenon, Leopold-Handgriffe)
- Hämoglobinbestimmung: im Regelfall ab 6. Monat, falls bei Erstuntersuchung normal. Bei einem Hb von < 11,2 auch Zählung der Erythrozyten
- Regelmäßige vaginale Tastuntersuchungen werden in den Mutterschaftsrichtlinien nicht ausdrücklich gefordert (Ausnahme: Erstuntersuchung), haben sich aber zur Erkennung einer

vorzeitigen Zervixreifung/Muttermunderöffnung weitgehend eingebürgert (sind auch auf einer Liege möglich). Eine Spekulumeinstellung der Portio ist „routinemäßig" ebenfalls nicht erforderlich (Ausnahme: Erstuntersuchung, erforderlich z. B. auch bei Symptomen wie Fluor, vaginaler Blutung usw., Entnahme von Abstrichen zum Ausschluss von B-Streptokokken).

34.2 Entscheiden Sie anhand der Abbildung ob Sie den vorläufigen Entbindungstermin und das Schwangerschaftsalter beibehalten oder eine Terminkorrektur vornehmen müssen.
Geburtstermin muss korrigiert werden. Alle gemessenen Werte liegen unterhalb der 5. Perzentile (= unterhalb des unteren Grenzbereichs, in dieser Abb. graue Schattierung). Bei nicht erinnerlicher letzter Periode, und drei Ultraschallwerten mit gleichem richtungsweisenden Ergebnis ist es naheliegend, dass die Schwangerschaft „jünger" ist.

34.3 In welchen Abständen bestellen Sie Schwangere mit komplikationslosem Schwangerschaftsverlauf zu Vorsorgeuntersuchungen ein? In welcher Schwangerschaftswoche registrieren Sie das erste „Routine-CTG"?
Untersuchungsfrequenz: alle 4 Wochen, in den letzten 2 Monaten alle 2 Wochen, ab dem errechneten Geburtstermin alle 2 Tage

Ein „Routine-CTG" in der Schwangerenvorsorge entsprechend den Mutterschaftsrichtlinien existiert nicht. Die Kardiotokographie ist im Rahmen der Schwangerenvorsorge nur angezeigt, wenn eine der nachfolgend aufgeführten Indikationen vorliegt:

■ Drohende Frühgeburt
■ Auskultatorisch festgestellte Herztonalterationen
■ Verdacht auf vorzeitige Wehentätigkeit.

34.4 Wie ermitteln Sie bei einer Schwangeren in der z. B. 30. SSW in der Schwangerenvorsorge normalerweise die Lage des Kindes (ein Ultraschallgerät steht Ihnen nicht zur Verfügung)?
Mit dem sog. 3. Leopold-Handgriff, der „die Art des vorangehenden Teils" prüft: Mit einer Hand

(abgespreizter Daumen) wird oberhalb der Symphyse getastet. Der Kopf ist an seiner kugeligen Form und an seiner Beweglichkeit in der Halswirbelsäule (als „Anschlagen" an den tastenden Fingern = „Ballottement" erkennbar).

‼ 34.5 Begründen Sie, warum Sie eine Reiseerlaubnis erteilen oder von der Reise abraten!
Sie raten der Patientin ab. Eine Flugreise im 1. Trimenon ist kein Problem, aber ein Aufenthalt in Kenia wäre aus mehreren Gründen als bedenklich einzustufen:
■ Auswirkungen des Klimawechsels
■ Körperlich extreme Anstrengung (mit Rucksack und Zelt!)
■ Infektionsgefahr (s. Kommentar)

Kommentar

Terminkorrektur: Anlässlich aller drei Ultraschalluntersuchungen sehen Sie auf der Abbildung, dass die gemessenen Werte unterhalb der 5. Perzentile liegen (gemessen wird in diesem Zeitraum der Schwangerschaft die Scheitel-Steiß-Länge), d. h. entweder ist das Kind viel zu klein für die entsprechende Schwangerschaftswoche oder – viel wahrscheinlicher – bei unbekanntem Termin der letzten Periodenblutung ist die Schwangerschaft „jünger" als ursprünglich angenommen (also nicht 12 + 5 sondern 11 + 5 SSW). Das Kind wird also später auf die Welt kommen, der vermutliche Entbindungstermin muss vordatiert werden (= korrigierter Entbindungstermin). **Terminkorrekturen dürfen nur bis zur 20. SSW vorgenommen werden.** Ist die Entwicklung der Feten danach nicht zeitgerecht muss man eher von einer Wachstumsrestriktion (zu geringes Wachstum) als von einem falschen Termin ausgehen. Der einmal festgelegte Entbindungstermin ist auch der Stichtag für Übertragungen, Geburtseinleitung wegen Übertragung und viele andere Entscheidungen. Deshalb ist es wichtig, dass der behandelnde Gynäkologe den Termin in der Frühschwangerschaft so genau wie möglich festlegt (Fall 6).

Schwangerschaft und Reisen: Das Thema Reisen ist bei der Beratung von Schwangeren ein wichtiges Thema. Von einer Rucksacktour durch das Landesinnere von Kenia sollte man abraten. Zum Reiseziel ist anzumerken, dass Reisen in Länder/Gegenden ohne gute (fach)ärztliche Versorgung und hohen Anforderungen an die **Thermoregulation** zu jedem Schwangerschaftszeitpunkt ein Risiko darstellen (Beeinträchtigung der uteroplazentaren Durchblutung durch die zur Thermoregulation er-

forderliche Blutumverteilung, Dehydrierung und Hämokonzentration können zu Frühgeburten und Phasen mangelnder Sauerstoffversorgung des Kindes führen). Das **Infektionsrisiko** ist für Schwangere sicherlich nicht höher als für Nicht-Schwangere, allerdings sind die direkten und indirekten Folgen der mütterlichen Infektion für das Kind und den Schwangerschaftsverlauf größer und die Behandlungsmöglichkeiten eingeschränkt (ganz abgesehen von Malaria, Typhus, Cholera, Gelbfieber und vielen anderen Möglichkeiten – selbst ein „harmloser" Schnitt kann in diesem Klima zur bedrohlichen Infektion werden)! Die „typischen" Reiseimpfungen wie Hepatitis, Tetanus, Typhus, Cholera und Gelbfieber wären zwar bei „Reisen in Endemiegebiete oder Kontakt" möglich (z. B. dringend erforderliche berufliche Reise), diesem Risiko sollte man sich aber in der Schwangerschaft ohne zwingenden Grund nicht aussetzen! Zu **Flugreisen** ist anzumerken, dass ein Risiko durch Fliegen immer diskutiert wurde (relative Hypoxämie durch höhenbedingten Druckabfall, kosmische Strahlenbelastung); fliegt eine gesunde Frau nur gelegentlich (also bei nicht berufsbedingter Exposition) in der Schwangerschaft dürfte ein erhöhtes fetales Risiko aber nicht gegeben sein. Das Mutterschutzgesetz verbietet u. a. Arbeiten „bei denen regelmäßig **Lasten** von mehr als 5 kg Gewicht oder gelegentlich Lasten von mehr als 10 kg Gewicht ohne mechanische Hilfsmittel von Hand gehoben, bewegt oder befördert werden" (mit gutem Grund: körperliche Anstrengung, besonders in großer Hitze und im Stehen wirkt sich negativ auf das Geburtsgewicht und die perinatale Mortalität aus [Fall 79]), da sollte man nicht freiwillig für Wochen einen Rucksack tragen.

ZUSATZTHEMEN FÜR LERNGRUPPEN
Leopold-Handgriffe
Impfungen in der Schwangerschaft

35.1 Welche Untersuchung sollten Sie bei den geschilderten Symptomen der Urodynamik voranstellen?

Die geschilderten Symptome könnten auch Folge eines Harnwegsinfektes sein. Die Urodynamik ist bei einem floriden Harnwegsinfekt kontraindiziert (Gefahr der retrograden Einspülung von Keimen in die Niere). Deshalb zunächst: Orientierende Urinanalyse („Urinsticks"); bei V. a. Infektion (Nitrit und Blut positiv) weiterführende Infektdiagnostik (Urinkultur).

!!! **35.2** Die urodynamische Untersuchung erbringt unwillkürliche spontane Detrusorkontraktionen während der Zystotonometrie. Wie lautet Ihre Diagnose?

Drang- bzw. Urgeinkontinenz: plötzlicher kaum unterdrückbarer Harndrang (imperativer Harndrang), unwillkürlicher Urinverlust, Pollakisurie

35.3 Könnte eine Urethrozystoskopie Ihnen bei der Suche nach der möglichen Ursache der Inkontinenz von diagnostischem Nutzen sein? Wie lautet Ihre Verdachtsdiagnose?

Ja. Mögliche Ursache: Blasenstein (bekannte Hyperurikämie, nach Absetzten von Allopurinol kann Blasenstein möglich sein). Eine Urethrozystoskopie sollte bei Urgeinkontinenz immer durchgeführt werden um organische Ursachen auszuschließen.

35.4 Nennen Sie ein Medikament (Wirkstoff) zur Behandlung der Dranginkontinenz und dessen Angriffspunkt bzw. Wirkungsweise.

Die Steuerung des Detrusors erfolgt überwiegend durch den Parasympathikus (Überträgerstoff Acetylcholin); die Rezeptoren sind durch Atropin und seine Derivate (Anticholinergika, Parasympatholytika) blockierbar: z. B. Trospiumchlorid (Spasmex, Spasmo-Urgenin), Tolterodin (Detrusitol), Atropinsulfat (Dysurgal)

139

Fall 35 Antworten und Kommentar

Kommentar

Formen: Die Urge- oder Dranginkontinenz wird in eine **sensorische Form** (= Blasenhypersensitivität) und in eine **motorische Form** eingeteilt. Vereinfacht kann man sagen, dass bei der motorischen Form der Detrusor hyperaktiv ist, bei der sensorischen Form verstärkte Impulse aus der Blasenwand vorliegen. Der Muskel wird unwillkürlich angespannt, obwohl die Blase noch nicht gefüllt ist. Diese muskulären Anspannungen lassen sich als Druckschwankungen in der Urodynamik messen (s. u.), sie treten entweder spontan auf oder lassen sich auch durch Hustenstöße provozieren.

Ätiologie: Die Urgeinkontinenz ist häufig **idiopathisch**. Neben neurologischen Ursachen (ungehemmte Kontraktionen infolge neurogener Enthemmung z. B. bei Morbus Parkinson, Apoplex) können u. a. Harnwegsinfekte, Diabetes mellitus, Östrogenmangel, intravesikale Fremdkörper (z. B. Blasenstein), Tumore oder Lageveränderungen der Organe des kleinen Beckens vorliegen.

Klinik/Diagnostik/Differenzialdiagnostik: Imperativer, plötzlich einschießender Harndrang mit nicht mehr zu hemmender Blasenentleerung sind die klassischen Symptome der Urgeinkontinenz. Die **Anamnese** gibt meist erste Hinweise auf die Form der Inkontinenz. Rein anamnestisch lassen sich eine Stress- und eine Dranginkontinenz jedoch nicht voneinander abgrenzen, da sich die Symptome oft überlagern. Patientinnen mit einer Stressharninkontinenz berichten ebenfalls oft von häufigem Toilettengang (im Sinne eines Vermeidungsverhalten suchen die Patientinnen gehäuft

die Toilette auf). Eine Herzinsuffizienz oder eine Diuretikatherapie können eine Nykturie verursachen. In unklaren Fällen, bei einem Rezidiv nach vorausgehender Behandlung und vor jeder operativen Intervention ist deshalb eine **urodynamische Untersuchung** angezeigt. Sie beinhaltet eine **Zystometrie** (= Messung des intravesikalen Drucks in Abhängigkeit vom Füllungszustand der Harnblase) und ein **Urethradruckprofil**. Bei der Zystometrie wird ein Druckrezeptor in einem dünnen Katheter in die Blase eingebracht und die Blase langsam mit körperwarmer Kochsalzlösung über eine computergesteuerte Pumpe gefüllt. Der Druckrezeptor misst Druckschwankungen in der Blase und wandelt diese in elektrische Impulse um, die verstärkt und auf einem Schreiber als Messwerte in Form von Kurven ausgegeben werden. Neben dem Druck in der Blase wird noch der Druck im Abdomen (Rektalsonde) gemessen. Aus diesen beiden Messwerten errechnet sich der Detrusordruck. Durch Befragen der Patientin kann man die Flüssigkeitsmengen bestimmen, bei denen leichter oder starker Harndrang auftritt. Normalerweise ist der Detrusor stabil, d. h. Druckspitzen (= spontane oder durch Hustenstöße provozierte Kontraktionen des Detrusors) treten nicht auf. Bei einer motorischen Urgeinkontinenz finden sich synchron zum Auftreten der Drangsymptomatik unwillkürliche Detrusorkontraktionen.

Therapie: Die Therapie besteht in Beseitigung der Ursache (sofern möglich), Blasentraining (Verlängerung des Miktionsintervalls) und Gabe von Anticholinergika (Frage 35.4).

Fall 36 Metastasiertes Mammakarzinom

36.1 Wie lautet Ihr Therapievorschlag? Nennen Sie einen Wirkstoff!
Hormonelle Therapie mit (s. Kommentar)
- Antiöstrogen: Tamoxifen oder Toremifen
- Aromatasehemmer: z. B. Anastrozol oder Letrozol

!!! 36.2 Wie würde Ihr Therapievorschlag aussehen, wenn die Patientin starke Beschwerden hätte (z. B. eine ausgeprägte Dyspnoe bei pulmonaler Lymphangiosis carcinomatosa)?
Chemotherapie: Monochemotherapie oder Polychemotherapie

36.3 Welche Alternative zur operativen Stabilisierung gibt es bei der Behandlung von Knochenmetastasen, wenn keine pathologische Fraktur vorliegt, sondern Schmerzen im Vordergrund stehen?
- Strahlentherapie: guter analgetischer Effekt, indiziert auch bei drohenden bzw. erfolgten Frakturen wenn keine dringliche OP-Indikation vorliegt. Absolute OP-Indikationen sind:
  - drohende/pathologische Frakturen der langen Röhrenknochen

  - progrediente neurologische Ausfälle bei Wirbelsäulenmetastasen.
- Bisphosphonate (Eti-, Clo-, Pami- und Ibandronat): hemmen die Osteoklastenaktivität und damit den Knochenabbau bei ossärer Metastasierung

36.4 Welche Therapieform könnten Sie aufgrund der Überexpression noch einsetzen? Wie heißt diese Substanz und wie wirkt sie?
- Therapieform: Immuntherapie
- Wirkstoff: Trastuzumab (Herceptin) = gentechnisch hergestellter monoklonaler Antikörper (AK)
- Wirkmechanismus: AK bindet an einen Rezeptor (Humaner Epidermaler Wachstumsfaktor-Rezeptor 2 = HER-2), der in großer Zahl auf der Oberfläche der Tumorzellen von etwa 20–25 % aller Mammakarzinompatientinnen gefunden wird, auf normalen, ruhenden Zellen aber nur in geringer Zahl vorkommt. Durch die Bindung wird die Aufnahme von Wachstumsfaktoren in die Zelle blockiert. Folge: Wachstumshemmung und Zerstörung der Tumorzellen.

Kommentar

Das metastasierte Mammakarzinom wird als eine momentan **nicht heilbare Erkrankung** angesehen, deshalb gilt für die Therapie folgender Grundsatz: Bestmögliche Linderung tumorbedingter Beschwerden bei bestmöglicher Lebensqualität. **Hormontherapien** sind zwar relativ nebenwirkungsarm, es dauert jedoch eine gewisse Zeit, bis der Tumor auf die Therapie anspricht. Ein rasches Ansprechen auf die Therapie ist bei der **Chemotherapie** zu erwarten, allerdings hat diese auch erheblich mehr Nebenwirkungen. Da die Ansprechraten einer Hormontherapie denen einer Monochemotherapie entsprechen, sollte **bei allen Patientinnen mit positiven Rezeptoren** zunächst eine Hormontherapie erfolgen. Ausnahme: Patientinnen bei denen eine rasche Progredienz der Tumorerkrankung (z. B. disseminierte Leberfiliae) festgestellt wird oder starke Beschwerden bestehen (z. B. ausgeprägte Dyspnoe bei pulmonaler Lymphangiosis carcinomatosa). Diese Patientinnen sollten primär chemotherapeutisch behandelt werden.

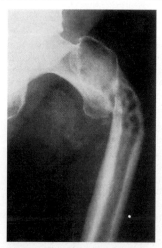

Röntgen: Oberschenkelhalsfraktur bei Knochenmetastase

Der erste hormonelle Therapieschritt bei postmenopausalen Patientinnen bestand bislang in der Verabreichung eines **Antiöstrogens** (1), möglicherweise sind die **Aromatasehemmer** (2) jedoch bezüglich Nebenwirkungsprofil und höherer Remissionsraten in der „First-Line" Therapie (= Primärtherapie) überlegen und werden deshalb in Zukunft den ersten Therapieschritt darstellen (Frage 36.1). Den letzten hormonellen (3) Therapieschritt stellen die **Gestagene** (z. B. Medroxyprogesteronacetat = MPA) dar. Bei prämenopausalen Patientin-

nen sind GnRH-Analoga der erste Schritt. Versagt der jeweilige hormonelle Therapieschritt, kann zum nächsten Schritt übergegangen werden (1 → 2 → 3 bzw. 2 → 1 → 3). Sind die hormonellen Behandlungsmöglichkeiten ausgeschöpft, kann eine chemotherapeutische Behandlung erfolgen. Die Remissionsraten sind bei der Monochemotherapie niedriger als bei einer Polychemotherapie, allerdings sind Monotherapien auch mit weniger Nebenwirkungen verbunden. (Mammakarzinom s. auch Fall 10).

 ZUSATZTHEMEN FÜR LERNGRUPPEN
Bildgebende Diagnostik zum Metastasennachweis
Aktuelle Therapieleitlinien
Metastasierungswege
Prognose bei metastasiertem Mammakarzinom
Tumorendoprothese

Fall 37 Endometriose

37.1 Um was handelt es sich (in Zusammenschau mit der Anamnese) höchstwahrscheinlich?
Endometriose-Zyste (Teer- oder Schokoladenzyste): glatt begrenzte Ovarialzyste mit homogener echoarmer Binnenstruktur; sekundäre Dysmenorrhoe, Dyspareunie

37.2 Wie entsteht dieser Befund?
Bei fehlender Abflussmöglichkeit für Gewebezerfallsprodukte und Blut bei eingeschlossenen ektopen Endometriumherden (in diesem Fall im Ovar) kann es zu zystischen Organauftreibungen kommen, die mit einem schokoladenfarbigen Reaktionsprodukt (= eingedicktes, dunkelbraun-rotes Blut) gefüllt sind.

!!! 37.3 Wie therapieren Sie diese Patientin?
3-Phasen-Therapie der Endometriose:
- 1. Phase: Laparoskopie mit Exstirpation der Zyste und Entfernung leicht zugänglicher Endometrioseherde (z. B. per Laser)
- 2. Phase: Medikamentöse Therapie mit z. B. GnRH-Analoga (Gonadotropin-Releasinghormon-Agonisten: Leuprorelinacetat 3,75 mg s. c. alle 28 Tage über 3 – 6 Monate)
- 3. Phase: Laparoskopie zur vollständigen Sanierung von Endometrioseherden und -zysten, Entfernung von Narben und Fibrosen, Resektion von Verwachsungen (s. Kommentar)

37.4 Warum wird die Patientin nicht schwanger? Nennen Sie 2 mögliche Ursachen!
- Tubenverschluss durch Tubenwandendometriose (Salpingitis bzw. Endometriosis isthmica nodosa)

- eingeschränkte Beweglichkeit der Tuben durch peritubare Verwachsungen
- Seltener Geschlechtsverkehr aufgrund einer Dyspareunie

Mögliche weitere diskutierte Sterilitätsursachen könnten sein:
- Veränderungen in der Zusammensetzung der Peritonealflüssigkeit (erhöhte Anzahl von Makrophagen, erhöhte Prostaglandinspiegel)?
- Gestörter Spermientransport durch Hyper- und Dysperistaltik des Uterus aufgrund einer Adenomyosis uteri?
- Veränderungen endokrinologischer und immunologischer Parameter mit Beeinträchtigung von Ovulation, Fertilisation und Nidation?

37.5 Was ist von der Empfehlung „Schwangerschaft ist die beste Therapie" an Patientinnen mit Endometriose zu halten? Erläutern Sie den Hintergrund dieser Aussage!
Schwangerschaft kann eine Endometriose nicht definitiv „heilen" (meist Rückkehr der Symptome nach der Schwangerschaft) aber vorübergehend bessern:
- zyklische Veränderungen der Endometrioseherde fallen weg („Ausschaltung" des Regelkreises Hypothalamus-Hypophyse-Ovar durch die permanent ansteigenden Östrogen- und Gestagenspiegel in der Schwangerschaft)
- initiale deziduale Transformation der Endometrioseherde mit nachfolgender Atrophie durch die hohen Progesteronspiegel

Zur **Ätiologie** und Pathophysiologie dieser Erkrankung gibt es verschiedene Theorien und die Entstehung ist noch nicht genau geklärt.

Klinik: Schmerzen die 1–3 Tage **vor** der Periodenblutung einsetzen, mit Einsetzen der Periodenblutung abklingen (**sekundäre Dysmenorrhoe**) und **Kohabitations-/Defäkationsschmerzen** (durch retrozervikale Endometrioseherde, die zu druckempfindlichen, knotigen Resistenzen im Douglasraum mit Verwachsungen zwischen Uterus und Rektum führen können) sind typisch.

Diagnostik: Anamnese und Ultraschallbefund weisen auf eine Endometriose hin, sind aber nicht beweisend. Neben **Anamnese, gynäkologischer Untersuchung und Ultraschall** ist daher die **Laparoskopie** (mit Biopsie und damit Histologie) die Methode der Wahl zur Diagnosesicherung, da sich Endometrioseherde (bzw. Lokalisation und Ausmaß) im Ultraschall nicht darstellen. Im geschilderten Fall ist auf jeden Fall bei der Größe der Zyste in Verbindung mit den Beschwerden der Patientin die Laparoskopie erforderlich.

Therapie: Nach Sicherstellung der Diagnose und Entfernung der Zyste bzw. leicht zugänglicher Herde durch eine Laparoskopie (**Phase 1**) gibt es verschiedene Möglichkeiten der medikamentösen Therapie (**Phase 2**). Sie erfolgt u. a. mit **GnRH-Analoga**, die die körpereigene Östrogenproduktion hemmen. Die Endometrioseherde „trocknen aus". Die Nebenwirkungen des hypoöstrogenen Zustandes sind „wechseljahrestypische" Beschwerden (z. B. Hitzewallungen, Scheidentrockenheit) und ein Verlust der Knochensubstanz. Um diesem entgegenzuwirken, wird die Therapie mit einer „Add-back-Therapie" gekoppelt. Dabei werden Östrogene in einer so geringen Dosierung „zurückgegeben", dass die Nebenwirkungen (insbesondere die Abnahme der Knochendichte) gemildert werden, die Endometriosebehandlung aber nicht negativ beeinflusst wird. Die GnRH-Analoga stellen heute die Standardtherapie der Endometriose dar. Weitere medikamentöse Therapiemöglichkeiten sind z. B. Danazol, ein dem Testosteron verwandtes synthetisches Hormon. Nachteilig sind bei diesem Medikament die virilisierenden Nebenwirkungen wie z. B. zunehmende Behaarung, Veränderungen der Stimmlage, Akne usw. Gestagenpräparate führen zwar zu Linderung der Beschwerden, bewirken allerdings nur in hoher Dosierung (die dann mit erheblichen Nebenwirkungen verbunden ist) einen Rückgang der Endometrioseherde.

Mit GnRH-Agonisten kommt es zur Rückbildung von Endometrioseherden, nicht aber zu deren Verschwinden, sie stellen somit keine definitive Therapie dar. Deshalb ist insbesondere bei Patientinnen mit Schmerzen eine erneute Laparoskopie nach GnRH-Therapie mit mikrochirurgischer Entfernung verbliebener Endometrioseherde zu empfehlen (**Phase 3**).

Prognose: Die Endometriose hat ein hohes Rezidivrisiko.

ZUSATZTHEMEN FÜR LERNGRUPPEN
Endometrioseklassifikation (WHO)
Theorien zur Ätiologie und Pathogenese
Formen der Endometriose (Lokalisation)

Fall 38   Candida-Kolpitis

38.1 Wie lautet die Diagnose? Welchen Erreger vermuten Sie?
Candida-Kolpitis (Candida-Mykose, Soorkolpitis, Vaginal-Candidose): Geruchloser, weißer, krümeliger Fluor, Juckreiz.
Erreger: In 90% der Fälle Candida albicans, seltener Candida glabrata.

38.2 Nennen Sie mindestens 5 Faktoren, die die Entstehung einer Infektion im Vulvovaginalbereich begünstigen können!
■ Veränderungen des Hormonstatus (Proliferation und Abschilferung der Vaginalepithelien sowie die Glygokeneinlagerung in die Zellen erfolgt östrogenabhängig): Schwangerschaft und Wochenbett, Ovulationshemmer, Menopause, Zeitraum vor der Menarche
■ Störung der physiologischen Vaginalflora, Reizung der Haut: antibiotische Therapie, „übertriebene" Intimhygiene, Intimsprays, Vaginalduschen, zu enge bzw. synthetische (luftundurchlässige) Wäsche
■ Alkalisierung des vaginalen pH-Wertes: z. B. zervikale Hypersekretion bei Zervizitis oder Intrauterinpessar, (Menstruations)Blutung
■ Massives Eindringen von Keimen: mangelnde Sexualhygiene, infizierter Partner
■ „Abwehrschwäche" unterschiedlichster Genese: immunsuppressive (z. B. auch Radio- und Zytostatika-) Therapie, Diabetes mellitus, konsumierende Erkrankungen, Stress

38.3 Wie behandeln Sie die Patientin?

Bei „unkomplizierter" Erstinfektion:

- Lokaltherapie mit Vaginaltabletten oder Ovula (z.B. Ein-Tages-Therapie mit Clotrimazol 500 mg) ggf. in Kombination mit Salbe.
- Alternativ orale Therapie Fluconazol einmalig 150 mg p. o. möglich (siehe Kommentar)

Bei rezidivierenden Infektionen (≥ 4 Infektionen/ Jahr):

- Orale Intervall-Therapie: Initialtherapie mit z. B. Fluconazol einmalig 150–300 mg p. o., gefolgt von oral intermittierenden Erhaltungstherapien über mehrere Monate (Fluconazol 150 mg einmalig alle 1 – 4 Wochen).

38.4 Müssen Sie den Partner der Patientin mitbehandeln?

Eine Partnerbehandlung ist bei unkomplizierter Erstinfektion nicht erforderlich – wenn der Part-ner keine Beschwerden hat. Bei chronischen Rezidiven sollte der Partner untersucht werden. Bei Nachweis der gleichen Hefeart wie bei der Partnerin ist neben der Lokalbehandlung eine orale antimykotische Therapie in Erwägung zu ziehen.

38.5 Nennen Sie die typischen klinischen Befunde bei einer durch Gardnerella bzw. durch Trichomonaden verursachten Kolpitis!

- Aminkolpitis: Erreger Gardnerella (= Haemophilus) vaginalis (Bakterium). Klinisch: Pruritus, reichlich Fluor (dünnflüssig) mit „fauligem, fischartigem Geruch (Geruchsverstärkung unter Einwirkung von KOH).
- Trichomonadenkolpitis: Erreger Trichomoniasis vaginalis (Protozoon). Klinisch: Pruritus, diffuse Vulvitis, reichlich Fluor (gelblich-grünlich, schaumig, dünnflüssig) mit „scharfem" Geruch.

Kommentar

Ätiologie/Pathogenese: Der physiologische Schutzmechanismus der Vagina gegenüber aszendierenden Infektionen beruht auf einer **Symbiose** zwischen **Scheidenepithel** (hormonabhängige Abschilferung von glykogenhaltigen Vaginalepithelzellen), **Laktobazillen** (Zytolyse und Vergärung des Glykogens zu Milchsäure) und **Scheidensekret**. Der konstant saure pH-Wert von 3,8 – 4,5 in der Vagina ist die Voraussetzung für das Wachstum der Laktobazillen und die Hemmung des Wachstums von pathogenen Keimen. Auch bei gesunden Frauen finden sich in 10% der Fälle asymptomatische Candidabesiedelungen! Erst wenn es zu einer Störung dieser Symbiose kommt, führt dies zu einer Herabsetzung des Schutzmechanismus und begünstigt die Entstehung einer Kolpitis. Wird eine Kolpitis klinisch diagnostiziert, muss neben der Abklärung der Art des Erregers auch nach prädisponierenden Faktoren gesucht werden (Frage 38.2) und diese, sofern möglich, beseitigt werden.

Diagnostik: Neben den in Frage 38.1 geschilderten Charakteristika des Fluors und dem Juckreiz kommt oft auch ein brennendes Gefühl vor. Das Vaginalepithel ist meistens entzündlich gerötet. Bei mikroskopischer Betrachtung eines Vaginalabstriches fällt die Kolpitis schon durch das vermehrte Vorkommen von Granulozyten auf, typisch für eine Candida-Kolpitis ist der mikroskopische Nachweis von Pseudomyzelien (das schlauchartig zwischen den Epithelien liegende Gebilde in der Bildmitte s. Fall). Zur Diagnosestellung eignet sich ein Nativpräparat mit Zusatz von etwas 10 – 20%iger Kalilauge (Pilzmyzel besser sichtbar durch Zytolyse von Epithelzellen und Leukozyten).

Differenzialdiagnostik: Mikroskopischer Befund bei Aminkolpitis: Kurze, häufig in Klumpen zwischen den Zellen liegende Stäbchenbakterien sowie „Clue cells" (= Schlüsselzellen: Vaginalepithelzellen mit blau gefärbtem Bakterienrasen auf der Zelloberfläche und insbesondere auf dem Zellrand nach Methylenblaufärbung). Mikroskopischer Befund bei Trichomonadenkolpitis: Birnenförmige, einzellige Geißeltierchen (Durchmesser 30 – 50 µm), die sich bei sofortiger Betrachtung aktiv bewegen.

Weitere bakterielle Erreger von Kolpitiden sind: Escherichia coli und Kokken (Entero-, Strepto- und Staphylokokken).

Therapie: siehe Frage 38.3. Zur topischen versus oralen Therapie der akuten Candida-Kolpitis ist anzumerken, daß die Compliance bei der oralen Therapie zwar deutlich besser ist, bei ähnlichen Heilungsraten jedoch aufgrund der Risiko-Nutzen-Abwägung (mögliche Nebenwirkungen wie Veränderungen der Leberenzyme bei oraler Therapie) den topisch applizierbaren Imidazolen der Vorzug gegeben werden sollte.

ZUSATZTHEMEN FÜR LERNGRUPPEN
Amin- und Trichomonadenkolpitis
Partnermitbehandlung

!!! **39.1** Bei der Ultraschalluntersuchung haben Sie das Gefühl, dass die Fruchtwassermenge vermindert ist (s. Abb.) – wie können Sie dieses „Gefühl" sonographisch objektivieren?

Sonographische Abschätzung der Fruchtwassermenge mittels Amniotic-fluid-Index (= Amnion-Fruchtwasser-Index, AFI). Der Uterus wird bei der liegenden Patientin in Nabelhöhe (gedanklich) in vier Quadranten unterteilt. In jedem Quadranten wird die jeweils tiefste vertikale (d.h. längs zur Körperachse) Fruchtwassernische in cm ermittelt, die Ergebnisse werden addiert. Liegt das Gesamtergebnis unterhalb der 5er Perzentile (Normkurven) für das betreffende Schwangerschaftsalter, liegt ein Oligohydramnion vor (Faustregel: ca. ≤ 8 cm)

39.2 Nennen Sie 5 mögliche Ursachen eines Oligohydramnions!

- Vorzeitiger Blasensprung (häufigste Ursache!)
- Übertragung (abnehmende Plazentafunktion)
- Plazentainsuffizienz/intrauterine Wachstumsrestriktion (verminderte Nierendurchblutung und Ausscheidung des Feten [Fall 59])
- Chronischer/schwangerschaftsinduzierter Hypertonus, Präeklampsie (Fall 25)
- Diabetische Gefäßerkrankungen (verminderte Plazentadurchblutung)
- Kongenitale Anomalien, z.B. Anomalien des fetalen Urogenitaltraktes (bilaterale Aplasie/Agenesie der Niere, Obstruktion der Niere, zystische Nierendysplasie [Potter-Syndrom]), fehlende Nierenfunktion/infravesikale Obstruktion)
- Chromosomenaberrationen (z.B. Trisomie 18)
- Fetofetales Transfusionssyndrom (Oligohydramnion des Donors durch Anämie und Hypovolämie)

39.3 Welche zwei wichtigen Auswirkungen sind bei einem Oligohydramnion in der 23. SSW auf die organische und körperliche Entwicklung des Kindes zu befürchten?

- Lungenhypoplasie: Ausgeprägter Druck auf den Thorax, Behinderung der fetalen Atembewegung und dadurch verminderter Austausch von Lungenflüssigkeit mit der Amnionflüssigkeit
- Fetale Kontrakturen (z.B. Klumpfuß), Veränderungen der Gliedmaßen (z.B. Verbiegung der langen Röhrenknochen) und Verkrümmungen der Gelenke durch die fetale Zwangshaltung bei Oligohydramnion

39.4 Mit welchen Komplikationen müssen Sie unter der Geburt und in der Nachgeburtsperiode verstärkt rechnen und warum?

- Vermehrte Beweglichkeit des Feten:
  - Vorliegen bzw. Vorfall der Nabelschnur (fehlende Abdichtung des knöchernen Beckens durch hochstehenden vorangehenden Kindsteil)
  - Lageanomalien
- Erhöhter intrauteriner Druck:
  - Vorzeitiger Blasensprung (dadurch auch häufiger Frühgeburt)
  - Abruptio placentae (vorzeitige Plazentalösung) durch plötzliche Dekompression der Fruchthöhle nach Blasensprung
- Kontraktionsschwäche des Myometriums durch die Überdehnung des Uterus:
  - Wehenschwäche
  - Atonische Nachblutung

Kommentar

Oligohydramnion: Während das Fruchtwasser im 1. Trimenon vorwiegend aus einer Serumfraktion besteht, die in die Amnionhöhle abfiltriert wird, kommt ab dem 2. Trimenon die **fetale Niere als Ort der Fruchtwasserproduktion** zum Tragen. Zwischen Produktion und Resorption (fetale Haut in der Frühschwangerschaft, später der fetale Gastrointesttrakt) besteht normalerweise ein Gleichgewicht. Bis zur 34. SSW ist ein ständiger Anstieg der Fruchtwassermenge zu beobachten (ca. 1000 ml), danach wieder ein leichter Rückgang bis zum Termin (ca. 800 ml) und bei Übertragung (ca. 500 ml in der 42. SSW). Ein Oligohydramnion ist in jedem Schwangerschaftsalter mit einer **erhöhten perinatalen Mortalität** assoziiert, insbesondere aber im 2. Trimenon. Abgesehen davon, dass als Ursache (Frage 39.2) schwere Fehlbildungen vorliegen kön-

nen (nach welchen gesucht werden sollte), ist eine normale Fruchtwassermenge in diesem Schwangerschaftsabschnitt unumgänglich für die Ausbildung der fetalen Lunge, wobei die Pathophysiologie der Lungenhypoplasie nicht vollständig geklärt ist. Der Schweregrad der fetalen Beeinträchtigung ist abhängig vom Ausprägungsgrad des Oligohydramnions. **Klinische Hinweiszeichen** des Oligohydramnions sind ein gegenüber dem Schwangerschaftsalter zurückbleibendes Wachstum der Gebärmutter (reduzierter Symphysen-Fundus-Abstand). Sonographisch fällt das Oligohydramnion meist schon dadurch auf, dass sich der Fet schlecht visualisieren lässt (Fehlen der Wasservorlaufstrecke für gute Ultraschallbilder), was die sonographische Diagnose fetaler Fehlbildungen ebenfalls erschwert. Neben dem AFI weisen ein Fruchtwassersaum von < 2 cm über dem kindlichen Rücken oder die Tatsache, das nirgendwo eine Fruchtwasserische mit einer vertikalen Eindringtiefe von > 2 cm gefunden werden kann (sog. Single-pocket-Methode) auf ein Oligohydramnion hin (Frage 39.1).

Polyhydramnion (Hydramnion): Neben dem sog. „idiopathischen Polyhydramnion" (das am häufigsten ist), kann ein Polyhydramnion aufgrund von **fetalen Fehlbildungen** auftreten , die zu einer verminderten/keiner Aufnahme von Fruchtwasser führen (z. B. Ösophagusatresie). Ein Polyhydramnion kann mit maternofetalen Infektionen (CMV, Toxoplasmose, Varizellen, Parvovirus B19 und Listeriose) oder bestimmten Gendefekten vergesellschaftet sein. Auch bei **Mehrlingsschwangerschaften** (z. B. feto-fetales-Transfusionssyndrom) kann ein Polyhydramnion auftreten. Maternale Ursachen können ein **Diabetes mellitus** (fetale Polyurie

durch osmotische Diurese) oder **eine Rhesus-In-kompatibilität** sein. Ein Polyhydramnion ist ebenfalls mit einer **erhöhten perinatalen Mortalität** und Morbidität assoziiert. Neben den genannten Komplikationen unter der Geburt (Frage 39.4) ist während der Schwangerschaft bei einem Polyhydramnion mit einem häufigeren Auftreten von **vorzeitiger Wehentätigkeit** und **vorzeitigem Blasensprung** und damit mit einer erhöhten Frühgeburtsrate zu rechnen. Eine **Therapie** kann durch Behandlung der Grundkrankheit, sofern möglich, erfolgen (z. B. Diabetes). Therapeutisch kommt bei einem erheblichen Polyhydramnion und zervixwirksamen Wehen oder mütterlicher Dyspnoe wegen eines Zwerchfellhochstandes eine – ggf. auch wiederholte – Entlastungspunktion (Amniondrainage) in Frage. Die medikamentöse Reduktion des polyurischen Polyhydramnions ist durch Zyklooxygenasehemmer (Drosselung der kindlichen Urinproduktion) möglich.

ZUSATZTHEMEN FÜR LERNGRUPPEN
Plazentainsuffizienz
Atonische Nachblutung
Vorzeitige Plazentalösung

Fall 40 Geburtseinleitung bei Übertragung/intrauterine Reanimation

40.1 Würden Sie den erhobenen Zervixbefund als „geburtsreif" oder „geburtsunreif" klassifizieren?
Bishop-Score 3 – 4 = geburtsunreif: Der Bishop-Score ist ein Punktesystem, das Zervixlänge, Muttermundsweite, Konsistenz und Position der Zervix sowie den Höhenstand der Leitstelle erfasst (Höhenstandsdiagnostik nach DeLee). Für jeden Parameter werden 0 – 3 Punkte vergeben, je höher die in diesem Punktesystem erreichte Gesamtpunktzahl ist, desto „geburtsreifer" ist der Gebärmutterhals. Ein Score = 5 Punkte beschreibt eine unreife Zervix.

40.2 Beschreiben Sie die typischen Veränderungen der Zervix uteri zur Geburt hin!
Die Zervix uteri ist während der Schwangerschaft im Normalfall fest verschlossen und etwa 3 – 4 cm lang. In Vorbereitung auf die Geburt
- verkürzt sich die Zervix durch die Wehentätigkeit (Angabe in cm Restzervix)
- der Muttermund beginnt sich zu öffnen (Angabe entweder in cm oder in „Fingern", z. B. „MM knapp fingerdurchgängig" usw.)
- wird der Gebärmutterhals von der Konsistenz her zunehmend weicher (derb – mittel – weich)

Tabelle Bishop-Score

Score	Muttermund-weite (cm)	Verkürzung Zervix (Portio) (%)	Beschaffen-heit der Portio	Stand der Portio	Höhenstand Leitstelle (in cm zur Interspinal-ebene)
0	0	um 0 – 30	derb	sakral	–3
1	1 – 2	um 40 – 50	„mittel"	medio-sakral	–2
2	3 – 4	um 60 – 70	weich	zentriert	–1
3	≥ 5	um mind. 80			+ 1 oder + 2

- rückt der Muttermund von seiner Position in Kreuzbeinnähe („sakral") zunehmend nach „vorne" in Richtung Schambein („medio-sakral", „in Führungslinie" bzw. „zentriert"):

!!! **40.3** **Erklären Sie, wie die Substanz wirkt. Über welche wichtigen Nebenwirkungen bzw. über welches Risiko müssen Sie die Patientin bei einer Geburtseinleitung mittels dieses vaginal bzw. intrazervikal applizierbaren Medikamentes aufklären?**
- **Wirkung** PGE$_2$-Gel (Minprostin Gel, Prepidil): Erweichung des zervikalen Bindegewebes (Einwanderung von neutrophilen Leukozyten und Makrophagen in die Zervix → Freisetzung von Kollagenasen und Zytokinen → Erweichung). Oftmals wird im Zusammenhang mit der vaginalen/intrazervikalen Anwendung von Prostaglandinen auch der Begriff der „Zervixreifung" oder des „(Portio)-Primings" verwendet.
- **Wichtigste Nebenwirkung:** Uterine Überstimulation. Bei anhaltenden Wehen mit erhöhtem Basaltonus der Gebärmutter besteht die Gefahr einer Uterusruptur und der intrauterinen Asphyxie. Daher: Anwendung der Prostaglandine nur wenn eine intensive Überwachung von Mutter und Kind gewährleistet ist und die Möglichkeit einer umgehenden operativen Geburtsbeendigung (auch durch Sectio caesarea) gewährleistet ist.

40.4 **Was meint die Hebamme damit?**
„Intrauterine Reanimation" = **Bolus**-Tokolyse (z. B. Fenoterol 25 µg = 1 Amp. Partusisten intrapartal in 4 ml 5%iger Glucoselösung) über 2 – 3 Minuten i. v. Anschließende kurzfristige kontinuierliche Infusion mit bis zu 4 µg/min Partusisten möglich (s. Kommentar)

40.5 **Nennen Sie weitere adäquate Notfallmaßnahmen in dieser Situation (der geburtshilfliche Befund stellt sich unverändert unreif dar).**
- Lagewechsel der Mutter
- Sauerstoffgabe
- Vorbereitungen zum Kaiserschnitt treffen (s. Kommentar)

Kommentar

Geburtseinleitung: Die **Methode**, die für die Geburtseinleitung zur Anwendung kommt, hat sich am Zervixbefund zu orientieren. Während bei reifen Muttermundsverhältnissen (Bishop-Score > 5) sowohl die intravenöse **Oxytocininfusion** (Vorteil: effektiv, gut steuerbar, kurze Halbwertszeit des Oxytocins; Nachteil: Patientin ist nicht mobil) als auch die intravaginale Prostaglandinverabreichung möglich ist, ist die unreife Zervix die Domäne der **Prostaglandine**. Prostaglandine stehen in Form von Tabletten, Zäpfchen oder als Gel zur Geburtseinleitung zur Verfügung, die Substanzen werden vaginal oder intrazervikal appliziert. Während die Prostaglandinapplikation bei der reifen Zervix meist Wehen auslöst, die schließlich auch zur Geburt führen, ist die Applikation bei der unreifen Zervix mit einer höheren Rate an „Versagern" verbunden. Es kommt oft nicht unmittelbar zu geburtsrelevanter Wehentätigkeit, wohl aber zu einer Vorbereitung bzw. „Reifung" der Zervix („Zervixpriming"). Darüber muss man die Patientinnen aufklären. Am besten unter Vermeidung des Ausdrucks „Geburtseinleitung", der fälschlicherweise signalisiert, dass in kurzer Zeit mit der Geburt des Kindes zu rechnen ist, da sonst kaum ein weiterer „Reifungsversuch" – z.B. nach 24 Stunden Pause – akzeptiert werden wird. Wichtigste **Nebenwirkung** der vaginalen/intrazervikalen Applikation von Prostaglandinen ist die **uterine Überstimulation** mit der Gefahr der intrauterinen **Asphyxie** (Frage 40.3). Vor Applikation der Prostaglandine muss deshalb eine geburtshilfliche Untersuchung und ein CTG erfolgen (fetale Herzaktion unauffällig?, Wehentätigkeit?). Nach Applikation der Prostaglandine ist eine zweistündige (bzw. eine an die geburtshilfliche Situation angepasste) CTG-Kontrolle obligatorisch. Wenn man sich also für eine „Geburtseinleitung" entscheidet, dann muss es möglich sein, im Notfall unverzüglich einen Kaiserschnitt durchführen zu können. Aus diesem Grunde sollte man nicht mit einer Geburtseinleitung beginnen wenn man z. B. der einzige Arzt im Kreißsaal ist und noch weitere Schwangere evtl. mit bereits auffälligem CTG zu betreuen hat, sondern warten bis sich die Situation entspannt hat.

Intrauterine Reanimation: Dass ein Kaiserschnitt erforderlich werden kann, zeigt Frage 40.4. Eine Stunde nach Applikation des Prostaglandins haben Sie bereits ein auffälliges CTG, das eine prolongierte Dezeleration zeigt (ausgelöst durch einen akuten fetalen Sauerstoffmangel). Die Notfallmaßnahmen (Fenoterol, Sauerstoffgabe, Lagewechsel Frage 40.4 und 40.5) sollen die uterine Durchblutungssituation und damit den feto-uterinen Sauerstoffaustausch verbessern. Alleine anhand des abgebildeten CTG's (es handelt sich ja nur um einen Ausschnitt und nicht um das vollständige CTG) kann man keine Indikation zum Notfallkaiserschnitt ableiten. Das CTG gibt keine Informationen darüber, ob das vorangegangene CTG normal oder ebenfalls auffällig war, Sie wissen auch nicht, ob sich die fetale Herzfrequenz wieder normalisieren wird. In dieser Situation ist es ratsam, den Beteiligten (OP-Bereitschaft, Hebammen, Anästhesisten) einen potenziellen Kaiserschnitt anzukündigen (OP-Bereitschaft herstellen) und die Schwangere über diese Möglichkeit aufzuklären, da bei der hier geschilderten Konstellation (unreifer geburtshilflicher Befund, hochstehender kindlicher Kopf, ET + 10 Tage) eine operative Geburtsbeendigung durch Kaiserschnitt doch sehr wahrscheinlich ist. Bolus-Tokolysen sollten in jedem Kreißsaal bei jeder Geburt oder Geburtseinleitung gerichtet und griffbereit sein um beim Eintreten einer prolongierten Dezeleration keine wertvolle Zeit mit dem Richten der Tokolyse zu verlieren. In vielen Häusern applizieren die Hebammen die Bolus-Tokolyse, veranlassen einen Lagewechsel der Schwangeren und Sauerstoffgabe und oft erholt sich bis zum Eintreffen des Arztes im Kreißsaal die fetale Herzfrequenz schon wieder (für wie lange zeigt sich dann im weiteren Verlauf).

ZUSATZTHEMEN FÜR LERNGRUPPEN

CTG-Interpretation (Baseline, Bandbreite, Akzeleration, Dezeleration)
Dezelerationsformen im CTG
Nebenwirkungen/Kontraindikationen der Prostaglandine

Fall 41   Therapeutisches Vorgehen bei Zervixkarzinom (Kollumkarzinom)

41.1 Nennen Sie 3 ätiologisch bedeutsame Faktoren des Zervixkarzinoms!
- (High-Risk-) HPV-Infektion, deren Risiko erhöht ist durch:
  - Frühzeitig aufgenommenen Geschlechtsverkehr
  - Häufigen Partnerwechsel
  - Ungenügende Genitalhygiene (beider Partner)
- Rauchen (in hoher Konzentration Ausscheidung von mutagenen Substanzen im Zervixschleim)
- Ernährung: Mangel an Antioxidanzien und Folsäure?
- Ausbleibende Elimination des HP-Virus durch das Immunsystem: z.B. genetische Faktoren (bestimmter HLA-Status), Immunsuppression (z.B. HIV)
- Niedriger sozioökonomischer Status

41.2 Die Patientin möchte wissen, ob denn nun eine Operation, eine Bestrahlung, eine Chemotherapie oder eine kombinierte Therapie notwendig sei. Welches therapeutische Vorgehen besprechen Sie mit der Patientin? Begründen Sie ihre Entscheidung!
Bei dieser Patientin liegt ein Zervixkarzinom im FIGO-Stadium IB vor. Die operative Therapie (Radikale Hysterektomie mit pelviner und eventueller paraaortaler Lymphonodektomie nach Wertheim-Meigs [Frage 41.3]) ist die Therapie der Wahl im Stadium I und IIA. Eine Radiatio wäre bei gleicher 5-Jahres-Überlebensrate möglich, hat aber Nachteile gegenüber der OP. Ob eine Indikation zur postoperativen Radiochemotherapie besteht, hängt vom Befundbericht des Pathologen ab und kann erst nach der Operation entschieden werden (s. Kommentar).

41.3 Klären Sie die Patientin ausführlich über die von Ihnen geplante Therapie auf, nennen sie ihr 3 typische Komplikationen!
Erweiterte „radikale" abdominale Hysterektomie (Operation nach Wertheim-Meigs): Hysterektomie vom abdominalen Längsschnitt, Entfernung des parametranen Bindegewebes bis zur Beckenwand, des oberen Scheidendrittels („Scheidenmanschette"), pelvine (medial und lateral der Vasa iliaca communis, externa und interna, Fossa obturatoria) und ggf. paraaortale Lymphonodektomie. Die Entfernung der Ovarien ist bei jüngeren Frauen nicht zwingend erforderlich.

Mögliche Komplikationen:
- Verletzungen: Blase, Ureter, Rektum
- Ureter- bzw. Blasen-Scheidenfisteln
- Hydronephrose: durch versehentliche Unterbindung des Ureters
- Blasenentleerungsstörungen, Harninkontinenz: z.T. Folge der radikalen Parametrienresektion
- Verletzung großer Blutgefäße, erhöhter intraoperativer Blutverlust
- Lymphzysten, Lymphödem der Beine: sehr ausgedehnte Radikalität der Lymphonodektomie, karzinomatös befallene Lymphknoten
- Letaler Verlauf (in ca. 0,8% der Fälle)

!!! **41.4** Wie ist die Prognose der Patientin bei negativem Lymphknotenstatus? Wie wahrscheinlich ist es, dass Sie bei dieser Patientin Metastasen in den pelvinen/paraaortalen Lymphknoten finden?
5-Jahres-Überlebensrate im Stadium Ib und negativen Lymphknoten: 85%. Die Wahrscheinlichkeit, in den pelvinen Lymphknoten Metastasen zu finden liegt ca. bei 15%. In ca. 6% der Fälle findet man dann auch Metastasen in den paraaortalen Lymphknoten.

Ätiologie: Den wichtigsten, bislang bekannten, ätiologischen Faktor des Zervixkarzinoms stellt die **Infektion mit HPV** dar (Humane Papilloma Viren), die bei 95% der Patientinnen mit Zervixkarzinom nachweisbar ist. Bei Infektionen mit HPV-Typen der Gruppe 1 („low-risk" Typ 6, 11, 42, 43, 44) ist das Krebsrisiko gering. Infektionen mit „high risk" Typ der Gruppe 2 (16, 18, 45, 56) sind mit einem stark erhöhten Krebsrisiko assoziiert. Die kontinuierliche Expression viraler Onkogene scheint zu einer Transformation des HPV-infizierten Epithels zu führen. Der natürliche Verlauf der Infektion ist unterschiedlich, neben Persistenz oder Progression der Infektion kommt es bei einem Großteil der Fälle zur spontanen Rückbildung über einen Zeitraum von ca. 12 Monaten. Weitere ätiologische Faktoren sind in Frage 41.1 aufgeführt.

Klinik: Abnorme Schmierblutungen, Kontaktblutungen oder blutiger Fluor können ein Hinweis auf ein Zervixkarzinom sein.

Diagnostik: Eine zentrale Rolle in der Erkennung (Früherkennung und damit deutlicher Prognoseverbesserung) präklinischer Karzinome spielt die **Zytodiagnostik** im Rahmen der Vorsorgeuntersuchung. Kontaktblutungen sind immer verdächtig und müssen abgeklärt werden. Klinische Zervixkarzinome werden mittels Biopsie oder Konisation diagnostiziert. Die Festlegung des Tumorstadiums (Staging) erfolgt beim Zervixkarzinom aufgrund klinisch und apparativ erhobener Befunde. Die dafür notwendigen Untersuchungen sind in Frage 78.2 geschildert.

Therapie: Therapie der Wahl im Stadium I und II ist die **operative Therapie** (am häufigsten durchgeführt nach Wertheim-Meigs [Frage 41.3]). Nachteile der **primären Radiotherapie** des Zervixkarzinoms sind, dass eine Erhaltung der Eierstockfunktion nicht möglich ist („Strahlenkastration"), eine vaginale Strahlenfibrose auftritt, ein exaktes histopathologisches Staging entfällt (nur operativ möglich) und im Falle eines Lokalrezidivs keine kurative Radiatio mehr möglich ist. Die primäre Radiotherapie wird deshalb bei inoperablen Patientinnen eingesetzt bzw. wenn eine Operation im Gesunden nicht mehr möglich ist. Die Indikation zur **postoperativen Radiotherapie** wird kontrovers diskutiert, da zwar das Risiko für ein Lokalrezidiv gesenkt werden kann, eine Verbesserung der Überlebensrate aber bisher nicht nachgewiesen werden konnte. Die **kombinierte Radiochemotherapie** mit Cisplatin ist der **alleinigen** Nachbestrahlung überlegen. Deshalb: Wenn postoperative Radiotherapie, dann als Radiochemotherapie. Als mögliche Indikationen werden z. B. ein positiver Lymphknotenstatus (insb. bei ≥ 4) oder z. B. der Nachweis von Tumorgewebe bis an/in den Schnittrand des entfernten Gewebes in der histolgischen Untersuchung oder eine R1- bzw. R2-Resektion (d.h. der Tumor wurde nicht vollständig entfernt) angesehen.

ZUSATZTHEMEN FÜR LERNGRUPPEN
Klassifikation nach Papanicolaou
Stadieneinteilung des Zervixkarzinoms
Staging

Fall 42 Mastitis puerperalis

42.1 Zählen Sie Ihre 4 nächsten diagnostischen Schritte auf!
- Inspektion/Palpation der Mamma und der regionären Lymphknoten: Druckschmerzhafte Schwellung und infiltrative Verhärtung der Brust, lokale Überwärmung und Rötung des betroffenen Areals, axilläre Lymphknoten im fortgeschrittenen Stadium meist schmerzhaft vergrößert.
- Muttermilchprobe zum mikrobiologischen Keimnachweis: in 90% Staphylococcus aureus
- Labor: Entzündungsparameter (Blutbild, CRP)

- Ausschluss genitaler Ursachen des Fiebers (unauffällige Rückbildung des Uterus festigt die Diagnose „Mastitis"!)
  - Palpation des Uterus: Fundusstand, Kontraktion, Muttermundweite
  - Spekulumeinstellung: Lochien
  - Evtl. Ultraschall: Plazentareste
- Mammasonographie bei Abszessverdacht: Zentral echoarme Flüssigkeitsansammlung mit eingelagerten echodichten Strukturen und echoreichem Randsaum.

42.2 Wie behandeln Sie die Patientin?
- Antibiotische Therapie: Flucloxacillin, z. B. Staphylex 3 × 1 g/d i. v. für mindestens 3 Tage, dann ggf. Umstellung auf orale Therapie
- Prolaktinhemmer: z. B. Bromocriptin 2 – 3 × 1,25 mg/d p. o. bis zur Besserung der Symptome (verringert die Milchbildung)
- Kühlung und Ruhigstellung der Brust (Eisblase, Quarkumschläge, fester BH)
- Flüssigkeitsrestriktion: verringert die Milchbildung

!!! 42.3 Wie würden Sie die Patientin bezüglich des Stillens beraten?
Kein absolutes Stillverbot (s. Kommentar)

42.4 Zu welchem weiteren Vorgehen würden Sie der Patientin raten? Beschreiben Sie die durchzuführende Therapie in Stichworten!
Operative Sanierung des Abszesses: Inzision über der stärksten Fluktuation, Gegeninzision im Bereich der Submammärfalte. Einlegen einer Drainage (z. B. Gummilasche), Spülung der Wundhöhle 1 – 2 mal täglich mit isotonischer Kochsalzlösung über einige Tage. Antibiotische Therapie (Flucloxacillin, z. B. Staphylex 3 × 1 g/d i. v.) bei bestehendem Fieber (s. Kommentar).

42.5 An welche Erkrankung müssen Sie differenzialdiagnostisch denken, wenn sich eine „Mastitis puerperalis" als therapieresistent gegenüber der Standardtherapie erweist?
Inflammatorisches Mammakarzinom (Mastitis carcinomatosa): ganz typisch ist Therapieresistenz gegenüber einer antibiotischen Therapie

Kommentar

Ätiologie: Die Erreger werden häufig beim Stillen vom Säugling übertragen. Über Rhagaden als Eintrittspforten an den Brustwarzen breiten sie sich überwiegend lymphogen aus. Mangelnde Hygiene und Milchstau sind prädisponierende Faktoren (vor dem Stillen Hände waschen, Lochialfluss ist infektiös!).

Klinik/Diagnostik/Differenzialdiagnostik: Laut Fallschilderung besteht eine Entzündung der rechten Brust („Rötung", „Überwärmung"). Fieber, Schmerzen und grippeähnliche Symptome bestehen seit 3 Tagen und trotz konservativer Maßnahmen ist es nicht zu einer Entfieberung bzw. Besserung des Befundes gekommen. Damit darf nicht mehr von einem Milchstau bzw. einer Stauungsmastitis ausgegangen werden, sondern es handelt sich um eine **infektiöse Mastitis puerperalis** (weitere Diagnostik Frage 42.1). Beim **Milchstau** findet sich nur ein leichter Temperaturanstieg und der Befund bessert sich unter lokaler Wärmeapplikation, Ausstreichen und Entleeren der Brust rasch. Erweist sich eine Mastitis puerperalis als therapieresistent, muss – wie auch bei jeder Mastitis nonpuerperalis – an ein **Mammakarzinom** gedacht und dieses sicher ausgeschlossen werden.

Therapie: Die Therapie der Wahl ist die **antibiotische Therapie** (stillfreundliche Antibiotika auswählen!). Darüber hinaus sollte die Milchproduktion reduziert werden. Dies ist medikamentös mit Prolaktinhemmern (= Dopaminagonisten) und durch Allgemeinmaßnahmen wie Kühlung, Ruhigstellung der Brust und Flüssigkeitsrestriktion möglich. Die **Therapie bei „ausgereifter Abszedierung"** ist die **operative Sanierung** des Befundes unter Berücksichtigung kosmetischer Gesichtspunkte, d. h. die Schnittführung sollte wenn möglich periareolär, submammär bzw. entlang der Langer-Hautlinien erfolgen. Eine zusätzliche antibiotische Therapie ist beim Abszess nur bei Fieber notwendig und sollte bis zur Entfieberung, mindestens jedoch 5 Tage durchgeführt werden (bei Abszess liegt nicht zwingend Fieber vor, weil die Erreger abgekapselt sind und sich nicht mehr in der Blutbahn befinden).

Stillen: Möchte die Patientin weiter stillen, kann die Therapie auch ohne Prolaktinhemmung versucht werden (Therapie dann meist langwieriger, manchmal sogar frustran) bzw. mit der o. g. reduzierten Dosis eines Prolaktinhemmers (zum Abstillen erforderliche Dosis: Bromocriptin 2 × 2,5 mg/d p. o. über 14 Tage). Die infektiöse Mastitis puerperalis erfordert kein absolutes Stillverbot (Ausnahme: bilaterale Mastitis, da meist durch beta-hämolysierende Streptokokken verursacht). In der Literatur finden sich sowohl Empfehlungen, bei Keimzahlen von $> 10^3$/ml Milch an der erkrankten Seite nicht anzulegen, die Milch abzupumpen und zu verwerfen als auch Hinweise, dass eine Stillunterbrechung (bei einem reifen, gesunden Neugeborenen) auch bei diesen Keimzahlen nicht notwendig sei. Die Entscheidung muss gemeinsam mit der Patientin getroffen werden.

Fall 43 Vorzeitige Plazentalösung, intrauteriner Fruchttod

43.1 Was ist die wahrscheinlichste Ursache des intrauterinen Fruchttodes?
Vorzeitige Plazentalösung (Abruptio placentae): akuter heftiger Unterbauchschmerz, harter und druckempfindlicher Uterus, leichte vaginale Blutung, maternale Hypertonie.

43.2 Zählen Sie 3 prädisponierende Faktoren auf, die in der Anamnese von Patientinnen mit der geschilderten Symptomatik gehäuft zu finden sind.
- Maternale Hypertonie/Präeklampsie
- Multiparität
- Vorzeitige Plazentalösung in einer vorausgegangenen Schwangerschaft
- Posttraumatische Plazentalösung (selten): z.B. stumpfes Bauchtrauma bei Autounfall, äußere Wendung
- Plötzlicher intrauteriner Druckabfall: z.B. nach dem Blasensprung bei Polyhydramnion, nach der Geburt des I. Zwillings
- Uterusanomalie, Myom
- Mechanische Ablösung bei extrem kurzer Nabelschnur möglich
- Kokain- und Nikotinabusus

43.3 Welche Gefahren drohen eigentlich der Mutter bei diesem Erkrankungsbild?
Je nach Ausmaß der Ablösung:
- **Hypovolämischer Schock**, u.U. Niereninsuffizienz durch die schockbedingte tubuläre Nekrose
- **Disseminierte intravasale Gerinnung (DIC)** durch Einschwemmung von gerinnungsaktivierenden Substanzen aus dem retroplazenta-

ren Hämatom → Verbrauch von Thrombozyten und Gerinnungsfaktoren bei gleichzeitiger Hyperfibrinolyse → Gerinnungsstörung

43.4 Erklären Sie der Patientin das weitere geburtshilfliche Vorgehen.
Einleitung einer vaginalen Geburt mittels Prostaglandinen. Der Zervixbefund ist unreif, deshalb zunächst:
- Zervixreifung: Intrazervikale Applikation von Prostaglandingel (0,5 mg PGE$_2$-Gel, z.B. Prepidil) alle 6 h bis zu einem Bishop-Score von mind. 6 oder dem Beginn der Geburt. Falls keine regelmäßige Wehentätigkeit resultiert, Vorgehen wie bei reifer Zervix.
- Wehenindukation bei reifer Zervix: Intravenöse Verabreichung von Prostaglandinen (Sulproston 1,7–8,3 mg/min i.v. = 17–80 Tropfen/min; max. 1500 mg/24 h, z.B. Nalador 500). Bei einem Bishop-Score > 8 ist alternativ eine intravenöse Oxytocingabe möglich.
Bei Gefährdung der Mutter z.B. durch starken (intrauterinen) Blutverlust kann evtl. auch eine Sectio caesarea notwendig sein.

43.5 Muss eine Totgeburt standesamtlich angemeldet werden? Muss das Kind bestattet werden?
Bei einem Gewicht einer Totgeburt von mehr als 500 g (Gewicht in der 32. SSW ca.1900 g) gilt das Kind nach dem Personenstandsrecht als tot geborenes Kind und muss in den Personenstandsbüchern beurkundet ("standesamtlich gemeldet") werden. Nach dem Bestattungsgesetz besteht darüber hinaus Bestattungspflicht.

Kommentar

Epidemiologie/Ätiologie: Eine vorzeitige Plazentalösung tritt bei ca. 1% aller Schwangerschaften auf. Prädisponierende Faktoren sind in Frage 43.2 genannt.

Klinik: Das „klassische" Leitsymptom der vorzeitigen Plazentalösung ist die vaginale, **schmerzhafte** Blutung (im Gegensatz zur **schmerzlosen** Blutung bei Placenta praevia) mit Alteration des kindlichen Zustands. *Cave:* aus der Blutungsstärke kann jedoch **kein Rückschluss** auf den tatsächlichen Blutverlust gezogen werden! Bei einer nur randständi-

gen Lösung der Plazenta können die Schmerzen auch fehlen, meist ist jedoch in diesen Fällen eine vaginale Blutung vorhanden, da sich das Blut zwischen den Eihäuten und der Uterusinnenwand einen „Weg nach außen bahnt" und durch den Zervikalkanal abfließt! Bei einer zentralen Lösung der Plazenta fehlt die Blutung nach außen meist, da sich das Blut in einem durch Restplazenta und Uterus abgekapselten Bereich ansammelt (retroplazentares Hämatom), bei ausgeprägter Blutung ist der Uterus dann auch (brett)hart und druckempfindlich.

Diagnostik: Die weiterführende Diagnostik (z. B. Ultraschall) bei V. a. Abruptio placentae muss an die Dringlichkeit der Situation angepasst werden. Bei Zeichen einer schweren fetalen Hypoxie ist die unverzügliche Durchführung eines **Notkaiserschnittes** erforderlich, oftmals wird zwar präoperativ aufgrund der Anamnese eine vorzeitige Plazentaablösung vermutet, die Diagnose bestätigt sich aber meist erst intraoperativ. Durch Ultraschall gelingt es auch nicht immer (z. B. bei Hinterwandplazenta) ein retroplazentares Hämatom darzustellen. Vorgehen/Diagnostik bei vaginaler Blutung siehe Frage 83.2.

Vorgehen/Therapie: Die Diagnose „Intrauteriner Fruchttod" und die Mitteilung dieses Befundes an die werdende Mutter gehört zu den schlimmen Seiten des Berufes des Geburtshelfers, ebenso wie die Betreuung der Geburt eines toten Kindes. Ein Kaiserschnitt in dieser Situation ist die schlechtere Lösung: Das maternale Komplikationsrisiko ist im Vergleich zur vaginalen Spontangeburt 9mal höher, eine weitere Schwangerschaft wird mit der „Hypothek" Z. n. Kaiserschnitt belastet. Bei einer mütterlichen Gefährdung kann die Sectio caesarea allerdings trotz totem Kind u. U. notwendig werden. Jeder zukünftige Geburtshelfer sollte sich mit der Thematik von Totgeburten und dem Umgang mit den betroffenen Eltern auseinandersetzen.

Auch wenn kein Interesse besteht, tiefer in die Materie einzutauchen und sich fortzubilden – man sollte wenigstens so viel wissen, dass man kapitale Fehler im Umgang mit den Eltern zu vermeiden lernt, geeignete Hilfen (Klinikpsychologe, Selbsthilfegruppe) anbieten kann und den Eltern die notwendigen nächsten Schritte erläutern kann (in diesem Zusammenhang ist auch die letzte Frage [Frage 43.5] zu verstehen – die vielleicht „gefühllos" und als „typische Prüfungsfrage" anmuten mag).

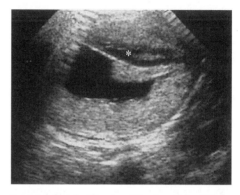

Sono: Subchoriales Hämatom (*) mit partieller Ablösung der Plazenta (18. SSW)

ZUSATZTHEMEN FÜR LERNGRUPPEN
Plazenta praevia
Vorgehen bei vaginaler Blutung in der Schwangerschaft

Fall 44 Differenzialdiagnostik der primären Amenorrhoe

44.1 Wie lautet die Diagnose?
Mayer-Rokitansky-Küster-Hauser-Syndrom: primäre Amenorrhoe, keine Kohabitation möglich, sekundäre Geschlechtsmerkmale normal, fehlender Uterus bei vorhandenen Ovarien, Hormonanalyse normal (s. Kommentar)

!!! **44.2 Wie hätte Ihre Verdachstdiagnose gelautet, wenn die gleiche Patientin Ihnen im Zusammenhang mit der Amenorrhoe über zyklische, an Stärke zunehmende kolikartige Schmerzen im Unterleib berichtet hätte und Sie einen „Tumor" im kleinen Becken getastet hätten?**
Hymenalatresie: primäre Amenorrhoe, keine Kohabitation möglich, zyklische an Stärke zunehmende Unterbauchschmerzen, vergrößerter Uterus und aufgetriebene Tuben (palpabler „Tumor" = Hämatometra/Hämatosalpinx), sekundäre Geschlechtsmerkmale normal, Hormonanalyse normal (s. Kommentar)

44.3 Wie hätte Ihre Verdachtsdiagnose gelautet, wenn Sie den Uterus und die Ovarien nicht hätten darstellen können, Achsel- und Schambehaarung nur spärlich oder überhaupt nicht vorhanden gewesen wäre, die Extremitäten auffallend lang gewesen wären und die Hormonanalyse folgenden Befund erbracht hätte: FSH normal oder ↑, LH ↑, 17β-Estradiol ↓, Testosteronwerte ↑ (entsprechend den für Frauen geltenden Normbereichen)? Wie sichern Sie diese Diagnose?
■ Verdachtsdiagnose Testikuläre Feminisierung (bzw. Androgeninsensitivitätssyndrom = AIS): Primäre Amenorrhoe, normal entwickelte äußere Genitalien, fehlende Sekundärbehaarung, fehlender Uterus und Ovarien, Hochwuchs, Hormonanalyse (Testosteron zu hoch, Östrogen zu niedrig, s. Kommentar)
■ Diagnosesicherung: Karyotypisierung (46,XY), s. Kommentar

Mayer-Rokitansky-Küster-Hauser-Syndrom: Ein nicht vorhandener Uterus bei einem phänotypisch weiblichen Individuum lässt nur zwei mögliche Differenzialdiagnosen zu. Die Testikuläre Feminisierung (die aufgrund der normalen Schambehaarung und des normalen Hormonprofils ausscheidet) und das Mayer-Rokitansky-Küster-Hauser-Syndrom, eine Hemmungsmissbildung (unvollständige Verschmelzung) der Müller-Gänge, die im Laufe des 2. Embryonalmonats entsteht und deren Ursache unklar ist (Frage 44.1). Bei diesem Syndrom liegt eine Kombination aus Vaginalaplasie (bzw. -hypoplasie) und Aplasie des Uterus und der Tuben vor, wobei aber der Uterus auch als rudimentärer Uterus bicornis vorhanden sein kann ("Uterus bipartus solidus rudimentarius"). Wenn ein partielles Cavum vorhanden ist, können auch zyklische Unterbauchschmerzen bestehen. Die Ovarien sind unauffällig. Häufig ist das Syndrom mit urogenitalen Anomalien oder Skelettanomalien kombiniert. Die Vagina sollte operativ angelegt bzw. erweitert werden um den Patientinnen ein möglichst normales Leben zu ermöglichen.

Hymenalatresie: Eine weitere Ursache einer primären Amenorrhoe können die sog. Gynatresien darstellen, definiert als Fehlen der weiblichen Geschlechtsöffnung oder Verschluss der Mündung einzelner Geschlechtsorgane. Leitsymptom neben der primären Amenorrhoe sind ab dem Zeitpunkt der Menarche monatlich an Stärke zunehmende kolikartige Schmerzen im Unterleib in Verbindung mit Kopfschmerzen, Übelkeit und allgemeinem Krankheitsgefühl (= Molimia menstrualia). Das Menstrualblut staut sich wegen der fehlenden Abflussmöglichkeit auf. Sekundär kommt es zu einem Hämatokolpos, evtl. zur Hämatometra und/oder Hämatosalpinx, die durch ein livide vorgewölbtes Hymen und einen „Tumor" im kleinen Becken mit den damit verbunden Symptomen (Verdrängungserscheinungen) auffallen. Die Therapie der Hy-

menalatresie besteht in einer Inzision des Hymens unter Antibiotikaschutz.

Testikuläre Feminisierung: Bei der testikulären Feminisierung (komplette Androgenresistenz bei kongenitaler Anomalie oder Fehlen des intrazellulären Androgenrezeptors) handelt es sich um Individuen mit genetisch und gonadal männlichem Geschlecht (46, XY) aber weiblichem Phänotyp (männliche Pseudohermaphroditen), auffällig langen Extremitäten, fehlender oder nur spärlich vorhandener Achsel- und Schambehaarung („hairless women"), normalem äußeren weiblichen Genitale mit kleiner Klitoris, die Vagina ist kurz und endet blind, Tuben und Uterus fehlen. Die Gonaden bestehen aus Samenkanälchen und hyperplastischen Leydig-Zwischenzellen, häufig deszendieren die Gonaden nur partiell. Bei der kompletten Androgeninsensitivität findet sich (wegen des völligen Fehlens eines Androgeneinflusses, Umwandlung von Androgenen zu Östrogenen) eine normale Brustentwicklung, allerdings mit nur wenig Drüsengewebe. Weitere Auffälligkeiten sind kleine Brustwarzen und die blassen Areola. Das Hormonprofil zeigt einen typischen Befund: Normale oder erhöhte FSH-Spiegel, hohes LH (fehlendes negatives Androgen-Feedback), Testosteronlevel im männlichen Normbereich und niedrige (legt man die Normwerte für Frauen zugrunde) Östradiolspiegel. Die weitere Entwicklung als Frau sollte unterstützt werden, psychologische Begleitung des Patienten und der Familie ist unbedingt anzubieten. Bei kompletter testikulärer Feminisierung wird wegen der Gefahr der malignen Entartung der nicht deszendierten Testes die Entfernung der Hoden empfohlen, danach muss mit einer Hormontherapie begonnen werden um eine Osteoporose zu verhindern (wurden die Hoden vor der Pubertät entfernt, muss eine hormonelle Pubertätsinduktion erfolgen – Therapie wie bei Turner-Syndrom Fall 63).

ZUSATZTHEMEN FÜR LERNGRUPPEN
Diagnostisches Vorgehen bei primärer Amenorrhoe
Resistant-Ovary-Syndrom
Partielle testikuläre Feminisierung

Fall 45 Fortgeschrittenes Ovarialkarzinom

45.1 Welche sinnvollen Voruntersuchungen sollten Sie noch veranlassen, bevor Sie die Patientin zur stationären Aufnahme in eine Frauenklinik schicken?
Zusätzlich zu einer gynäkologischen, einer allgemein-körperlichen Untersuchung und einer Sonographie sind bei v. a. ein Ovarialkarzinom sinnvoll:

- Röntgen Thorax in 2 Ebenen: OP-Fähigkeit? Metastasen oder Pleuraerguss?
- Darmdiagnostik, z. B. Magen-Darm-Passage, Kolonkontrasteinlauf, Rekto- oder Sigmoidoskopie: Darmbeteiligung? Anamnese! (siehe Fall – dunkel-schwärzlicher Stuhl, Obstipation)
- Untersuchung der Mammae plus aktuelle Mammographie: Ausschluss „Krukenberg-Tu-

152

mor" = ovarielle Metastase eines Mammakarzinoms

- Labor: Blutbild, Elektrolyte, Leber- und Nierenwerte, Gerinnung, Tumormarker (CEA, CA 125 sowie AFP und HCG bei V. a. Keimzelltumor)

Fakultativ:

- Infusionsurogramm, z. B. bei Harnstauungsniere: Ureterverlauf?
- Zystoskopie bei V. a. Blasenbeteiligung: Tumorinfiltration?
- CT/MRT: nur bei speziellen Fragestellungen (z. B. Lymphknotenbeurteilung, unklare Lungenbefunde)

45.2 Welches Tumorstadium liegt vor?

Tumorstadium FIGO IIIc, weil: Der Tumor ist in seiner Ausdehnung nicht mehr auf das kleine Becken beschränkt (also kein Stadium II mehr). Die Metastasen außerhalb des kleinen Beckens sind zwar kleiner als 2 cm (das wäre noch ein Stadium IIIb), aber es liegt eine Lymphknotenmetastase vor (= Stadium IIIc).

45.3 Welche weitere postoperative Therapie haben die Kollegen der Frauenklinik höchst-

wahrscheinlich mit der Patientin besprochen? Wie schätzen Sie die Prognose der Patientin ein?

Therapie: 5–6 Zyklen einer postoperativen Chemotherapie

Prognose: 5-Jahres-Überlebensrate ca. 30%.

!!! 45.4 Wie würde die weitere Therapie aussehen, wenn der Befund nicht „R0-" sondern „R2"-Resektion lauten würde?

Therapie bei R2-Resektion: Bei Patientinnen, die gut auf eine Chemotherapie ansprechen (partielle/komplette Remission) kann eine erneute Laparotomie (Intervall- oder Interventionslaparotomie) nach 3–4 Zyklen Chemotherapie erfolgen, mit dem Versuch, eine R0- oder R1-Situation zu erreichen.

!!! 45.5 Hätte man bei einer R2-Resektion eine pelvine und paraaortale Lymphonodektomie durchgeführt?

Keine Lymphonodektomie in der R2-Situation. Eine Lymphonodektomie bei fortgeschrittenem Ovarialkarzinom ist nur dann indiziert, wenn intraabdominal Tumorfreiheit erzielt werden kann.

Kommentar

Definition/Epidemiologie: Ovarialkarzinome sind seröse, muzinöse oder endometroide Tumoren. Ovarialkarzinome können in jedem Lebensalter auftreten, am häufigsten zwischen dem 60. und 70. Lebensjahr.

Ätiologie: Ursächlich wird der „ständigen Ovulation" besondere Bedeutung beigemessen; multiple Schwangerschaften, Ovulationshemmer, späte Menarche und frühe Menopause „schützen" daher vor einem Ovarialkarzinom.

Klinik: Das Ovarialkarzinom zeichnet sich dadurch aus, dass klassische Frühsymptome in aller Regel fehlen und der Tumor meist erst im **fortgeschrittenen Stadium diagnostiziert** wird. Die von der Patientin geschilderte Zunahme des Bauchumfangs ist ein typisches Spätsymptom aufgrund des Aszites.

Diagnostik: Die Diagnostik erfolgt mittels Anamnese, klinischer Untersuchung, Sonographie und weiterer bildgebender Verfahren (Frage 45.1).

Therapie: Therapie der Wahl ist die **operative Therapie**. Da der postoperativ verbleibende Tumorrest (R0 = kein Resttumor, R1 = Resttumor < 2 cm und R2 = Resttumor ≥ 2 cm) für die Patientinnen mit fortgeschrittenem Ovarialkarzinom der entscheidende Prognosefaktor ist, sollte das Ziel des operativen Vorgehens die komplette Tumorresektion sein. Die operative Therapie sollte deshalb in spe-

zialisierten Zentren erfolgen. Die Therapieergebnisse und damit die Prognose der Patientinnen lassen sich dadurch verbessern. Die Operation des Ovarialkarzinoms beinhaltet die Hysterektomie, Adnexektomie beidseits, infragastrische Omentektomie, Appendektomie, ggf. Resektion von Douglas- und Blasenperitoneum, sowie die Entfernung allen makroskopisch sichtbaren Tumorgewebes. Beim fortgeschrittenen Ovarialkarzinom mit Befall des Mittel- und Oberbauchs können zusätzlich die Resektion von Darmanteilen (Dünn- und/oder Dickdarm) sowie oberbauchchirurgische Eingriffe (Zwerchfelldeperitonisierung, Splenektomie, Pankreasteilresektion u. a.) erforderlich werden. Wegen einer erhöhten perioperativen Morbidität und Mortalität sind diese Eingriffe individuell zu entscheiden. Die **Lymphonodektomie** dient nicht nur diagnostischen Zwecken (Prognosefaktor). Besonders in den Stadien I und II sowie im fortgeschrittenen Stadium bei intraabdominaler Tumorfreiheit verspricht man sich auch einen therapeutischen Nutzen. Belassene befallene LK sprechen auf eine postoperative Chemotherapie nicht oder nur vermindert an und verschlechtern damit die Prognose der Patientin erheblich. Eine pelvine und paraaortale Lymphonodektomie scheint daher sinnvoll. Eine Chemotherapie wird durchgeführt um evtl. vorhandene restliche Tumorzellen zu erfassen oder bei Resttumoren die Prognose zu verbessern.

ZUSATZTHEMEN FÜR LERNGRUPPEN
Stadieneinteilung des Ovarialkarzinoms
Komplikationen des fortgeschrittenen Ovarialkarzinoms und palliative Eingriffe

Fall 46 Geburtsverletzung/atonische Nachblutung

46.1 **Wie groß darf der Blutverlust normalerweise in der Nachgeburtsperiode sein?**
Die „gebräuchlichste" Definition geht von einem Blutverlust ≤ 500 ml aus. Aber: Jeder Blutverlust (auch unter 500 ml), der die hämodynamische Stabilität der Mutter beeinträchtigt muss rasch abgeklärt und therapiert werden.

46.2 **Zählen Sie ihre ersten 6 Maßnahmen in dieser Situation auf!**
Unabhängig von der Blutungsursache, bei jeder verstärkten Nachblutung in der Plazentaperiode (die Maßnahmen müssen gemeinsam vom Team möglichst schnell und gleichzeitig durchgeführt werden):
■ Oberarzt/Facharzt und qualifiziertes Hilfspersonal (Aufgaben delegieren) rufen
■ Umgehend großvolumigen (mindestens einen!) Zugang legen
■ Volumenersatztherapie (Plasmaexpander, z.B. Haes-steril 10%)
■ Blutentnahme für komplettes Blutbild, Gerinnungsanalyse, Kreuzblut
■ Blutdruckmanschette anlegen, regelmäßige Blutdruck- und Pulskontrolle
■ Blasendauerkatheter legen (volle Blase verhindert Kontraktion des Uterus, ggf. Bilanzierung erforderlich).
■ Blutbank informieren, raschen Bedarf an Konserven anmelden

46.3 **An welche Blutungsursache denken Sie und wie sichern Sie die Diagnose?**
Geburtsverletzung, z.B. Zervix- oder Scheidenriss: Starke Blutung im Zusammenhang mit der Anamnese (überstürzte Geburt, Pressen bei unvollständigem Muttermund). Diagnosesicherung:
■ Einstellen der Zervix mit breiten Spekula, gute Beleuchtung und Assistenz erforderlich! Muttermundslippen mit gewebeschonenden stumpfen Fasszangen („Fensterklemmen") fassen und nach vorne ziehen. Zervix im Uhrzeigersinn durchmustern, indem eine Fensterklemme immer geöffnet und übergreifend in ca. 2–3 cm Abstand zur anderen Fensterklemme neu an die Muttermundslippe gesetzt wird.
■ Scheide auf Rissverletzungen inspizieren.

46.4 **An welche Blutungsursache hätten Sie gedacht, wenn die Hebamme Ihnen z.B. mitgeteilt hätte, dass sie Gefäßabrisse an den Eihäuten bei der Inspektion der Plazenta gefunden hätte und Sie den Uterus groß und schlaff getastet hätten? Welche Maßnahmen hätten Sie in diesem Falle ergriffen?**
Nebenplazenta mit atonischer Nachblutung (Atonie). Vorgehen bei Plazentaretention:
■ Allgemeinmaßnahmen (Frage 46.2)
■ Kontraktionsmittel: Oxytocin-Dauerinfusion über Tropfenzähler (3 Amp. = 30 IE Oxytocin in 500 ml 5%iger Glukoselösung, 28 Tr/min = 84 ml/h)
■ Manuelle und instrumentelle Nachtastung des Cavum uteri (Narkose!)

46.5 **Welche Medikamente/Wirkstoffe stehen Ihnen noch zur Verfügung, wenn bei einer atonischen Nachblutung ohne Plazentaretention keine ausreichende Blutstillung mit Oxytocin erreicht werden kann?**
Bei einer atonischen Nachblutung sind neben Allgemeinmaßnahmen, (Volumensubstitution, Bluttransfusion etc. [Frage 46.2]) folgende Maßnahmen anzuwenden:
■ Prostaglandin-Dauerinfusion (z.B. Prostaglandin $F_2\alpha$ = 1 Amp. Minprostin = 5 mg Dinoproston in 1000 ml NaCl 0,9% initial 21 Tr/min = 60 ml/h bis maximal 400 Tr/min = 1200 ml/h)
■ Entleerung des Uterus durch Fundusdruck und Halten des Uterus mit manueller Wehenanregung (Massage des Uterus)
■ Falls keine Blutstillung: intramyometrane Injektion von Prostaglandin $F_2\alpha$ (= 1 Amp Minprostin mit 19 ml Aqua dest. verdünnen), kann u.U. wiederholt werden, ggf. in Kombination mit Tamponade
■ Falls keine Blutstillung: Hysterektomie (zur Überbrückung bis zur OP Kompression des Uterus, z.B. Hamilton-Handgriff)

Blutungen in der Nachgeburtsperiode sind etwas sehr heimtückisches, da es innerhalb **kürzester Zeit** zu einem **erheblichen Blutverlust** kommen kann. Die objektive Abschätzung des Blutverlustes ist schwierig (man tendiert dazu, eher zu unterschätzen) und z. B. bei einer atonischen Nachblutung füllt sich der Uterus mit Blut und man kann anhand der zu beobachtenden vaginalen Blutung nach außen nie abschätzen, wie stark es tatsächlich blutet. Erst bei Druck auf den Uterus entleeren sich riesige Blut- und Koagelmengen aus der Vagina. Gerade der junge Arzt im Kreißsaal hat wenig Erfahrung wie eine „normale" Blutung in der Nachgeburtsperiode aussieht. Wenn Ihnen eine Hebamme in dieser Situation mitteilt, dass es verstärkt blutet, tun Sie gut daran, es zu glauben und **zu handeln (und zwar sofort!)**. Sie sollten keine Zeit damit verschwenden, die Blutung „optisch zu kontrollieren", davon hört die Blutung nicht auf. Rufen Sie **frühzeitig** einen **Facharzt** (einen Zervixriss können Sie nicht alleine versorgen!) und ggf. einen Anästhesisten hinzu. Die in Frage 46.2 genannten Maßnahmen müssen Sie nicht alle persönlich durchführen, **delegieren** Sie an erfahrene Personen (z. B. können Sie nicht plötzlich aus dem Kreißsaal laufen und mit dem Labor/Blutbank telefonieren. Beauftragen Sie damit jemanden, der weiß worauf es ankommt und den Ernst der Lage erkennt (eine Hebammenschülerin im ersten Kreißsaaleinsatz ist dafür ungeeignet!).

Achten Sie darauf, dass Sie den **Überblick** über den **gesamten Blutverlust** nicht verlieren (vollgesogene Unterlagen auswechseln damit das Blut nicht unbemerkt im Bezug des Kreißbetts versickert; Blut nicht einfach in einen Müllbehälter ablaufen lassen, darauf achten, dass sich unter dem Kreißbett keine Pfützen bilden, die sich ihrem Blick entziehen). Achten Sie darauf, ob das Blut koaguliert (oft der erste Hinweis auf eine Gerinnungsstörung!).

In der hier vorliegenden Fallschilderung sind die jeweiligen Diagnosen einfach zu stellen, im klinischen Alltag ist das nicht so.

Der Zervixriss fängt nicht erst an zu bluten, wenn die Plazenta gelöst ist. Die Situation wird sich eher so darstellen, dass es verstärkt postpartal blutet und die Plazenta noch nicht gelöst ist. Dann müssen sich Ihre therapeutischen Bemühungen immer primär auf die Lösung der Plazenta richten, auch wenn sich im Nachhinein durchaus herausstellen kann, dass es z. B. ein Scheidenriss war. Die Versorgung eines Zervixrisses macht eine Narkose erforderlich und u. U. sogar eine Laparotomie, da ein solcher Riss sich seitlich bis in die Parametrien ausdehnen und eine lebensbedrohliche Blutung aus den Ästen der A. uterina resultieren kann. Ein Zervixriss wird mit resorbierbaren Einzelknopfstichen versorgt. (Wichtig: proximal des oberen Wundwinkels beginnen). Ein Scheidenriss wird ebenfalls mit Einzelknopfstichen versorgt. (Wichtig: oberen Wundwinkel genau einstellen und proximal des oberen Wundwinkels beginnen!).

Unter einer atonischen Nachblutung versteht man eine verstärkte Blutung aufgrund einer mangelhaften Kontraktionsfähigkeit des Uterus. Mit der Ablösung der Plazenta entsteht eine riesige Wunde im Inneren des Uterus. Durch die Kontraktion der Muskelfasern werden die Gefäße normalerweise „abgeklemmt". Bei mangelhafter Kontraktion des Myometriums (z. B. durch im Inneren des Uterus verbliebene Plazentareste oder bei einer Überdehnung des Uterus – z. B. Mehrlingsschwangerschaft –, bei uterinen Fehlbildungen, Infektionen, langer Geburtsdauer etc.) verkleinert sich der Uterus kaum und somit resultiert eine insuffiziente Blutstillung. Wichtig: Schon im Verlauf der Geburt mögliche Risikofaktoren zur Kenntnis nehmen und ggf. mit einem Oxytocin-Dauertropf in der Plazentarperiode dieser Komplikation vorbeugen! Interessant noch in diesem Zusammenhang: Spricht man mit erfahrenen Geburtshelfern über atonische Nachblutungen, wird man immer wieder hören, dass rothaarige Frauen besonders davon betroffen seien (ob dies tatsächlich zutrifft – oder gar wissenschaftlich fundiert ist – entzieht sich allerdings unserer Kenntnis!).

ZUSATZTHEMEN FÜR LERNGRUPPEN
Ursachen der atonischen Nachblutung
Komplikationen der Prostaglandintherapie
Komplikationen bei großem Blutverlust
Nachbeobachtung nach Atonie bzw. großem Blutverlust

47.1 Würde man nach einem Zeitraum von 6 Monaten von „Sterilität" sprechen? Würden Sie weitere Diagnostik veranlassen oder zuwarten?
Nein. Sterilität: keine Schwangerschaft bei regelmäßigem, ungeschütztem Geschlechtsverkehr innerhalb **eines Jahres** (in diesem Fall: 6 Monate). Auf eine weiterführende Diagnostik könnte daher (noch) verzichtet werden, aber bei Patientinnen über 35 Jahren, die noch keine Kinder bekommen haben, sollte früher mit diagnostischen Maßnahmen begonnen werden.

47.2 Wenn Sie in dem geschilderten Fall weitere (zunächst nicht-invasive) Diagnostik veranlassen würden, welche Untersuchungen halten Sie für sinnvoll? Nennen Sie ihre nächsten 5 diagnostischen Schritte.
- Anamnese:
  - Gynäkologische Anamnese/Zyklusanamnese: z.B. Frage nach Dysmenorrhoe, Voroperationen, Adnexitis?
  - Persönliche Anamnese beider Partner: Lebensgewohnheiten und -bedingungen, die die Fortpflanzungsfähigkeit mindern können (z.B. Häufigkeit des Geschlechtsverkehrs, Verkehr an fruchtbaren Tagen, Nikotin, Umweltgifte, Medikamente, internistische Erkrankungen, frühere Operationen, Über- und Untergewicht etc.?)
- Gynäkologische Untersuchung/Ultraschall: Myome, (Endometriose)zysten, Galaktorrhoe?
- Basaltemperaturkurve: Biphasischer Verlauf?
- Hormonanalyse:
  - Morgens, zwischen dem 3.–5. Zyklustag: Östradiol, LH, FSH, Testosteron, Androstendion, DHEAS, Prolaktin, TSH basal
  - In der 2. Zyklushälfte: Progesteronbestimmung bei v.a. Lutealphaseninsuffizienz

- Spermiogramm: Menge, Anzahl, Beweglichkeit und Form der Spermien

!!! **47.3** Welche weitere Therapie besprechen Sie mit dem Patientenehepaar? Erklären Sie den Ablauf der geplanten Therapie!
Das Spermiogramm zeigt einen Normalbefund, die Abbildung zeigt einen beidseitigen Tubenverschluss bei Saktosalpinx, deshalb IVF (= In-vitro-Fertilisation, „extrakorporale" oder „künstliche Befruchtung"). Ablauf der IVF-Behandlung:
- Ovarielle Stimulation: kontrollierte ovarielle Hyperstimulation (mit HMG = Humanes Menopausengonadotropin oder rekombinantem FSH) um möglichst viele Follikel zur Reifung zu bringen. Das Wachstum der Follikel wird regelmäßig durch Ultraschall und Bestimmung der Hormonwerte kontrolliert und dementsprechend die Dosis der Medikamente angepasst.
- Wenn mehrere Follikel eine Größe von ≥ 16–18 mm erreicht haben: Injektion von HCG zur „Ovulationsauslösung" (die Ovulation findet 36 Stunden später statt).
- Nach 34 Stunden (2 Stunden vor der vermutlichen Ovulation) erfolgt die transvaginale, sonographisch gesteuerte Follikelpunktion
- Insemination und In-vitro-Kultivierung: Befruchtung der gewonnenen Eizellen mit aufbereitetem Sperma des Partners
- Embryotransfer: Die entstandenen Embryonen werden in die Gebärmutter eingebracht (ca. 48 bis 72 Stunden nach der Punktion, in Deutschland laut Embryonenschutzgesetz max. 3 Stück)
- Unterstützung der Gelbkörperfunktion durch Progesteron (meist intravaginale Applikation)

Kommentar

Ein unerfüllter Kinderwunsch liegt bei etwa 20 bis 25 Prozent aller Paare in Deutschland vor.

Definition: Von „Sterilität" spricht man dann, wenn bei einem Paar **nach einem Jahr** regelmäßigen Geschlechtsverkehrs keine Schwangerschaft eintritt. Die Wahrscheinlichkeit, in einem normalen Zyklus schwanger zu werden, beträgt nur 15 bis 20%. Allerdings kommt es innerhalb von einem Jahr bei ungefähr 80% der Paare zu einer Schwangerschaft, sofern keine speziellen Störungen vorliegen.

Ätiologie: In ca. 45% der Fälle liegt die Sterilitätsursache bei der Frau. Am häufigsten sind endokrine Störungen (Hyperprolaktinämie, Ovarialinsuffizienz usw.) gefolgt von tubaren Ursachen (Folgen

von Entzündungen, Endometriose), in 40% der Fälle liegt die Ursache beim Mann und in ca. 15% der Fälle bleibt die Ursache letztendlich ungeklärt. Die von der Patientin erwähnte Entzündung (Adnexitis) deutet hier schon auf die mögliche Sterilitätsursache hin – einen postinfektiösen Tubenverschluss.

Diagnostik: Vor Beginn jeglicher Diagnostik sollten Sie eine ausführliche Anamnese erheben, ggf. kann auch schon eine allgemeine Aufklärung über den Zeitpunkt der fruchtbaren Tage hilfreich sein. Nicht jede/r Patient/in hat medizinisch richtige Vorstellungen über den optimalen Zeitpunkt, an dem Geschlechtsverkehr erfolgen sollte! In Frage 47.2 wird die nicht-invasive Diagnostik beschrieben. Die Hysterosalpingographie bestätigt den Tubenverschluss beidseits (erkennbar an den fehlenden intraperitonealen Kontrastmitteldepots rechts und links neben dem Uterus). Ganz wichtig: Bevor Sie eine invasive Diagnostik bei der Frau veranlassen (dazu gehört die Hysterosalpingographie) sollten Sie beim Partner immer unbedingt ein Spermiogramm veranlassen. Wenn dieses Spermiogramm eine stark eingeschränkte Zeugungsfähigkeit ergibt, die nur eine IVF-Behandlung zulässt, dann ist es völlig egal, ob die Tuben der Frau durchgängig sind und man kann der Frau die Hysterosalpingographie ersparen!

Therapie: Bei dieser Patientin liegt eine tubare Ursache für die Sterilität vor und es bestehen Chancen, durch eine IVF-Behandlung schwanger zu werden (ca. 25–30% pro IVF-Zyklus). Bei Frauen mit verschlossenen oder in ihrer Funktion anderweitig beeinträchtigten Tuben besteht neben der In-vitro-Fertilisation bei bestimmten Indikationen ebenfalls die Möglichkeit der mikrochirurgischen oder endoskopischen Rekonstruktion der Tuben. Die Erfolgschancen dieser Verfahren – im Vergleich zu reproduktionsmedizinischen Verfahren – sind vom Grad der Veränderung an den Tuben und eventuell gleichzeitig vorliegender Pathologie sowie von der Erfahrung des Operateurs abhängig und müssen im Einzelfall genau mit dem Patientenehepaar abgesprochen werden.

ZUSATZTHEMEN FÜR LERNGRUPPEN
Postkoitaltest
Kurzrock-Miller-Test
Ovarielles Hyperstimulationssyndrom
Mikrochirurgische epididymale Spermienaspiration (MESA)
Intrazytoplasmatische Spermieninjektion (ICSI)

Fall 48 Akute Adnexitis

48.1 Sollte die Patientin tatsächlich eine Adnexitis haben – mit welchem Keimspektrum müssen Sie rechnen? Nennen Sie die 3 häufigsten Erreger!
Ca. $^2/_3$ der Adnexitiden werden verursacht durch:
- Chlamydia trachomatis und
- Gonokokken

Darüberhinaus kommen in Frage:
- Aerobe Bakterien (Staphylokokken, Streptokokken)
- Enterobakterien und gramnegative Keime (E. coli)
- Anaerobier (vorwiegend Bacteroides, anaerobe grampositive Kokken)
- Mykoplasmen

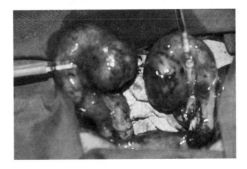

Foto: Pyosalpinx

48.2 Mit welchen Komplikationen und (Spät)folgen müssten Sie rechnen, wenn Sie die Patientin nicht behandeln würden?
Komplikationen:
- **Abszedierung** (Pyosalpinx, Tuboovarial- und Douglasabszess): druckdolenter Tumor bzw. ultrasonographisch zystisch-solider Konglomerattumor im Adnexbereich bei Tuboovarialabszess; sonographisch aufgetriebene Tube (die Tuben sind normalerweise sonographisch nicht sichtbar!), druckschmerzhafter und evtl. vorgewölbter Douglasraum, sonographischer Nachweis von Flüssigkeit im Douglasraum, erhöhte Entzündungsparameter, Unterbauchschmerz, Fieber.

- **Peritonitis, Sepsis** (selten): Druckschmerzhaftes Abdomen mit Abwehrspannung, Paralyse des Darms, schwere Beeinträchtigung des Allgemeinzustandes bis zum Schock, Übelkeit. Fieber, Schüttelfrost, Tachykardie, Tachypnoe, Hypotension bei Sepsis.
- **Fitz-Hugh-Curtis-Syndrom** (s. Kommentar)

Spätfolgen:
- Anstieg der Rate von Extrauteringraviditäten durch Verklebung der Tuben
- Erhöhte Sterilitätsrate durch Verklebung der Tuben (steigt mit jeder durchgemachten Adnexitis!)
- Uncharakteristische Unterbauchschmerzen als Folge von Adhäsionen (Kohabitationsschmerz, Dysmenorrhoe)

!!! 48.3 Mit welchem „antibiotischen Regime"
würden Sie eine Adnexitis behandeln?
- Cephalosporin (3 × 1 – 2 g/d i.v.) + Metronidazol (2 × 500 mg/d i.v.) + Doxycyclin
  (2 × 100 mg/d i.v.)
- Alternativ: Clindamycin (3 × 900 mg/d i.v.) +
  Gentamycin (einmalig 2 mg/kgKG i.v., dann
  weiter mit 1,75 mg/kgKG/d i.v.); nach Erhalt
  des Antibiogramms ggf. Umstellung der Therapie.

48.4 Welche weiteren Maßnahmen ordnen Sie
an?
- Stationäre Aufnahme, Bettruhe und Analgeti-
  kum mit antiphlogistischer Wirkung (Diclo-
  phenac 3 × 50 mg/d p.o.)

!!! 48.5 Würden Sie den Partner der Patientin
mitbehandeln?
Eine Partnertherapie ist bei Nachweis von Chlamydien oder Gonokokken erforderlich.

Kommentar

Epidemiologie/Pathogenese: Die akute Adnexitis
ist die häufigste schwere Infektionskrankheit im
Alter der sexuell aktiven 15 – 25-jährigen Frauen.
Vor dem ersten Geschlechtsverkehr und bei sterili-
sierten Frauen ist die Adnexitis selten. Die Adnexitis ist eine aszendierende Infektion (via Zervizitis
und Endometritis), der hämatogene Infektionsweg
(Adnexitis tuberculosa) und die lymphogene Ausbreitung der Erreger sind selten.

Diagnostik/Differenzialdiagnostik: Die Diagnos-
tik und Differenzialdiagnostik wird ausführlich in
Fall 3 beschrieben. Die Abgrenzung der möglichen
Krankheitsbilder ist oft schwierig, da die klinische
Symptomatik selten so klassisch ist wie in vielen
Lehrbüchern beschrieben. Die wichtigste Differen-
zialdiagnose ist die akute Appendizitis.

Therapie: Chlamydien sind in 25 – 50% der Fälle (je
nach Literaturangabe) die Ursache einer Adnexitis
(deshalb auch Doxycyclin im Therapieregime). Die
stationäre Aufnahme mit Bettruhe und die sofortige **intravenöse antibiotische Therapie** (Frage 48.3)
sowie **antiphlogistische Therapie** (Frage 48.4) ist
wegen der gravierenden Folgen einer unzureichend behandelten Adnexitis zwingend notwendig. Eine **stationäre Aufnahme** ist auch dann unbe-

dingt notwendig, wenn eine Appendizitis differenzialdiagnostisch nicht sicher ausgeschlossen werden kann.

Komplikationen/Spätfolgen: Von den infizierten
Salpingen (Salpingitis, Perisalpingitis) kann der
Prozess auf das Ovar übergreifen. Meist kommt es
zum reaktiven Verschluss der Tubenenden mit Ei-
ter- bzw. Exsudatansammlung (**Pyo- bzw. Hydrosalpinx**), durch entzündlich bedingte Adhäsionen
können „Höhlen" entstehen, in denen sich eitriges
Exsudat ansammelt. Im Bereich der Adnexe können sich entzündliche Konglomerattumoren entwickeln, die man als **Tuboovarialabszess** bezeichnet. Bei diffuser Ausbreitung der Erreger im kleinen Becken (z.B. wenn der Verschluss des Tuben-
endes ausbleibt), kann es zu einer **Pelveoperitonitis** mit Eiteransammlung im Douglasraum (**Douglasabszess**) kommen. Selten überschreitet die Infektion die Grenzen des kleinen Beckens (Peritonitis, Sepsis). Bei Infektionen mit Chlamydien und
Gonokokken kann es zu einer Perihepatitis (= lokale eitrig-fibrinöse Peritonitis) mit atemabhängigen
Schmerzen im rechten Oberbauch und evtl. zu einer Erhöhung der Leberwerte kommen (= **Fitz-
Hugh-Curtis-Syndrom**).

ZUSATZTHEMEN FÜR LERNGRUPPEN
Diagnostik/Differenzialdiagnostik der akuten Adnexitis

Fall 49 Vorzeitiger Blasensprung

49.1 Nennen Sie die einfachste und gebräuchlichste Untersuchungsmethode, mit der Sie einen vorzeitigen Blasensprung bestätigen oder
ausschließen können.
Flüssigkeit im hinteren Blatt des sterilen Speku-
lums (im hinteren Fornixbereich) auffangen und
den pH-Wert messen: Fruchtwasser ist alkalisch
(pH = 7,5) und verfärbt rotes Lackmuspapier bzw.
orangefarbene Bromthymollösung blau. Fehler-
quellen: Blut, Urin, vaginale Infektion.

49.2 Ihre Verdachtsdiagnose „vorzeitiger Blasensprung" hat sich bestätigt. Die Patientin ist
völlig geschockt und möchte wissen, wie es jetzt
weitergehen soll. Klären Sie die Patientin auf!
Vorgehen bei vorzeitigem Blasensprung vor vollendeter 20. SSW:
- Besteht (wie in diesem Fall) kein Hinweis auf
  ein Amnioninfektionssyndrom (= AIS, s. Kommentar): Abwartendes Verhalten für etwa

1 Woche gerechtfertigt (in Absprache mit dem Patientenehepaar; unter Kontrolle der Entzündungsparameter und Temperatur, Bettruhe); ein spontaner Verschluss des Chorioamnions ist bei kleinen Defekten möglich.

- Schließt sich das Leck nicht oder bei V.a. AIS: Beendigung der Schwangerschaft

49.3 Wie würde Ihr Vorgehen aussehen, wenn sich die Patientin in der 29. SSW und nicht erst in der 19. SSW befunden hätte?

Vorgehen bei vorzeitigem Blasensprung bei Schwangerschaftsdauer ≥ 24. bis < 34. SSW ohne V.a. AIS:

- **Prolongieren der Schwangerschaft bis 34 + 0 SSW,** Verlegung der Patientin in eine apparativ und personell entsprechend ausgestattete Klinik.
- Lungenreifeinduktion: ab 24. SSW bis 32. SSW mit 2 × 12 mg Betamethason i.m. im Abstand von 24 h. Die Wirkung hält für 7 Tage an, ggf. Wiederholung (Cave: die wiederholte Gabe von Glukokortikoiden nach Blasensprung ist möglicherweise mit einem erhöhten Risiko für eine early-onset-Sepsis verbunden, Frage 49.4).
- Antibiotische Therapie: Bei Keimnachweis (v.a. bei β-hämolysierenden Streptokokken der Gruppe B – deshalb bei vorzeitigem Blasensprung immer Zervixabstrich!).

- Bei Erreichen von 34. SSW: wenn keine spontanen Wehen auftreten – Geburtseinleitung.
- Bei Zeichen eines AIS: (operative) Entbindung

49.4 Bei einer Patientin mit vorzeitigem Blasensprung in der 32. SSW haben Sie im Vaginalabstrich β-hämolysierende Streptokokken der Gruppe B nachgewiesen. Würden Sie diesen Keim antibiotisch behandeln oder ist der Keim der normalen Vaginalflora zuzurechnen?

Auf jeden Fall behandeln! β-hämolysierende Streptokokken sind eine häufige Ursache für schwere Infektionen des Neugeborenen, die Infektion erfolgt intrauterin durch Keimaszension (nicht nur bei Blasensprung!). Die Frühform dieser Infektion (early onset, > 90% der Fälle) tritt innerhalb von 20 Stunden bis 3 Tage nach der Geburt auf: Sepsis (bis zum septischen Schock), Pneumonie, evtl. Meningitis, häufig neurologische Langzeitfolgen, hohe Mortalitätsrate (besonders bei Frühgeborenen).

!!! 49.5 Zählen Sie 4 Antibiotika unterschiedlicher Wirkstoffgruppen auf, die Sie während der Schwangerschaft anwenden dürfen.

Generell gilt: Strenge Indikationsstellung! Antibiotika der Wahl in der Schwangerschaft: **Penicilline** (Amoxi-, Ampi-, Oxa-, Azlo- und Piperacillin), **Cephalosporine** (z.B. Cefalexin, Cefazolin), **Erythromycin, Clindamycin.**

Kommentar

Unter einem „vorzeitigen Blasensprung" versteht man die Ruptur des Amnions **vor** dem Beginn geburtsrelevanter Wehentätigkeit, im englischen Sprachgebrauch spricht man auch vom PROM (= preterm rupture of the membranes).

Ätiologie: Die häufigste Ursache sind **vaginale Infektionen.** Weitere Risikofaktoren sind u.a. Zustand nach Amniozentese (s. Fall), Hydramnion, Mehrlingsschwangerschaft und Z.n. vorzeitigem Blasensprung in vorausgegangener Schwangerschaft.

Klinik/Diagnostik: Klinisch äußert sich der Blasensprung durch vaginalen Flüssigkeitsabgang unterschiedlicher Stärke, der am einfachsten mit Lackmuspapier nachgewiesen wird (Frage 49.1).

Komplikationen: Die geschlossene Zervix und die intakte Fruchtblase stellen normalerweise eine mechanische Barriere dar, die die Aszension von Keimen aus dem Vaginalbereich erschwert. Beim Blasensprung (= BS) fällt diese Barrierefunktion weg und es kann durch die Aszension von Keimen aus dem Bereich von Vagina und Zervix zu einer Infektion der Plazenta, der Eihäute, des Fruchtwassers und des Fetus kommen, dem sog. **Amnioninfektionssyndrom** (der BS erleichtert die Keimaszension, ist aber keine unbedingte Voraussetzung,

Bakterien können auch die o.g. intakten Barrieren überwinden!). Das Vollbild des Amnioninfektionssyndroms (= AIS, Syn.: „Fieber unter der Geburt", Chorioamnionitis) ist gekennzeichnet durch Temperaturerhöhung (> 38°C), mütterliche Tachykardie (HF > 100–120/min), fetale Tachykardie (HF > 160/min), druckschmerzhaften Uterus, zunehmende Wehentätigkeit, übel riechendes Fruchtwasser, Leukozytose (> 20.000/μl), CRP-Erhöhung (einmaliger Wert > 40 mg/l, bzw. zwei Werte im Abstand von 24 h > 20 mg/l). Unbehandelt drohen schwere **septische Verlaufsformen.** Das Vollbild eines AIS zu erkennen bereitet in der Regel keine Schwierigkeiten, schwierig ist die frühe Diagnostik des sich entwickelnden AIS. Auf keinen Fall darf der Zeitpunkt, die Schwangerschaft zu beenden verpasst werden, andererseits (wie bei der Patientin mit Blasensprung in der 29. SSW) will man das Kind so lange wie möglich in utero belassen, um die mit der Frühgeburtlichkeit assoziierten Probleme zu vermeiden. Neben der Gefahr des AIS kommen in den frühen Schwangerschaftswochen (Patientin in der 19. SSW) die mit Oligo- und Ahydramnie verbundenen Probleme hinzu (Ausbildung einer Lungenhypoplasie durch ausgeprägten Druck auf den Thorax, Behinderung der fetalen Atembewegung sowie Ausbildung von Gelenkdeformitäten durch fetale Zwangshaltung).

Therapie/Prognose: Patientinnen mit vorzeitigem BS müssen stationär aufgenommen und sorgfältig überwacht werden (mehrfach täglich Temperaturkontrolle, täglich Blutbild und CRP-Kontrolle, tägliche CTG-Kontrollen, sonographische Kontrolle der Fruchtwassermenge und des kindlichen Wachstums). Das weitere Vorgehen hängt von der Schwangerschaftswoche ab. Die Fortführung der Schwangerschaft bei fortbestehendem BS in der 19. Schwangerschaftswoche (< 20. SSW) ist mit einer extrem ungünstigen Prognose behaftet und sollte, wenn überhaupt, nur in einem Perinatalzentrum unter Einbindung der Eltern in den Entscheidungsprozess und Aufklärung über die extrem schlechte Prognose in Erwägung gezogen werden. Eine prophylaktische Tokolyse bei vorzeitigem Blasensprung in der ≥ 24. bis < 34. SSW sollte lediglich für höchstens 48 Stunden bis zum Abschluss der Lungenreifeinduktion durchgeführt werden. Ziel ist es, die Schwangerschaft zu prolongieren, solange keine Infektionszeichen vorhanden sind. Treten Infektionszeichen auf, muss die Schwangerschaft (meist durch Kaiserschnitt) beendet werden. Unbedingt zu vermeiden ist die digital vaginale Untersuchung (verkürzt die Latenzzeit bis zur Geburt), die Methode der Wahl zum Nachweis des Blasensprunges, der Beurteilung von Portiolänge und Muttermundsweite sowie zur Entnahme eines Abstriches stellt die sterile Spekulumeinstellung dar. **Nach der 34. Woche** (je nach Klinik auch bereits nach der vollendeten 32. SSW) sollte die Geburt auf jeden Fall eingeleitet werden. Die Zeit, die man abwartet, ob spontan Wehen einsetzen, ist in den Kliniken unterschiedlich lang, sollte aber 48 h nicht überschreiten (Frage 49.3).

ZUSATZTHEMEN FÜR LERNGRUPPEN
Therapie bei positivem Vaginalabstrich auf β-hämolysierende Streptokokken
Weitere Medikamente in der Schwangerschaft: Analgetika, Antiemetika usw.

Fall 50 Retention von Plazentaresten

50.1 Welche Verdachtsdiagnose stellen Sie?
Retention von Plazentaresten (partielle Plazentaretention, Plazentapolyp): Blutung, Uterus weich

50.2 Nennen Sie 3 weitere Ursachen für vaginale Blutungen im Wochenbett!
- Nahtinsuffizienz bei Geburtsverletzung/Episiotomie
- Endo(myo)metritis: Fieber, Schmerzen, übelriechender Wochenfluss
- Gerinnungsstörungen: primäre, bislang noch nicht diagnostizierte, aber auch sekundäre Gerinnungsstörung (Verlustkoagulopathie als Folge eines intrapartalen hohen Blutverlustes oder Verbrauchskoagulopathie z. B. bei Fruchtwasserembolie)
- Atonische Nachblutung
- Unversorgte Geburtsverletzung (z. B. Scheiden- bzw. Zervixriss)

50.3 Welche Untersuchungen führen Sie durch, um die Verdachtsdiagnose zu sichern oder auszuschließen?
- Spekulumeinstellung: Blutung ex utero, klaffender Zervikalkanal, evtl. Abgang von Plazentagewebe.
- Palpation des Uterus: Uterus weich und schlaff, Fundusstand nicht dem 1. Wochenbetttag entsprechend, Uterus nicht druckschmerzhaft.

- Sonographie: Vergrößerter Uterus, Blut(koagel) bzw. retiniertes Plazentamaterial im Cavum uteri.

50.4 Welche Sofortmaßnahmen leiten Sie im vorliegenden Fall ein?
- Legen eines venösen Zugangs und Volumensubstitution: Kreislaufstabilisierung
- Blutentnahme (Blutbild, Gerinnung, Kreuzen von Blutkonserven): Beurteilung von Hb und Gerinnung
- Kontrolle der Vitalparameter: Kreislaufüberwachung
- Entleerung der Harnblase: bessere Kontraktion des Uterus

50.5 Welche Möglichkeiten der Therapie gibt es?
Bei gesicherter bzw. wahrscheinlicher Diagnose „Plazentaretention":
- Gabe von Uterotonika: Oxytocin (30 IE in 500 ml Glucose 5% mit 28 bis 40 Tropfen/min i. v.) oder wenn Oxytocingabe nicht ausreicht Prostaglandine (z. B. Sulproston 500 μg auf 500 ml NaCl 0,9% mit 28 Tropfen/min i. v.)
- Instrumentelle Nachtastung des Uteruscavums mit stumpfer Kürette

Klinik: Blutungen im Wochenbett können bereits wenige Stunden oder Tage nach der Geburt auftreten, sind aber auch noch bis zu einem Zeitraum von mehreren Wochen möglich. Die Symptomatik kann von der langwierigen **Schmierblutung** oder dem Wiederauftreten blutiger Lochien bis hin zur akut einsetzenden, **massiven und lebensbedrohlichen Blutung** reichen.

Diagnostik: Die im Fall geschilderte verzögerte Ablösung der Plazenta macht die Diagnose einer Retention von Plazentamaterial oder eines Plazentapolypen (= Folgeerscheinung, Plazentamaterial umhüllt von koaguliertem Blut) wahrscheinlich.

Die erste diagnostische Maßnahme bei Blutungen im Wochenbett ist die **Spekulumeinstellung** zur Lokalisation der Blutungsquelle. Geburtsverletzungen und Nahtinsuffizienz lassen sich so ausschließen. In der **Sonographie** kann unter Umständen retiniertes Plazentamaterial im Uterus nachgewiesen werden, wobei eine Abgrenzung gegenüber älteren Blutkoageln nicht sicher möglich ist. Bei der **Palpation** zeigt sich der Uterus mangelhaft kontrahiert und weich, da das Retentionsgewebe die ausreichende Kontraktion und Involution des Uterus verhindert. Die Diagnose „retinierter Plazentarest" ist meist eine Verdachtsdiagnose, die sich erst retrospektiv (histologisch) sichern lässt.

Therapie: Bei starken vaginalen Blutungen sind die ersten Sofortmaßnahmen das Legen mindestens eines venösen großlumigen Zuganges und Blutentnahme, Volumensubstitution und ggf. Bluttransfusion, Entleerung der Harnblase (Legen eines Urindauerkatheters) sowie die regelmäßige Kontrolle der Vitalparameter. Bei Verdacht auf retiniertes

Plazentamaterial ist die therapeutische Maßnahme der Wahl die intravenöse, kontinuierliche Verabreichung von **Oxytocin** über einen Tropfenzähler, alternativ die intravenöse Verabreichung von **Prostaglandinen** falls mit Oxytocin keine ausreichende Blutstillung erzielt werden kann. Zudem muss die manuelle und instrumentelle Nachtastung des Cavum uteri mit großer stumpfer Kürette durchgeführt werden um den retinierten Plazentarest zu entfernen (abgesehen von der Kontraktionsstörung stellen Plazentareste auch einen „Nährboden" für Infektionen dar). Bei leichteren uterinen Blutungen kann die Rückbildung des Uterus medikamentös durch Uterotonika wie Oxytocin (3 IE/d i.m.) sowie durch Allgemeinmaßnahmen wie Mobilisation der Patientin, Rückbildungsgymnastik und regelmäßige Darm- und Blasenentleerung gefördert werden.

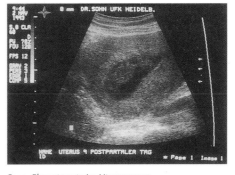

Sono: Plazentareste im Uteruscavum

ZUSATZTHEMEN FÜR LERNGRUPPEN
**Komplikationen der Plazentaretention
Plazentaretention in Nachgeburtsphase**

Fall 51   Herpes genitalis

51.1 **Wie lautet Ihre Verdachtsdiagnose?**
Herpes genitalis durch Erstinfektion mit Herpes simplex (wahrscheinlich HSV-Typ 2, weil häufiger): Schmerzen, Brennen, Ulzera (im Anfangsstadium Bläschen)

51.2 **Nachdem Sie der Patientin Ihre Diagnose mitgeteilt haben, schaut diese Sie skeptisch an: „Mein Freund ist aber doch gesund – wie soll ich ihm das denn erklären? Der muss doch denken, dass ich fremdgegangen bin!?" Welche Erklärung gibt es?**

Mögliche Erklärungen bei beschwerdefreiem Partner:
- Partner ist asymptomatischer Virusausscheider: viele Herpesinfektionen (Erstinfektionen und Rezidive) verlaufen asymptomatisch
- (Der Partner hat Lippenherpes, wäre dann aber HSV 1)

51.3 **Wie würden Sie die Patientin behandeln?**
- Aciclovir (5 × 200 mg/d p.o. für 5 – 10 Tage)
- Analgetika, z.B. Paracetamol (3 – 4 × 250 mg/d p.o.)

■ Lokal: Kompressen mit jodhaltigen Lösungen (z. B. Braunol) oder Salben mit Lokalanästhetika in der Akutphase, Bepanthensalbe in der Abheilungsphase

51.4 Die Patientin möchte von Ihnen wissen, ob man bei der Geburt – es sei ja nun bald soweit – irgendetwas tun könne: „Ich habe so unerträgliche Schmerzen, ich kann mir kaum vor- stellen, dass ich so das Kind auf die Welt bringen kann, wenn es nicht besser wird!" Was antworten Sie?

Bei klinisch eindeutigen Herpeseffloreszenzen und Primärinfektion der Mutter (die Patientin kann sich nicht erinnern, etwas Ähnliches jemals gehabt zu haben) am Geburtstermin: Kaiserschnitt! (Gefahr der Infektion des Neugeborenen während der Geburt, hohe Letalität bis zu 40%)

Kommentar

Ätiologie: Herpes genitalis (Inkubationszeit 3–9 Tage) ist eine der **häufigsten sexuell übertragenen Erkrankungen**. Während die **Primärinfektion** mit dem HSV-Typ 2 meist mit ausgeprägten Allgemeinsymptomen und schmerzhaftem Lokalbefund einhergeht, verläuft der **rezidivierende Herpes genitalis** meist asymptomatisch. Beschwerdefreie Sexualpartner („asymptomatische Virusausscheider") dürften die wichtigste Quelle für die Verbreitung der Herpes-simplex-Viren (HSV) sein. Infektionen mit HSV-2 sind häufiger, nach Daten aus Großbritannien gehen heute aber bereits 30 bis 60 Prozent der Herpes-genitalis-Erkrankungen auf HSV-1 zurück. Bei einer Infektion mit HSV-1 ist der Verlauf der Primärinfektion weniger schwer und Rezidive sind seltener. Die Erklärung „Freund mit Lippenherpes" ist eher unwahrscheinlich, aber möglich (die Patientin hat nichts von einem Lippenherpes des Partners berichtet, allerdings erzählen Patienten auch nicht immer alles, insbesondere dann nicht, wenn ihnen ein möglicher Zusammenhang nicht klar ist!). HSV kann beim Oralverkehr übertragen werden.

Klinik/Diagnostik: Die Diagnose des Herpes genitalis wird meist aufgrund des typischen **klinischen Bildes** (s. o.) gestellt. HSV kann auch aus Bläscheninhalt und Schleimhautabstrichen angezüchtet werden (**Zellkultur**). Weitere Methoden sind der Nachweis von HSV-Antigen (**direkte Immunofluoreszenz**) oder von HSV-DNS (**PCR**). Der **serologische Nachweis** spezifischer Antikörper ist ebenfalls möglich (meist aber erst nach ca. 10 Tagen).

Therapie: Da eine Therapie (Frage 51.3) schnell eingeleitet werden muss (in der frühen Phase während der Virusvermehrung, am effektivsten in den ersten 48 h!), wartet man meist bei eindeutigem klinischen Befund nicht auf ein Laborergebnis. Aber bitte nicht vergessen: Für die Therapie mit Aciclovir in der Schwangerschaft gilt eine strenge Indikationsstellung!

Herpes in der Schwangerschaft: Ein **primärer Herpes genitalis** in der Schwangerschaft ist selten (2–3% der Frauen), aber **gefährlich für das Ungeborene,** insbesondere bei einer Primärinfektion der Mutter am Geburtstermin. Das Hauptrisiko für das Kind besteht in der **Infektion während der Geburt** durch den infizierten Geburtskanal. In ca. 50% der Fälle kommt es zu schweren, generalisierten Infektionen mit **hoher Letalität (Herpes neonatorum)**. Dieses Risiko kann durch einen **Kaiserschnitt** auf unter 10% abgesenkt werden. Das Kind muss postpartal engmaschig überwacht und ggf. ebenfalls mit Aciclovir therapiert werden. Auch nach einem Blasensprung sind aszendierende Infektionen innerhalb kürzester Zeit möglich. In der **Frühschwangerschaft** (hier allerdings nicht der Fall) kann der Herpes genitalis in begrenztem Maße ein Risiko für den Embryo bedeuten (erhöhte Abortrate), insgesamt stellt die intrauterine Infektion durch transplazentare Transmission jedoch ein seltenes Ereignis dar. Ein konnatales Herpes-simplex-Syndrom ist nicht bekannt. Bei **rezidivierendem Herpes genitalis** nahe des Geburtstermins stellt sich die Situation anders dar: Das Risiko einer kindlichen Infektion liegt bei ca. 5% (niedrigeres Infektionsrisiko im Vergleich zum primären Herpes aufgrund maternaler Antikörper), eine zwingende Sectioindikation besteht nicht.

ZUSATZTHEMEN FÜR LERNGRUPPEN
Sexuell übertragbare Erkrankungen
Varizellen in der Schwangerschaft

52.1 Welche anamnestischen Informationen sollten Sie vor Beginn einer Hormonersatztherapie erfragen bzw. welche Untersuchungen würden Sie vor Beginn einer Hormonsubstitutionstherapie durchführen wollen?

- Anamnese: mögliche Kontraindikationen für eine Hormonersatztherapie wie z. B. vorausgegangene/bestehende Thrombosen oder Embolien (v. a. Hirninfarkt, Myokardinfarkt), Störungen des Gerinnungsstatus mit Thromboseneigung, akute und progrediente Lebererkrankungen, Z. n. idiopathischem Schwangerschaftsikterus, vorausgegangene/bestehende Lebertumoren, Sichelzellanämie, Diabetes mellitus mit Mikro- oder Makroangiopathie, ungeklärte uterine Blutungen, angeborene Fettstoffwechselstörungen usw.
- Untersuchungen: Gynäkologische Vorsorgeuntersuchung, Blutdruckmessung, Mammographie, Leberwerte, Lipide (Cholesterol, Triglyzeride), Blutzucker und Gerinnungsstatus

!!! **52.2** Welche(n) Wirkstoff(e) der Gruppen I – X (siehe Tabelle im Anhang S. 222) würden Sie für die geschilderte Patientin für eine Hormonersatztherapie auswählen?

Aufgrund der Hysterektomie können Sie ein reines Östrogenpräparat auswählen (Östrogenmonotherapie/Endometriumkarzinom, Fall 5), es kommen sowohl die orale Gabe (I) in Frage, als auch eine transdermale Applikation (II) in Form von Pflaster oder Gel (III). (Eine Pause ist in diesem Fall weder bei oraler noch bei transdermaler Applikation erforderlich.)

!!! **52.3** Orale oder transdermale Hormonersatztherapie – lassen Sie die Patientin entscheiden, welche Applikationsform ihr lieber ist oder gibt es medizinische Gründe, in bestimmten Situationen die eine oder andere Therapieform zu wählen?

- **Orale Applikation** vorteilhaft bei: Hypercholesterinämie, Hautüberempfindlichkeit bzw. allergische Reaktion auf Pflaster/Gel, Ablehnung der transdermalen Applikation
- **Transdermale Applikation** vorteilhaft bei: Lebererkrankungen, Hypertriglyzeridämie (orale Östrogengabe hemmt die hepatische Lipase), Erkrankungen des Magen-Darm-Traktes mit unsicherer Resorption (Gastritis, Ulzera usw.), Gallensteine, latente Hypothyreose (bei oraler Substitution TBG-Anstieg möglich mit konsekutiver Hypothyreose), Hypertonus (RAAS wird nicht stimuliert) sowie bei Nebenwirkungen, die durch schwankende Spiegel bei oraler Gabe verursacht werden können (z. B. Kopfschmerzen).

52.4 Welche(s) Präparat(e)/Wirkstoff(e) (siehe Tabelle im Anhang S. 222) hätten Sie ausgewählt, wenn keine Hysterektomie vorausgegangen wäre?

Kombinierte Therapie aus Östrogenen und Gestagenen (erhöhtes Risiko für Endometriumkarzinom bei Östrogenmonotherapie):

- Sequenztherapie VI, VII: Über 10 – 15 Tage Einnahme von Östrogen, anschließend für weitere 10 – 14 Tage zusätzlich ein Gestagen. Es gibt Präparate mit 21 Tabletten (nach der 2. Phase wird jeweils eine Einnahmepause von einer Woche eingelegt, z. B. Presomen 0,6 compositum) und 28 Tabletten (Pause entfällt, z. B. Presomen 28 compositum 0,6 [6– 7 Tabletten Placebo]). Die Abbruchblutung setzt jeweils wenige Tage nach Beendigung der 2. Phase ein.
- Kontinuierliche Therapie: Tägliche Einnahme von Östrogenen und Gestagenen (VIII, IX, X). Hier kann es in den ersten sechs Einnahmezyklen zu unregelmäßigen Blutungen kommen, während in den meisten Fällen die Menstruation bei Fortführung der Therapie ganz ausbleibt. Es kann allerdings immer wieder zu sog. Durchbruchblutungen kommen (s. Kommentar).

163

Kommentar

Perimenopausale Beschwerden: Durch die nachlassende Ovarialfunktion und nachlassende Hormonwirkung kommt es zu Wechseljahresbeschwerden, die die hier beschriebene Patientin klassisch schildert (s. auch Frage 24.2). Neben **vegetativen Beschwerden** äußert sich das Klimakterium häufig durch **Blutungs- und Zyklusstörungen, psychische und organische Veränderungen** durch Involutionsvorgänge am Genitale und der Brust. Eine Hormonanalyse (die häufig von Patientinnen, zur Prüfung ob das Klimakterium schon begonnen hat, gewünscht wird), würde weder zur

Entscheidungsfindung (Behandlung ja oder nein) noch zur Auswahl des Medikamentes beitragen. Eine Hormonbestimmung von FSH, LH und Östradiol kann notwendig sein, wenn das Beschwerdebild keine eindeutigen Hinweise in Richtung perimenopausale Beschwerden liefert.

Therapie/HRT (hormonal replacement therapy): Bei der hier geschilderten Patientin besteht aufgrund der geschilderten, subjektiv sehr belastenden Wechseljahresbeschwerden eine Indikation zur HRT (Fall 24). Ob Sie mit einer HRT tatsächlich beginnen, müssen Sie **nach sorgfältiger Nutzen-**

Risiko-Abwägung gemeinsam mit der Patientin entscheiden (die ja einer HRT eher ablehnend gegenübersteht). Bezüglich der Auswahl und Dosierung der Präparate zur Hormonersatztherapie sollte der Forderung „**so viel wie nötig, so wenig wie möglich**" Rechnung getragen werden, d. h. es sollte mit einem niedrig dosierten Präparat begonnen werden. Nach einigen Wochen sollte man die Patientin wieder einbestellen, um – falls erforderlich – eine **Dosisanpassung** vorzunehmen. Um die **Compliance** zu verbessern, sollte die Patientin genau darüber informiert werden, dass Nebenwirkungen auftreten können und eventuell eine Therapieumstellung erforderlich werden kann. Die HRT ist eine individuelle Therapie, die unter Umständen einer Modifikation von Präparat oder Dosis bedarf. Die Wirksamkeit einer HRT lässt sich am besten am Befinden der Patientin überprüfen. Brustschmerzen/Brustspannen, Gewichtszunahme und Schwindel weisen auf eine zu hohe Östrogendosis hin, ein Fortbestehen der Beschwerden auf eine zu niedrige Östrogendosis. Die in Frage 52.4 beschriebene **Sequenztherapie** ist die beste Therapieform in der Prä- und Perimenopause. Neben einer zuverlässigen Beeinflussung der klimakterischen Beschwerden wird auch der Zyklus hervorragend stabilisiert, nach 1–2 Jahren kann ver-

sucht werden, auf eine kontinuierliche **Kombinationstherapie** überzugehen, eine Therapieform für die Postmenopause nach Atrophie des Endometriums. Setzt man diese Therapieform in der Peri- und frühen Postmenopause ein, treten gehäuft Durchbruchsblutungen auf. Die Therapiedauer ist abhängig von der Indikation: Wurde die HRT z. B. wegen subjektiv belastender „Wechseljahresbeschwerden" begonnen, sollte nach ca. 3–5 Jahren geprüft werden, ob noch eine Therapienotwendigkeit besteht. Eine präventive Wirkung bezüglich der Osteoporose ist nur bei einer Langzeittherapie zu erwarten. **Nebenwirkungen** der oralen HRT sind z. B. Übelkeit, Brechreiz und Völlegefühl etc. Die Steroidhormone gelangen in hoher Konzentration in den Pfortaderkreislauf und damit in die Leber („first pass effect") und beeinflussen den Leberstoffwechsel (z. B. gesteigerte hepatische Synthese von Plasmaproteinen wie z. B. tyroxinbindendes Globulin, gesteigerte Angiotensinogenbildung, gesteigerte Bildung von Apoprotein-B-Rezeptor). Eventuell vorliegende **Kontraindikationen** müssen vor Beginn einer Therapie genau geprüft und mit der Patientin besprochen werden.

(Zum Thema Klimakterium siehe auch Fall 24)

ZUSATZTHEMEN FÜR LERNGRUPPEN
Vorteile/Nachteile der HRT
Therapie der Osteoporose
Therapiealternativen zur HRT

Fall 53   Funktionelle Ovarialzyste/zystischer Ovarialtumor

53.1 Welchen Befund hat die 26-jährige Patientin aller Wahrscheinlichkeit nach?
Funktionelle Zyste (Follikel- oder Corpus-luteum-Zyste): in der Sonographie nicht-suspekte, glatt begrenzte, einkammerige Ovarialzyste

53.2 Beschreiben Sie Ihr weiteres Vorgehen bei dieser Patientin!
■ Bei fehlenden/geringen Symptomen (wie in diesem Fall): Abwarten, sonographische Kontrolle nach der nächsten/übernächsten Menstruationsblutung
■ Wenn die Zyste persistiert: gestagenbetonter Ovulationshemmer für 1–3 Zyklen, danach erneute sonographische Kontrolle

53.3 Wie gehen Sie vor?
Bei Zystenpersistenz (trotz medikamentöser Therapie mit Ovulationshemmern), Größen- und Beschwerdezunahme: Indikation zur Operation, möglichst laparoskopisch und organerhaltend

53.4 Wie würden Sie den Befund der 60-jährigen Patientin bezüglich seiner Dignität bewerten?
Zystischer Ovarialtumor: in der Sonographie zystischer Befund mit polypöser Binnenstruktur (malignitätsverdächtig)

53.5 Beschreiben Sie Ihre Vorgehensweise bei der 60-jährigen Patientin! Könnte man den Befund ultraschallgesteuert punktieren, um eine zytologische Untersuchung zur Klärung der Dignität zu ermöglichen und der Patientin so vielleicht eine Operation ersparen?
Vorgehen bei Malignitätsverdacht: Laparotomie mit Längsschnitt und Adnexektomie; Schnellschnittuntersuchung und weiteres Vorgehen je nach Schnellschnittergebnis (alle verdächtigen Befunde müssen **unversehrt** [d. h. eine intraoperative Ruptur ist unbedingt zu vermeiden] entfernt werden, eine **diagnostische Punktion wäre ein Behandlungsfehler!**)

Funktionelle Ovarialzysten (26-jährige Patientin): Darunter versteht man alle zystischen Veränderungen des Ovars, die aufgrund von Wachstums- und Regressionsvorgängen im Ovar unter dem Einfluss der normalen, körpereigenen Hormone (Gonadotropine, Ovarialhormone) oder aber auch durch exogen zugeführte Hormone (als Nebenwirkung einer Hormontherapie) auftreten. Klinisch können die Zysten Schmerzen verursachen, diagnostiziert werden sie mit der Sonographie. In der Regel bilden sich diese Zysten nach einigen Monaten zurück. Eine **hormonelle Therapie** in Form eines Ovulationshemmers kann die Rückbildung beschleunigen. Eine **operative Therapie** kann notwendig werden, wenn die Zyste trotz hormoneller Behandlung persistiert und an Größe zunimmt, eine erhebliche Schmerzsymptomatik besteht, Komplikationen auftreten (Stieldrehung, intraperitoneale Blutung bei z. B. rupturierter Corpus-Luteum-Zyste) oder die Dignität der Zyste nicht mit der notwendigen Sicherheit eingeschätzt werden kann (Frage 53.3).

Zystischer Ovarialtumor (60-jährige Patientin): Im Ultraschall stellt sich ein zystischer Ovarialtumor mit polypöser Binnenstruktur dar, der Befund legt den Verdacht auf ein Ovarialkarzinom nahe.

Alle Ovarialtumore mit unregelmäßiger Begrenzung und abwechselnd zystischen und soliden Anteilen müssen als **malignomverdächtig** angesehen werden. Andere verdächtige sonographische Befunde wären z. B. **mehrkammerige** oder **unregelmäßig begrenzte Zysten**. Therapie: Ganz abgesehen von der polypösen Binnenstruktur – auch bei einer glattwandigen Zyste dieser Größe würde man bei einer 60-jährigen, postmenopausalen Patientin nicht lange mit einer Operation warten. Von einer funktionellen Zyste darf in diesem Lebensalter nicht mehr ausgegangen werden! Bei Ovarialtumoren, die aufgrund ihrer Klinik sowie der präoperativen Zusatzuntersuchung verdächtig oder maligne erscheinen, ist eine primäre Laparotomie indiziert. Die unversehrte Entfernung eines malignitätsverdächtigen Ovarialtumors ist von entscheidender Bedeutung für die Prognose. Ist der Tumor z. B. auf ein Ovar begrenzt, liegt kein Aszites vor (Stadium Ia) und rupturiert der Tumor intraoperativ, wird aus dem Stadium Ia ein Stadium Ic. Dieser Umstand ist nicht nur als prognostisch ungünstig zu bewerten, sondern macht auch eine postoperative adjuvante Chemotherapie erforderlich, die bei einem Stadium Ia (bei G1) nicht erforderlich gewesen wäre.

ZUSATZTHEMEN FÜR LERNGRUPPEN
Maligne Ovarialtumoren

Fall 54   Querlage mit Nabelschnurvorfall

54.1 In welcher Lage befindet sich das Kind (bitte definieren Sie die Lageanomalie genau unter Beachtung der Stellung des Rückens)?
Laut Beschreibung im Fall liegt der Rücken oben im Fundus uteri, der kindliche Kopf links: I. dorsosuperiore Querlage.

54.2 Klären Sie die Patientin über den von Ihnen geplanten Entbindungsmodus auf! Nennen Sie der Patientin die möglichen Risiken und Komplikationen dieser Methode!
Sectio caesarea; Risiken und Komplikationen:
■ Intraoperative Komplikationen (1 – 2 %): Verletzungen von Blase, Ureter, Darm; Blutungen (Gefäßverletzungen, Plazentaanomalien, Uterusatonie).
■ Anästhesiologische Komplikationen
■ Kind: deprimiertes Neugeborenes (Anästhesie), Traumata (Verletzungen durch Skalpell, Verletzungen durch die Extraktion).
■ Postoperative Komplikationen: Endometritis, Infektionen der ableitenden Harnwege, Wund-

infektionen, thromboembolische Ereignisse, Nahtdehiszenz, Ileus.
■ Langzeitkomplikationen: Adhäsionsbeschwerden (mit möglichen Folgen wie Ileus); höheres Risiko für Plazentaanomalien (Plazenta prävia, accreta), Kaiserschnitt und Uterusruptur in den Folgeschwangerschaften.
Die maternale Mortalität beträgt bei der Sectio caesarea 4 – 10 Fälle/10.000 Kaiserschnitten (Spontangeburt: 1 – 2/10.000 Geburten).

54.3 Falls die Patientin sich nicht mit dem von Ihnen geplanten Entbindungsverfahren einverstanden erklären sollte – welche Komplikationen werden im weiteren (spontanen, „unbehandelten") Geburtsverlauf voraussichtlich auftreten?
■ Vorzeitiger Blasensprung evtl. mit Nabelschnurvorfall (s. Kommentar).
■ Schulterlage und Armvorfall: Führendes oder vorangehendes Teil bei der Querlage ist die

(tieferstehende) Schulter, häufig fällt dabei der Arm in die Scheide vor („Armvorfall")

- Verschleppte Querlage: im Verlauf der weiteren Wehentätigkeit wird die Schulter immer stärker in das kleine Becken hineingepresst („eingekeilt"), der Uterus kontrahiert sich zunehmend um das Kind, die uterine Perfusion nimmt ab, es kommt zur fetalen Hypoxie!
- Uterusruptur: Das untere Uterinsegment wird immer dünner ausgezogen, bis es zum Einreißen am Übergang zum Corpus uteri kommt.

54.4 **Nennen Sie die wahrscheinliche Ursache der Dezeleration. Zählen Sie ihre nächsten 5 Schritte auf.**
Wahrscheinlichste Ursache: Nabelschnurvorfall, möglicherweise auch Armvorfall (s. Kommentar).

Das ist ein **absoluter Notfall**, rasches Vorgehen erforderlich:

- Vaginale Tastuntersuchung: (Pulsierende) Nabelschnur vor dem führenden Kindsteil/in der Vagina tastbar.
- Untersuchende Hand in der Vagina belassen und das vorangehende Kindsteils soweit möglich hochschieben (Druckentlastung der Nabelschnur und zwar so lange, bis das Kind geboren ist!)
- Steile Beckenhochlagerung
- Notfalltokolyse (Wehenhemmung): Bolus-Tokolyse mit z. B. Fenoterol 25 µg (= 1 Amp. Partusisten intrapartal i. v.) in 4 ml 5 %iger Glukoselösung, über 2–3 Minuten i. v.
- Notkaiserschnitt

Kommentar

Ätiologie: Prädisponierende Faktoren der Quer- und Schräglage sind entweder eine abnorme Beweglichkeit des Kindes (Polyhydramnion, Frühgeburt), eine abnorme Form des Cavum uteri (weites, schlaffes Cavum bei Vielgebärenden, Uterus arcuatus oder Uterus myomatosus), Besonderheiten der Plazentainsertion (Plazenta praevia) oder aber auch Mehrlingsschwangerschaften.

Diagnostik: Die Diagnostik erfolgt über die klinische Untersuchung (vaginal und Leopold-Handgriffe) sowie mit der Sonographie.

Prozedere: Bei der Querlage besteht eine geburtsunmögliche Situation, d. h. ein Kind kann ohne ärztliche Hilfe lebend nicht geboren werden. Die Entbindungsform ist deshalb fast immer die abdominale Schnittentbindung. Eine äußere Wendung (in Schädel- bzw. in Beckenendlage) ist möglich, eine kombinierte (innere) Wendung auf den Fuß mit manueller Extraktion wird wegen der damit verbundenen großen Gefährdung für das Kind nicht mehr durchgeführt (evtl. zur Entwicklung eines in Querlage liegenden 2. Zwillings; dieser Eingriff gehört zu den gefährlichsten geburtshilflichen Manövern!). Wenn Sie wie in diesem Fall eine Mehrgebärende mit Querlage, 5 cm Muttermundweite und regelmäßigen Wehen aufnehmen ist höchste Eile geboten. Die Geburt bei Mehrgebärenden verläuft oft sehr rasch und Sie sollten sofort nach Feststellung der Querlage eine Tokolyse (Frage 54.4) geben um zu verhindern, dass es bereits während der Vorbereitung zum Kaiserschnitt zu einer Komplikation kommt (wie in diesem Fall Nabelschnurvorfall; auch wenn ein Kaiserschnitt innerhalb kürzester Zeit vorbereitet werden kann).

Komplikationen: Wird eine Querlage **nicht** behandelt oder kommt die Patientin sehr spät in die Klinik, sind im weiteren Geburtsverlauf neben dem Nabelschnurvorfall die in Frage 54.3 genannten Komplikationen zu erwarten.

Nabelschnurvorfall: Der Nabelschnurvorfall ist mit 0,5 % aller Geburten ein seltenes, aber enorm gefährliches Ereignis. Normalerweise dichtet der kindliche Kopf das kleine Becken so ab, dass die Nabelschnur nicht vorfallen kann. Ein erhöhtes Risiko für einen Nabelschnurvorfall besteht immer dann, wenn der Kopf diese Funktion nicht übernimmt, z. B. bei abnormer Beweglichkeit des Kindes (Polyhydramnion, Frühgeburt) oder Lageanomalien (Beckenend- und Querlage), bei Mehrlingen usw. Der Nabelschnurvorfall bei einer Querlage ist insbesondere dann gefährlich, wenn die Nabelschnur durch eine ebenfalls vorgefallene Extremität komprimiert wird. Der typische Befund beim Nabelschnurvorfall ist eine kindliche Bradykardie in unmittelbarem Zusammenhang mit dem Blasensprung. Aus diesem Grund sollte (bei jeder Geburt) unmittelbar nach dem Blasensprung eine vaginale Tastuntersuchung erfolgen. Bei einem Nabelschnurvorfall kann die Blutzufuhr zum Kind **komplett** unterbrochen werden und es ist **höchste Eile** geboten, jeder Nabelschnurvorfall zwingt zur schnellstmöglichen Geburtsbeendigung. Die Mutter muss unter Durchführung der in Frage 54.4 genannten Maßnahmen unverzüglich in den OP zum Notkaiserschnitt gebracht werden (eine operative vaginale Entbindung ist nur **im Ausnahmefall** [Mehrgebärende, zweiter Zwilling, vollständiger Muttermund und tiefstehender Kopf] möglich). Den Versuch, die Nabelschnur zu reponieren, sollte man auf keinen Fall unternehmen.

ZUSATZTHEMEN FÜR LERNGRUPPEN
Leopold-Handgriffe

55.1 Welche Erkrankung hat die Patientin ihrer Meinung nach?
Nonpuerperale Mastitis: Schmerzen, Überwärmung, Rötung, Neuroleptikum (s. Frage 55.3)

55.2 An welche Erkrankung müssen Sie differenzialdiagnostisch unbedingt denken und wie schließen Sie diese Erkrankung aus?
Differenzialdiagnose: Inflammatorisches Mammakarzinom, Ausschluss durch Mammographie/MRT, Histologie (s. Kommentar).

‼️ **55.3** Kann der beschriebene Befund der Brust im Zusammenhang mit der Einnahme des Neuroleptikums stehen und wenn ja, warum?

Ja, die Einnahme von Neuroleptika kann zur Erhöhung des Prolaktinspiegels führen. (s. Kommentar)

55.4 Wie therapieren Sie die Patientin?
- Antibiotische Therapie: Breitbandantibiotikum (z. B. Amoxicillin/Clavulansäure 2 × 1000 mg/d p. o.)
- Operative Intervention bei Abszess (Eröffnung und Drainage, OP-Technik [Frage 42.4])
- Neuroleptikum (wenn möglich!) absetzen bzw. gegen Alternativmedikation austauschen (in Zusammenarbeit mit behandelndem Facharzt).

Kommentar

Definition/Epidemiologie: Die nonpuerperale Mastitis (nichtmaligne bakterielle und abakterielle Entzündung der Mamma außerhalb der Laktationsphase) ist ein eher seltenes Krankheitsbild. **Ätiologie:** Wie bei der Mastitis im Wochenbett kann es sich um eine **kanalikulär aszendierende Infektion** (Erreger: Staphylococcus aureus, Staphylococcus epidermidis, Koagulase-negative Streptokokken, Peptokokken, Bacteroides, Proteus mirabilis) oder um eine **reaktive abakterielle Infektion** handeln. Abakterielle Infektionen basieren auf einer Erweiterung und einem Sekretstau der subareolären Milchgänge (sog. Duktektasie, meist verursacht durch Hyperprolaktinämie [medikamentös, Stress, hormonell]).

Klinik/Diagnostik/Differenzialdiagnostik: Bei allen entzündlichen Erkrankungen der Mamma – insbesondere im höheren Lebensalter – muss an ein **inflammatorisches Mammakarzinom** gedacht werden (= lymphangische Dissemination eines Karzinoms von hohem Malignitätsgrad im subepidermalen Bindegewebe der Brustdrüse mit Symptomen einer Entzündung). Die Abgrenzung zur nonpuerperalen Mastitis ist rein klinisch nicht möglich. Gerötete Haut, Apfelsinenhautphänomen, Hyperthermie, Größenzunahme der Mamma und Lymphknotenvergrößerungen kommen bei beiden Erkrankungen vor. Im Gegensatz zur nonpuerperalen Mastitis sind die Patientinnen mit inflammatorischem Mammakarzinom jedoch oft schmerzfrei. Beim inflammatorischen Mammakarzinom liegt das mittlere Erkrankungsalter bei 60 Jahren (nur 10% aller Patientinnen erkranken vor dem 45. Lebensjahr). Einen weiteren Hinweis auf die Genese der Erkrankung kann das Ansprechen auf die Therapie geben. Kommt es nicht zu einer raschen Besserung der Beschwerden und des objektiven Befundes, muss umgehend weitere Diagnostik in Form einer Mammographie bzw. eines MRTs erfolgen (Mammographie erlaubt oft primär keinen sicheren Ausschluss eines malignen Prozesses, da sich das Brustgewebe entzündungsbedingt oft dicht und unübersichtlich darstellt – wichtig allerdings zur Verlaufsbeurteilung!). Die einzig wirkliche sichere Methode zur Klärung der Diagnose ist die feingewebliche Untersuchung (Probeexzision, Stanzbiopsie). Eine Verzögerung der Diagnosestellung durch langwierige Antibiotikatherapie oder lokale Behandlungsmaßnahmen muss unbedingt vermieden werden.

Therapie: Da die nonpuerperale Mastitis in einem Großteil der Fälle mit einer persistierenden oder passageren Hyperprolaktinämie korreliert, wird therapeutisch neben der **Antibiotikatherapie** und allgemeinen Maßnahmen (Frage 55.4) der Einsatz von **Prolaktinhemmern** bzw. hier im geschilderten Fall die Ausschaltung möglicher Ursachen einer Hyperprolaktinämie (Absetzen einer Östrogensubstitutionstherapie oder von Psychopharmaka, Behandlung einer Hypothyreose) empfohlen. Bei der antibiotischen Therapie muss berücksichtigt werden, dass neben Monoinfektionen mit Staphylococcus aureus oft Mischinfektionen ursächlich sind. Bei Abszessbildung sind Entleerung und Drainage erforderlich.

Verlauf: Das Rezidivrisiko bei der nonpuerperalen Mastitis ist hoch, oftmals entwickeln sich chronisch rezidivierende Fisteln, die Behandlung der Rezidive ist schwierig.

ZUSATZTHEMEN FÜR LERNGRUPPEN
Mammakarzinom
Mastitis puerperalis

56.1 Welche Anordnung treffen Sie bzw. welche Maßnahme führen Sie durch, um „die Geburt wieder in Gang zu bringen"?

Bei der Patientin liegt eine sekundäre Wehenschwäche vor.

- Eröffnung der Fruchtblase (Amniotomie): Durch das Tiefertreten des vorangehenden Teils wird mehr Druck auf die Zervix ausgeübt, Rückkopplung des nervalen Reizes auf den Hypothalamus, Stimulation der Oxytocin-Ausschüttung aus dem Hypophysenhinterlappen (= Ferguson-Reflex).
- Falls keine ausreichende Stimulation der Wehentätigkeit: Oxytocin i. v. über Tropfenzähler (= „Wehentropf"; 10 IE Oxytocin in 500 ml Glucose 5 %), Beginn mit 1–2 Tropfen/min. Die Dosis kann je nach Wehentätigkeit in Zeitabständen von ca. 15 min schrittweise um 1–2 Tropfen gesteigert werden.

56.2 Welche Risiken für Mutter und Kind bringt ein protrahierter Geburtsverlauf mit sich?

- Aszendierende Infektionen, Amnioninfektionssyndrom (bei gesprungener Fruchtblase)
- Fetale Hypoxie/Azidose
- Erhöhtes Risiko einer operativen Intervention und damit vergesellschaftete Risiken (z. B. Gewebeschädigung im Bereich des Beckenbodens bei vaginal-operativer Entbindung, Anästhesiekomplikationen, Blutungs- und Infektionsgefahr, thromboembolische Komplikationen usw.)
- Erhöhtes Risiko für postpartale Blutungen durch Atonie des Uterus
- Rückbildungsstörungen/Infektionen im Wochenbett
- Emotionale und körperliche Belastung der Mutter

56.3 Welche Diagnose stellen Sie und wie gehen Sie vor?

- Diagnose: Vorderer (dorsoanteriorer) hoher Geradstand
- Therapie: Kaiserschnitt (s. Kommentar)

Kommentar

Sekundäre Wehenschwäche: Die Hebamme schildert Ihnen den Tatbestand eines „fehlenden Geburtsfortschritts in der Eröffnungsperiode". Die Ursache ist eine sekundäre Wehenschwäche. Eine sekundäre Wehenschwäche kann z. B. bei rigiden Weichteilen, bei **spastischem unterem Uterinsegment**, bei **Regelwidrigkeiten der Kopfhaltung** und Einstellung, **Beckenanomalien** oder bei **hochstehendem vorangehenden Kindsteil** auftreten: Durch ungenügenden Druck nach unten fehlt die neurohormonale Stimulation („Ferguson-Reflex" Frage 54.1). Auch nach dem Legen einer **Periduralanästhesie** lässt die Wehentätigkeit vorübergehend nach. **Diagnostisch** erkennt man eine sekundäre Wehenschwäche daran, dass nach anfänglich guter Wehentätigkeit (anfangs ist die Muttermunderöffnung zügig vorangegangen – diese Aussage legt nahe, dass die Wehentätigkeit gut war) die Wehentätigkeit im Verlauf der Geburt nachlässt (weitere Eröffnung des Muttermundes stagniert). Weitere Hinweise auf die Wehenschwäche sind, dass sich der Muttermund unter der Wehe nur unwesentlich verändert. Das CTG bestätigt diese Diagnose: niedrige Wehenfrequenz (< 3 Wehen in 10 Minuten) und kurze Wehendauer (Wehendauer von maximal 30 Sekunden). Wenn **Maßnahmen** wie ein Entspannungsbad, Lagerungswechsel (inklusive Herumgehen) oder manchmal auch Einschalten einer therapeutischen (Ruhe) Pause für die Mutter die Wehentätigkeit nicht (wieder) stimulieren können, sind die in Frage 54.1 genannten Maßnahmen angezeigt (wobei Entspannungsbad und Herumgehen bei liegender konventioneller PDA natürlich ausscheiden!). Wichtig: Bevor Sie die Maßnahmen anordnen sollten Sie sich vergewissern, dass die Harnblase der Patientin entleert ist! Eine volle Harnblase hemmt die Wehentätigkeit und hindert den vorangehenden Teil (Platzproblem!) am Tiefertreten.

Vorderer hoher Geradstand: Pfeilnaht im geraden Durchmesser im Beckeneingang ist eine Einstel-

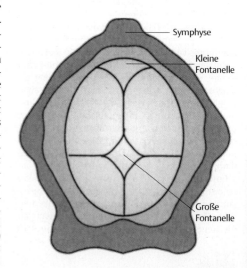

Kopf im Beckeneingang, dorsoanteriorer hoher Geradstand

lungsanomalie. Die Pfeilnaht steht normalerweise **quer** im Beckeneingang. Wenn das Hinterhaupt nach vorne (also zur mütterlichen Symphyse hin) gerichtet ist, spricht man von einem dorsoanterioren hohen Geradstand (= vorderer hoher Geradstand), der prognostisch günstiger zu bewerten ist als der dorsoposteriore hohe Geradstand, da es dem kindlichen Kopf durch vorzeitige Beugung gelingen kann, den Beckeneingang zu überwinden. Die Ursachen des hohen Geradstands sind vielfäl-

tig (z.B. abweichende Beckenform), oftmals lässt sich keine Ursache erkennen. Wird ein hoher Geradstand diagnostiziert, versucht man unter kontinuierlicher CTG-Überwachung des Kindes durch Lagerung den Geradstand zu korrigieren (bei dorsoanteriorem Geradstand Lagerung auf die Seite der kleinen kindlichen Teile [Arme, Beine]). Persistiert der hohe Geradstand (hier 2 Stunden!) so ist die Beendigung der Geburt mittels Schnittentbindung angezeigt.

ZUSATZTHEMEN FÜR LERNGRUPPEN
Geburtsunmögliche Lagen
Haltungsanomalien, Einstellungsanomalien
Zervixdystokie

Fall 57   Pathologischer Zervixabstrich

57.1 Wenn einmalig zytologisch ein Pap III D festgestellt wird – wie sicher kann man sein, dass tatsächlich ein Pap III D vorliegt?
Der positive prädiktive Wert der zytologischen Untersuchung beträgt für den Pap III D 73%, bei einem Pap IV oder V liegt der positive prädiktive Wert dagegen bei 90% bzw. 95%. Bei einem negativen zytologischen Befund kann man mit einer Wahrscheinlichkeit von 98% davon ausgehen, dass die Patientin wirklich „gesund" ist. Falsche negative Ergebnisse können z.B. bei falscher Abstrichentnahme auftreten! (Frage 57.4)

57.2 Wie sieht das weitere Vorgehen bei einem Abstrichergebnis der Gruppe Pap III D aus? Beschreiben Sie, welche diagnostischen Schritte der behandelnde Gynäkologe wahrscheinlich durchgeführt hat!
■ Erstmalig nachgewiesener Pap III D: Zytologische Kontrolle in 3 Monaten, am besten in Kombination mit einer Kolposkopie. Liegt wieder Pap III D vor, sollten weitere Kontrollen in 3-monatigen Abständen erfolgen.
■ Persistenz eines Pap III D länger als 12 Monate: Von rein zytologischen Verlaufskontrollen ist abzuraten, histologische Untersuchung erforderlich (z.B. kolposkopisch gezielte Entnahme multipler Knipsbiopsien, endozervikale Kürettage; diese Untersuchungen haben bei dieser Patientin CIN III ergeben).

!!! **57.3** Würden Sie der Patientin ebenfalls zur Konisation raten oder würden Sie den „Virus-Test" durchführen?
Bei CIN III ist die Indikation zur Konisation gegeben (Messerkonisation oder Konisation mittels

elektrischer Schlinge = „LOOP-Excision"). Von einer Spontanremission ist bei CIN III nicht auszugehen, ganz im Gegenteil. Der Anteil hochgradiger Dysplasien bzw. Carcinomata in situ (CIN III), die sich zu einem Plattenepithelkarzinom der Zervix entwickeln, liegt zeitabhängig bei bis zu 75%. Das Ergebnis eines HPV-Tests („Human-Papilloma-Virus"; das meint die Patientin mit dem „Virus-Test") würde die Indikation zur Konisation hier nicht beeinflussen (s. Kommentar).

!!! **57.4** Beschreiben Sie in Stichworten, wie der Zervixabstrich technisch durchgeführt wird und nennen Sie 3 Punkte, auf die Sie achten müssen, um zuverlässige Ergebnisse zu erzielen!
■ 1. Abstrich von der **Portiooberfläche** (Holzspatel oder Watteträger): gesamte Portiooberfläche, insbesondere Plattenepithel-Zylindergrenze oder makroskopisch verdächtige Stellen vollständig abstreichen.
■ 2. Abstrich **intrazervikal**: wird durch vorsichtiges, leicht „drehendes" Einführen des Entnahmeinstrumentes (Watteträger oder Einmal-Plastikbürstchen = „Zyto-Brush") in den Zervikalkanal gewonnen
Wichtige Punkte:
■ Keine „Manipulationen" (z.B. Geschlechtsverkehr, intravaginale Applikation von Medikamenten, Tastuntersuchung) an der Portio 24 Stunden vor Abstrichentnahme
■ Entnahme niemals „blind" (d.h. ohne die Portio und die Entnahmestellen zu sehen)
■ Lufttrocknung vermeiden: Entnahmeinstrument sofort auf einem Objektträger dünn und gleichmäßig ausstreichen und **sofort** fixieren (z.B. mit Äther-Alkohol-Mischung)

Fall
57
Antworten und Kommentar

Die Zytodiagnostik wird im Rahmen des Krebsvorsorgeprogramms zur Früherkennung eines Zervixkarzinoms durchgeführt. Die Färbung der Abstriche erfolgt nach der von **Papanicolaou** („Pap") entwickelten Methode. In dieser Färbung lassen sich die 4 Zellschichten (Superfizial-, Intermediär-, Parabasal- und Basalzellen) des Epithels unterscheiden. Je tiefer die Schicht ist, aus der Zellen mit Atypien stammen, desto höher ist der Malignitätsgrad: Bei der Klassifikation Pap III D liegen Dyskariosen der Superfizial- und Intermediärzellen vor. Dies deutet auf eine Dysplasie leichten bis mäßigen Grades hin. In Deutschland wird zur Einteilung der zytologischen Befunde die Münchner-Klassifikation verwendet, welche der Klassifikation nach Papanicolaou weitgehend entspricht. Diese Klassifikation steht in Beziehung zu den **histologisch** definierten Formen der **zervikalen intraepithelialen Neoplasie (CIN)**. Die Eingruppierung nach CIN muss immer histologisch erfolgen! Wäre bei der o. g. Patientin nicht ein CIN III sondern beispielsweise ein CIN I nachgewiesen worden (leichte Dysplasie), dann hätte man zunächst auf eine Konisation verzichten können (weitere 3-monatige zytologische und kolposkopische Kontrollen!). Bei CIN I ist in 55 % der Fälle mit einer Spontanremission und nur in etwa 25 % der Fälle mit einer Progression zu rechnen. In dieser Situation hätte ein HPV-Test Sinn gemacht. Wahrscheinlich sind HPV 16 und 18 an der Entstehung eines Zervixkarzinoms (Fall 41 und 78) ursächlich beteiligt. Ein negativer HPV-Test würde abwartendes Vorgehen unterstützen, bei positivem HPV-Test würde man sich schneller für eine Konisation entscheiden. Eine Konisation kann zu Zervixstenosen und Zervixinsuffizienz und damit zu Komplikationen bei späteren Schwangerschaften führen. Die Frühgeburtenrate nach Konisationen ist allerdings nur geringfügig erhöht. Insofern kann man die Patientin bezüglich ihrer Befürchtungen beruhigen, aufgrund der vorliegenden Befunde würde man in diesem Fall unbedingt zur Durchführung einer Konisation raten.

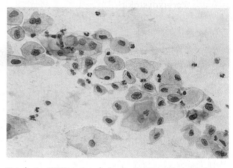

Zytologie: Mäßige Dysplasie des Portioepithels, dyskaryotische Kerne innerhalb von Intermediärzellen

 ZUSATZTHEMEN FÜR LERNGRUPPEN
HPV-Viren
Krebsvorsorgeuntersuchung
Klassifikation nach Papanicolaou und CIN

Fall 58 Postkoitale und längerfristige Schwangerschaftsverhütung

‼️ 58.1 Ist die Postkoitalpille nach fast 2 Tagen noch wirksam? Wie wird die Postkoitalpille eingenommen?

■ Wirksamkeit: ja, seit dem Geschlechtsverkehr sind erst 38 Stunden vergangen.
■ Einnahme (zurzeit sind 2 Präparate in Deutschland zugelassen):
  – **Tetragynon** (4 Tabl. à 50 µg Ethinylestradiol + 0,25 mg Levonorgestrel, **Einnahme bis zu 48 h nach ungeschütztem Geschlechtsverkehr**, 2 × 2 Tabletten im Abstand von 12 h)
  – **Duofem** (2 Tabl. à 0,75 mg Levonorgestrel, **Einnahme bis zu 72 h nach ungeschütztem Geschlechtsverkehr**, 2 × 1 Tablette im Abstand von 12–24 h).

‼️ 58.2 Welche wichtigen Hinweise sollten Sie der Patientin mit auf den Weg geben, wenn Sie eine Postkoitalpille verordnet haben?

■ Nebenwirkung Übelkeit und Erbrechen: bei Erbrechen innerhalb von 1–2 Stunden nach Einnahme muss die Einnahme wiederholt werden
■ Ausbleiben der Periode, sehr schwache Periodenblutung bzw. Verspätung der Blutung mehr als 5 Tage: Frauenarzt aufsuchen (bei Versagen der Methode liegt in ca. 10% der Fälle eine Extrauteringravidität vor!)
■ Kein Konzeptionsschutz bis zum Eintritt der nächsten Menstruation durch die Postkoitalpille: zusätzliche Verhütung erforderlich
■ Nachuntersuchung nach 3 Wochen zu empfehlen (Ausschluss einer Gravidität)

58.3 Bitte erklären Sie der Patientin ganz genau, wann Sie mit der Einnahme des ersten Dragees sowie der zweiten Packung beginnen soll.

- Beginn mit der 1. Tablette am ersten Tag der Menstruation, die 21 Dragees werden täglich (1 × 1 Drag., am besten zur gleichen Tageszeit) eingenommen.
- Nach dem letzten Dragee folgt ein einnahmefreies Intervall von 7 Tagen (bei Präparaten mit 22 Dragees 6 Tage, bei Präparaten mit 28 Dragees **keine** Pause, hier enthalten die letzten 6 – 7 Tabletten meist keinen Wirkstoff – Vermeidung von Einnahmefehlern durch kontinuierliche Einnahme)
- Einnahme des ersten Dragees der 2. Packung nach exakt 7 Tagen (= am gleichen Wochentag wie bei Einnahmebeginn), unabhängig davon, ob die Blutung beendet ist oder nicht

!!! **58.4** Machen Sie einen Vorschlag!
Sie hatten der Patientin ein Einphasenpräparat verordnet (s. Abb.):

- Verschieben der Menstruation: Nach Einnahme der letzten Pille Beginn mit der nächsten Packung (keine Einnahmepause)
- Vorverlegen der Menstruation: Weglassen der letzten 1 – 7 Tabletten, die Blutung beginnt dann 2 – 4 Tage nach Einnahme der letzten Pille. Cave: Einnahmefreies Intervall nicht verlängern!

!!! **58.5** Anlässlich der Kontrolluntersuchung nach 6 Monaten berichtet Ihnen die Patientin, dass sie nach wie vor Zwischenblutungen unter der Einnahme der Pille habe. Wie gehen Sie vor?
Bei persistierenden Zwischenblutungen über mehr als 3 Monate: Präparatewechsel erwägen, Umstellung auf ein Sequenzpräparat (= „Zwei-Phasen-Präparat": 1 Phase nur Östrogen, 2. Phase Östrogen + Gestagen, z. B. Oviol) oder „mikrophasische Pille" (= mikrodosierte, zweiphasische Pille, z. B. Biviol). Bessere Zykluskontrolle durch höhere Östrogendosis.

Kommentar

Postkoitalpille: („Pille danach", „Morning after pill") Postkoitalpillen sind Hormonpräparate, die innerhalb eines gewissen Zeitraums **nach ungeschütztem Geschlechtsverkehr** eingenommen werden können um eine mögliche Implantation einer befruchteten Eizelle zu verhindern (hormonale Interzeption). Je früher die Postkoitalpille nach dem Koitus eingenommen wird, umso wirksamer ist sie. Die Schwangerschaftsrate steigt unter Levonorgestrel von 0,4% (Kombinationspräparat 2%) bei Anwendung innerhalb von 24 Stunden auf 2,7% (Kombinationspräparat 4,7%), wenn die Anwendung erst nach 2 – 3 Tagen erfolgt. Das reine Levonorgestrelpräparat scheint wirksamer und besser verträglich zu sein. **Nebenwirkungen** (Übelkeit, Erbrechen, Müdigkeit, Schwindel; [Frage 58.2]) treten hier seltener auf. Hat im gleichen Zyklus bereits zu einem früheren Zeitpunkt ungeschützter Verkehr stattgefunden, muss mit der Möglichkeit einer bereits bestehenden Schwangerschaft gerechnet werden. Vor Einnahme der Postkoitalpille sollte deshalb eine Schwangerschaft ausgeschlossen werden (Schwangerschaftstest!). Die Postkoitalpille sollte nur einmal im Zyklus angewandt werden, da es sonst zu starken Zyklusstörungen kommt. Bei ca. 50% der Frauen treten innerhalb von 7 Tagen nach Einnahme Blutungen auf, die Periode kann jedoch auch zum erwarteten Termin oder geringfügig später einsetzen. Durch die Einlage eines IUPs (Spirale) kann ebenfalls die Einnistung der befruchteten Eizelle nach ungeschütztem

Geschlechtsverkehr verhindert werden (bis zu 5 Tage nach dem vermuteten Eisprung).

Menstruationsverschiebung: (Frage 58.4) Zur Verschiebung der Menstruation ist generell anzumerken, dass bei Verwendung eines **Einphasenpräparates** (wie in diesem Fall) alle Tabletten der zweiten Packung für eine Verlängerung des Zyklus verwendet werden können, weil alle Tabletten die gleiche Zusammensetzung haben. Bei einem **Zweiphasenpräparat** oder einem **abgestuften Präparat** lässt sich eine Blutung nur dann verhindern, wenn die Verlängerungsphase mit Tabletten der gleichen Zusammensetzung wie die der letzten Einnahmephase fortgesetzt wird (also immer mit Tabletten der gleichen Farbe). Wenn man bei einem Zweiphasenpräparat mit den ersten in der neuen Packung befindlichen Tabletten beginnt, tritt keine Wirkung ein, d. h. die Blutung lässt sich nicht verhindern. Bei Präparaten mit 28 Tabletten ist darauf zu achten, dass die letzten Tabletten ein Plazebo enthalten.

Zwischenblutungen bei hormonaler Kontrazeption: Zwischenblutungen (überwiegend Schmierblutungen) bei Einnahme der Pille treten bei ca. 20 – 30% der Frauen im ersten Einnahmezyklus auf, gehen aber meist im weiteren Verlauf der Anwendung zurück. 5 – 7% der Anwenderinnen haben auch nach 3 Monaten noch Zwischenblutungen. Dann ist ein Präparatewechsel zu erwägen (Frage 58.5).

 ZUSATZTHEMEN FÜR LERNGRUPPEN
Hormonale Kontrazeptiva
Kontrolluntersuchungen bei Einnahme hormonaler Kontrazeptiva
Andere Verhütungsmethoden

59.1 Unter welcher Diagnose bzw. mit welchem Begriff lassen sich die aufgezählten Befunde zusammenfassen?

Chronische Plazentainsuffizienz (uteroplazentare Insuffizienz): Oligohydramnion (verminderte Fruchtwassermenge), zu geringe Gewichtszunahme (Norm 33. SSW 9 – 10 kg), Symphysenfundusabstand zu klein (Norm 33. SSW ca. 31 cm). (Frage 79.1)

59.2 Die Patientin fragt Sie, warum die Fruchtwassermenge vermindert sei? Außerdem würde Sie nicht verstehen, was „dysproportionierte Wachstumsrestriktion" bedeuten soll und wieso es dazu komme? Klären Sie die Patientin auf!

■ Verminderte Fruchtwassermenge: Verminderte renale Perfusion (s. Kommentar) führt zur verminderten fetalen Urinausscheidung, Folge ist ein Oligohydramnion.
■ Dysproportionierte Wachstumsrestriktion: Deutlich ausgeprägter Entwicklungsrückstand des Rumpfes im Vergleich zum Kopf. Das asymmetrische Wachstum resultiert aus der Blutumverteilung zugunsten von Herz und Gehirn bzw. aus einer Minderversorgung mit Nährstoffen.

59.3 Übersetzen Sie den Klinikjargon in die medizinisch korrekten Fachbegriffe und erklären Sie den Sinn dieser Maßnahmen!

■ „Mach' mal eine Belastung" = Oxytocinbelastungstest (OBT, „Belastungs-CTG"): Durch Induktion von uterinen Kontraktionen durch intravenöse Zufuhr von Oxytocin wird die uterine Perfusion (weiter) reduziert. Kommt es zu wehenabhängigen Dezelerationen der fetalen Herzfrequenz, so ist dies ein sicheres Zeichen der fehlenden plazentaren Reservekapazität.
■ „Gib' Kortison" = Antepartale medikamentöse Induktion der fetalen Lungenreife. Kinder zwischen der 24. und 34. SSW, bei denen eine Frühgeburt droht, sollten Glukokortikoide (z.B. Betamethason 2 × 12 mg im Abstand von 12 Stunden) erhalten. Eine Wirkung ist ca. 24

Stunden nach der Gabe zu erwarten (s. Kommentar)

59.4 „Na dann ruf' doch schon mal alle an, ich komme in 15 Minuten und dann geht's los !". Mit „was" soll es losgehen und welche Vorbereitungen müssen Sie treffen?

Das CTG zeigt **späte Dezelerationen** (Abfall der Herzfrequenz des Feten nach der Wehe aufgrund von Sauerstoffmangel durch die verminderte Durchblutung der Plazenta während der Wehe). In dieser Situation: Indikation zum Kaiserschnitt.

■ Umgehende Information aller für einen Kaiserschnitt erforderlichen Personen, insb. über die Dringlichkeit des Eingriffes (Eilige Sectio? Notsectio?), über die Indikation und möglichen Risiken. Als AIP stellen Sie die Indikation nicht selbst, sondern informieren als erstes Ihren Oberarzt bzw. einen Facharzt falls Sie eine operative Geburtsbeendigung für erforderlich halten.
  – Info Anästhesie
  – Info Pädiater (SSW [33. Woche = Frühgeburt], Schätzgewicht, Lungenreife wann zuletzt, Infektionszeichen usw.)
  – Info Hebammen/Krankenschwester zwecks OP-Vorbereitung der Patientin (Rasur, Dauerkatheter, Thrombosestrümpfe, OP-Haube, Schmuck ablegen usw.)
  – Info OP-Personal
■ Oxytocininfusion stoppen, ggf. Tokolyse (medikamentöse Wehenhemmung) bis zum Beginn der Operation
■ Aufklärung der Patientin über den Kaiserschnitt, OP-Einwilligung unterschreiben lassen
■ Evtl. Blutentnahme bei Fehlen aktueller Laborwerte (Blutbild, Gerinnung, Kreuzblut usw.)
■ Kinder-Reanimationseinheit vorbereiten
■ Kontinuierliche CTG-Kontrolle und Überwachung der Schwangeren bis zur OP (um rechtzeitig zu erkennen, wenn die Herztöne in eine anhaltende Bradykardie übergehen sollten)

Kommentar

Definition: Der Begriff **Plazentainsuffizienz** bedeutet, dass eine **Minderfunktion der fetoplazentaren Einheit** bezüglich der nutritiven, endokrinen und/oder respiratorischen Leistungsfähigkeit vorliegt. Eine Plazentainsuffizienz kann entweder plötzlich einsetzen (**akute Plazentainsuffizienz**, z.B. bei vorzeitiger Plazentalösung) oder sich über einen langen Zeitraum entwickeln (**chronische Plazentainsuffizienz**).

Ätiologie/Pathogenese: Morphologische Grundlage der chronischen Plazentainsuffizienz sind Störungen im Rahmen der **Trophoblastinvasion- und ausreifung** (z.B. mangelhafte Trophoblastinvasion in die Spiralarterien bei hypertensiven Erkrankungen in der Schwangerschaft) oder **Gefäßdegenerationen** im Rahmen eines Diabetes mellitus und degenerative Veränderungen der Plazentazotten (z.B. durch Nikotinabusus). Bei fetalem Sauerstoffmangel kommt es – vermittelt durch Chemorezeptoren im Aortenbogen – zu einer Blutumverteilung („Sauerstoffsparschaltung") zugunsten lebenswichtiger Organe (Gehirn, Herz, NNR), andere Organe (Intestinum, Nieren, Haut und Muskel) werden dagegen minderperfundiert.

Diagnostik: Ein nicht dem Schwangerschaftsalter entsprechender Symphysen-Fundus-Abstand (SFA) oder eine Stagnation des **Symphysen-Fundus-Abstandes** (Faustregel bis zur 36. SSW: SSW minus 2 = SFA in cm, d. h. der SFA sollte in der 33. SSW ca. 31 cm betragen!) liefert im Rahmen der Schwangerenvorsorge einen wichtigen Hinweis. Die mangelnde Gewichtszunahme der Schwangeren ist nicht spezifisch für eine Plazentainsuffizienz, kann aber darauf hinweisen (Frage 59.1). Sonographische Kontrolle des **fetalen Wachstums**, der **Fruchtwassermenge** sowie **Dopplersonographie** der Nabelschnurgefäße und fetalen Gefäße sind weitere Methoden um eine Plazentainsuffizienz zu erkennen. Der im Fall geschilderte CTG-Befund ist (noch) unauffällig und besagt lediglich, dass die Versorgungssituation des Kindes zum Zeitpunkt der Aufzeichnung gut war, liefert aber keinen Hinweis über die Reservekapazität der Plazenta. Der **Oxytocinbelastungstest** gehört zu den wichtigsten Testverfahren in der Betreuung von Risikoschwangerschaften (Sectiobereitschaft!).

Klinik: Die chronische Plazentainsuffizienz äußert sich vornehmlich in einer Mangelversorgung des Feten mit Nährstoffen (intrauterine **Wachstumsrestriktion**) und erst sekundär in einer Störung der Sauerstoffversorgung. Folge der Plazentainsuffizienz kann ein Oligohydramnion sein (Fall 39).

Therapie: Bettruhe und „Stressreduktion" stellen lediglich symptomatische Maßnahmen zur Förderung der plazentaren Durchblutung dar. Da eine kausale Therapie der Plazentainsuffizienz nicht möglich ist, muss unter allen Umständen vermieden werden, dass die chronische Mangelversorgung des Feten in einen akuten Sauerstoffmangel übergeht. Das vornehmliche Ziel des Geburtshelfers ist es daher, Frauen mit einem mangelversorg-

ten Kind rechtzeitig zu entbinden. Rechtzeitig heißt, nicht zu früh, damit das Kind seine optimale Reife erreichen kann (Frühgeburt wie in diesem Fall, 33. SSW!) und nicht zu spät, damit das Kind intrauterin keinen bleibenden Schaden erfährt. Ein Oxytocinbelastungstest – ein wichtiges „Testverfahren" in dieser Situation um die Reservekapazität der Plazenta zu beurteilen – darf nur in Sectiobereitschaft durchgeführt werden, da im Falle des Auftretens von Dezelerationen die Schwangerschaft ggf. sofort operativ beendet werden muss – so wie hier. Die Abbildung zeigt späte Dezelerationen. Wäre das „Belastungs-CTG" in diesem Falle unauffällig gewesen, hätte man mit der Entbindung (bei engmaschiger Kontrolle des kindlichen Zustandes mittels CTG, Belastungs-CTG, Dopplersonographie usw.) ggf. noch zuwarten können.

Die Schlüsselenzyme für die Surfactant-Synthese sind erst ab der 34. SSW ausreichend aktiv.

Durch die Gabe von Glukokortikoiden kann die **Lungenreifung** beschleunigt und ein Atemnotsyndrom vermieden werden (Frage 59.3), in dem hier geschilderten Fall bleibt leider keine Zeit den Wirkungseintritt abzuwarten.

Egal ob sie irgendwann einmal als AIP in einer Schwangerenberatung beginnen oder in einem anderen Fachbereich tätig werden – lassen Sie sich das hausinterne Vorgehen bei erforderlicher operativer Intervention erklären (z. B. wen informieren? welche Papiere ausfüllen? schriftliche Anordnungen erforderlich? Aufklärung? Qualitätssicherung bzw. Codierung des Eingriffes? welche Telefonnummern sollte ich wissen? usw.). Die Kollegen können ziemlich ungemütlich werden wenn Sie z. B. mitten in der Nacht Anästhesist und OP-Personal mit den Worten „Notsectio" in den Kreissaal beordern, weil Sie den Unterschied zwischen einer „Notsectio" und einer „eiligen Sectio" nicht kennen (hauseigene Definitionen erklären lassen!). Dann müssen Sie die wütenden Blicke ertragen, bis es tatsächlich „losgeht", weil die Patientin noch nicht für die OP vorbereitet ist.

ZUSATZTHEMEN FÜR LERNGRUPPEN
Oligohydramnion
Ursachen der chronischen Plazentainsuffizienz
Ursachen der akuten Plazentainsuffizienz

Fall 60 Erstversorgung des Neugeborenen

60.1 Als Sie das Kind nach der Geburt absaugen wollten, hat die Hebamme Ihnen mit den Worten „ist nicht nötig!" den Absaugkatheter aus der Hand genommen. Wann ist es nötig, ein Neugeborenes abzusaugen?

- Neugeborene mit unzureichender Adaptation (z. B. verzögertes Einsetzen der Atmung)
- Verfärbungen des Fruchtwassers: z. B. mekoniumhaltiges („grünes") Fruchtwasser: Gefahr der Mekoniumaspiration mit schwerem Atemnotsyndrom

- Sectio caesarea: Durch die fehlende Kompression des Brustkorbs beim Durchtritt durch den Geburtskanal werden Schleim/Fruchtwasserreste nicht wie bei der vaginalen Geburt „ausgepresst"
- Frühgeborene
- Amnioninfektionssyndrom und Infektionsverdacht (maternale Infektionszeichen und V. a. Chorionamnionitis)

Ein lebensfrisches Neugeborenes, das innerhalb der ersten 5 – 10 Sekunden zu schreien beginnt (klares Fruchtwasser vorausgesetzt) muss nicht abgesaugt werden.

60.2 Welchen Apgar-Wert tragen Sie im Geburtsprotokoll für die erste Lebensminute ein?

- A = Aussehen: Körper rosig, Extremitäten zyanotisch: 1 Punkt
- P = Puls/Herzfrequenz: > 100 SpM: 2 Punkte
- G = Gesichtsbewegungen: Husten oder Niesen: 2 Punkte
- A = Aktivitäten, Tonus: normal aktive Bewegungen der Extremitäten: 2 Punkte
- R = Respiration: atmet kräftig und regelmässig: 2 Punkte

Insgesamt 9 Punkte (= 8 – 10 Punkte: lebensfrisches Neugeborenes)

60.3 In welchem Nabelschnurgefäß wird der pH-Wert bestimmt? Was sagt der hier aufgeführte pH-Wert über den Zustand des Neugeborenen aus?

Der pH-Wert wird meist aus der Nabelarterie entnommen, ein pH-Wert > 7,25 ist als normal einzustufen. Eine differenzierte Beurteilung des Neugeborenen ist bei zusätzlicher Kenntnis von pCO_2, pO_2 und BE sowie der entsprechenden Werte in der Nabelschnurvene möglich (s. Kommentar).

60.4 Die Hebamme bittet Sie „die U1" durchzuführen. Was beinhaltet diese Untersuchung?

Die erste Vorsorgeuntersuchung von Kindern (U1) erfolgt unmittelbar nach der Geburt im Kreißsaal durch den Geburtshelfer und dient dazu eventuelle Fehlbildungen oder Geburtsverletzungen zu erkennen. Es empfiehlt sich (um nichts zu übersehen) das Neugeborne von „Kopf bis Fuß" durchzuuntersuchen.

Normalbefunde:

- Kopf: Schädelknochen liegen beweglich nebeneinander bzw. sind übereinandergeschoben („konfiguriert"). Große Fontanelle im (leicht unter) Hautniveau, weich, pulsiert beim Betasten; Geburtsgeschwulst.
- Gesicht/Sinnesorgane: Augen zumeist geschlossen, Lidachsenstellung annähernd waagrecht. Störungsfreie Nasenatmung, Zunge liegt der unteren Zahnleiste an, Mundschluss störungsfrei möglich. Fester, elastischer Ohrknorpel, äußerer Gehörgang einsehbar. Gaumen geschlossen.
- Wirbelsäule/Brustkorb: Bauch weich, wölbt sich seitlich gegenüber dem Brustkorb leicht vor. Ungestörte Atmung ohne kostale/sternale Einziehungen. Wirbelsäule beim Abtasten geschlossen.
- Abdomen/Anogenitalregion: Bei weiblichen Neugeborenen überragen die großen Labien die kleinen Labien, bei männlichen Neugeborenen sind die Hoden beweglich im Skrotum zu tasten, Harnröhrenmündung zentral auf der Glans pubis, Phimose bei Neugeborenen physiologisch. Analöffnung sichtbar.
- Extremitäten: Beidseitige, seitengleiche Bewegung der Extremitäten. Arme in Beugehaltung, Beine im Kniegelenk angewinkelt. Symmetrisch verlaufende Oberschenkelfalten.

60.5 Welche prophylaktischen Maßnahmen werden im Rahmen der Erstversorgung des Neugeborenen noch im Kreißsaal durchgeführt?

- Orale Vitamin-K-Prophylaxe (2 mg) zur Vermeidung von Vitamin-K-Mangelblutungen (wird am 5. Lebenstag und bei der U3 wiederholt).
- Evtl. Credésche Prophylaxe: Augentropfen (1 %iges Silbernitrat, alternativ heute auch andere bakterizide Substanzen, z. B. 1 %ige Tetrazyklinsalbe) zur Vermeidung der Ophthalmia gonorrhoica. Die Credésche Prophylaxe ist gesetzlich nicht mehr vorgeschrieben (wird aber weiterhin empfohlen, da auch Infektionen mit Chlamydien und gramnegativen Keimen verhindert werden können) und darf nur im Einverständnis mit den Eltern vorgenommen werden!

Kommentar

Beim Vorgehen nach der Geburt ist unbedingt darauf zu achten, dass Mutter und Kind ein möglichst ungestörtes „Kennenlernen" ermöglicht und den Eltern Zeit gegeben wird, das Neugeborene zu berühren und anzusehen. Diese sensible Phase sollte nur durch die unbedingt erforderlichen Maßnahmen gestört werden. Diese Zurückhaltung darf aber nicht dazu führen, die Überwachung des Neugeborenen in dieser Phase der postnatalen Adapta-

tion zu vernachlässigen oder notwendige Maßnahmen wie z. B. Sauerstoffgabe, Absaugen usw. zu verschieben oder darauf zu verzichten. **Die primäre Verantwortung für das Neugeborene liegt beim Geburtshelfer!**

Abnabeln: Abgenabelt wird das Kind indem in einer Entfernung von ca. 10 – 15 cm vom Nabel des Kindes eine Klemme gesetzt wird, anschließend eine weitere Klemme im Abstand von 2 – 3 cm daneben (in Richtung Plazenta). Zwischen den beiden Klemmen wird die Nabelschnur mit einer Schere durchtrennt (machen meist die Väter!). Nach Abtrocknen des Kindes mit einem vorgewärmten Tuch wird der Mutter das Kind erstmalig auf die Brust gelegt (wenn die Mutter dies möchte, auch hier gibt es Ausnahmen!). Auch in dieser Phase muss das Neugeborene vom Geburtshelfer kontrolliert werden (Atmung? Zyanose?). Die Ermittlung des 1-Minuten-Apgar-Wertes fällt ebenfalls in diese Phase.

APGAR: Der APGAR-Score ist ein 1953 von Virgina Apgar entwickeltes Punktesystem um die postnatale Adaptation des Neugeborenen qualitativ beurteilen zu können. Für jeden der Parameter (Frage 60.2) werden 0 – 2 Punkte vergeben und zu einer Gesamtpunktzahl addiert (8 – 10 lebensfrisches Neugeborenes, 5 – 7 Punkte: leicht deprimiertes Neugeborenes, 0 – 4: schwer deprimiertes Neugeborenes). Das Ergebnis des 1-Minuten-APGAR-Wertes ist für das gesamte weitere Vorgehen entscheidend (intensivmedizinische Maßnahmen erforderlich?). Der nach 5 und 10 Minuten erhobene APGAR-Wert hat in erster Linie prognostische Bedeutung.

Nabelarterien-pH-Wert: Der beim Neugeborenen bestimmte Nabelarterien-pH-Wert ist ein Indikator für den fetalen Gasaustausch. Im Falle eines gestörten Gasaustauschs ist die Elimination von Kohlendioxid – also die Abgabe von CO_2 über die Plazenta an den mütterlichen Blutkreislauf – beeinträchtigt, CO_2 steigt im Blut des Feten an. Folge dieses Anstiegs ist eine Zunahme der Wasserstoffionenkonzentration im kindlichen Blut, es kommt zu einem Absinken des pH-Wertes. Neben der verminderten CO_2-Abgabe ist ein verminderter Sauerstofftransport zum Feten ebenfalls ein wichtiger auslösender Faktor für fetale Azidosen. Bei Sauerstoffmangel ändern sich die biochemischen Vorgänge der Energiegewinnung, dabei entstehen dann ebenfalls Wasserstoffionen und der pH-Wert sinkt. Wie ausgeprägt diese Azidose und damit auch die Störung des Gasaustauschs ist, lässt sich am pH-Wert ablesen. Die Ursache für den erniedrigten pH-Wert (gestörte CO_2-Abgabe, verminderte Sauerstoffversorgung?) lässt sich allerdings nur aufgrund des pH-Wertes nicht eruieren, hierzu sind weitere Messwerte wie Basendefizit, Sauerstoffpartialdruck und Kohlendioxidpartialdruck erforderlich.

Versorgung im Kreißsaal: Das Kind wird gewogen und gemessen (Länge, Kopfumfang) und endgültig abgenabelt (Kürzung und Verbinden der Nabelschnur). Die **U1** wird in der Regel vom Gynäkologen, der die Geburt geleitet hat durchgeführt. Nach einer komplikationslosen Spontangeburt verbleiben die Mutter und das Neugeborene etwa 2 Stunden zur Überwachung im Kreißsaal unter der Aufsicht der Hebamme.

ZUSATZTHEMEN FÜR LERNGRUPPEN
Mögliche pathologische Befunde bei der U1
Reifezeichen
Guthrie-Test
Mekonium

Fall 61   Follikelpersistenz mit Endometriumhyperplasie

61.1 Wie lautet Ihre Verdachtsdiagnose?
Follikelpersistenz mit Endometriumhyperplasie: in der Sonographie glatt begrenzte Ovarialzyste (= persistierende Follikelzyste) und hoch aufgebautes Endometrium (= Endometriumhyperplasie), zusätzlich starke und verspätete Blutung

61.2 Erklären Sie den genauen Zusammenhang zwischen Blutung und Zyste!
- Die LH-Freisetzung aus der Hypophyse bleibt aus, es findet keine Ovulation statt und damit auch keine Luteinisierung (= Umwandlung der Granulosa- u. Thekazellen des Graafschen Follikels in das Corpus luteum).
- Der Follikel bleibt bestehen und produziert weiterhin Östrogene.
- Langdauernde Östrogenstimulation führt am Endometrium zu überschießender Prolifera-

tion mit zystischer Erweiterung der Drüsen (= glandulär zystische Hyperplasie).
- Mit zunehmender Hyperplasie steigt der Östrogenbedarf des Endometriums zur Aufrechterhaltung der Schleimhaut immer weiter an, die Östrogenproduktion des Follikels nimmt durch regressive Vorgänge aber ab: Folge des relativen Östrogenmangels ist das Absterben der Schleimhaut und eine Durchbruchsblutung.

61.3 Wie können Sie die Blutung zum Stillstand bringen? Nennen Sie 2 Therapieoptionen!
- Fraktionierte Abrasio: Entfernung des hoch aufgebauten Endometriums
- Hormonell: Zufuhr von Östrogenen (Beseitigung des relativen Östrogenmangels) plus Ge-

stagen (gestageninduzierte Transformation des Endometriums und Vorbereitung der Abbruchblutung) z. B. Prosiston (= 0,03 mg Ethinylestradiol + 6 mg Norethisteronacetat)

61.4 Für wie dringlich halten Sie eine Hysterektomie?

Eine glandulär-zystische Hyperplasie ohne Atypie (und ohne andere uterine Pathologie) ist **keine** Indikation zur Hysterektomie (s. Kommentar)

61.5 Die Patientin hat einen 3-wöchigen Urlaub geplant. Wie können Sie verhindern, dass sich eine ähnlich starke Blutung im Urlaub wiederholt?

Empfehlung: für 3 – 6 Monate Einnahme eines Östrogen-Gestagen-Sequenzpräparats (hormonelle Prophylaxe nach erfolgreicher Blutstillung, verhindert erneute Follikelpersistenz). Damit kann die Patientin ihren Urlaub ungestört genießen.

Kommentar

Ätiologie: Die Follikelpersistenz kommt am häufigsten in der **Adoleszenz** und in der **Prä- und Perimenopause** vor. So wie die ersten Zyklen nach der Menarche noch anovulatorisch und unregelmäßig sind, nimmt die Zahl der anovulatorischen Zyklen in den Jahren vor der Menopause durch die abnehmende Funktion des Ovars ebenfalls wieder zu.

Klinik: Die Blutungen können anhaltend (Dauerblutung) und teilweise sehr stark sein, da aufgrund der persistierenden Östrogenbildung ohne gestageninduzierte Transformation die Abstoßung der Schleimhaut protrahiert verläuft.

Diagnostik: Die Diagnose wird durch Anamnese und Ultraschall (Ovarialzyste/hoch aufgebautes Endometrium) gestellt. Bei länger bestehender Dauerblutung kann die Schleimhaut fast völlig abgestoßen sein, so dass sich das Ultraschallbild völlig anders darstellt. Auch der Follikel ist in vielen Fällen nicht mehr nachweisbar (sonographische Normalbefunde der Endometriumdicke: zum Ovulationszeitpunkt 10 – 12 mm; in der Sekretionsphase bis zu 15 mm).

Therapie: Die Blutung lässt sich durch die operative Entfernung des hochaufgebauten Endometriums (**fraktionierte Abrasio**, Therapie der Wahl bei massiver Blutung) stillen. Eine **medikamentöse Blutstillung** durch die exogene Zufuhr von Östrogenen ist ebenfalls möglich. Gleichzeitig oder zeit-lich versetzt zum Östrogen muss allerdings auch ein Gestagen verabreicht werden (Frage 61.3). War die hormonelle Blutstillung erfolgreich, sollte dennoch eine fraktionierte Abrasio nachgeholt werden (zum Ausschluss organischer Ursachen, z. B. Korpuskarzinom). Bei einer Blutungsstörung in der Adoleszenz ist die Abrasio nur beim Versagen der hormonellen Blutstillung indiziert.

Einteilung der Endometriumhyperplasie: Bestimmte Formen der Endometriumhyperplasie stellen eine Präkanzerose dar und den Patientinnen mit abgeschlossener Familienplanung sollte je nach Histologie eine Hysterektomie empfohlen werden.

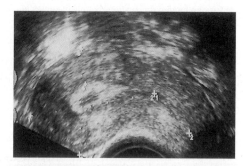

Sono: Endometriumhyperplasie

Histologie	Karzinom-risiko	Therapieempfehlung
Einfache (glandulär-zystische) Hyperplasie (ohne Atypie)	Keine Präkanzerose	Keine Hysterektomie
Komplexe (adenomatöse) Hyperplasie (ohne Atypie)	3 %	Hysterektomie bei Persistenz der Hyperplasie
Glandulär-zystische Hyperplasie mit Atypien (= einfache atypische Hyperplasie)	5 – 10 %	Hysterektomie
Adenomatöse Hyperplasie mit Atypien (= komplexe atypische Hyperplasie)	30 %	Hysterektomie

Fall 62   Z. n. Myomenukleation/Plazenta accreta

62.1 Spricht etwas gegen eine Entbindung im Geburtshaus? Begründen Sie Ihre Antwort und nennen Sie den Geburtsmodus zu dem Sie der Patientin raten!

Nach organerhaltender Operation eines Uterus myomatosus: großzügige Indikationsstellung zur **primären Sectio caesarea**, insbesondere dann, wenn das Cavum uteri bei der Myomenukleation eröffnet wurde bzw. die Myome die gesamte Uteruswand erfassten (Gefahr der Uterusruptur [Narbenruptur]) unter den Geburtswehen. Eine normale Entbindung in einem Geburtshaus, ohne die Möglichkeit eines unverzüglichen Notfall-Kaiserschnittes, wäre für diese Patientin zu riskant.

62.2 Wie ist Ihr weiteres Vorgehen, wenn Sie bei einer beschwerdefreien Patientin im Rahmen der Ultraschalluntersuchung zur Feststellung der Schwangerschaft zufällig ein 3 cm großes, intramurales, das Cavum nicht deformierendes Hinterwandmyom diagnostizieren? Entscheidet man sich zur operativen Myomenukleation oder wartet man zu?

Zuwarten unter engmaschiger klinischer und sonographischer Kontrolle (Risikoschwangerschaft!, Vorsorgeuntersuchungen in kürzeren Abständen durchführen). Indikationen zur Operation bei Komplikationen (z. B. symptomatische Myomnekrose). Es ist damit zu rechnen, dass Myome in der Schwangerschaft wachsen und Komplikationen verursachen.

62.3 Welche Komplikationen können im Verlauf der Gravidität bei einem Uterus myomatosus auftreten?

■ Erhöhte Abortrate (v. a. dann, wenn das Myom zu Deformationen des Cavum uteri führt)
■ Erhöhte Rate an Frühgeburten durch häufigeres Auftreten vorzeitiger Wehen und vorzeitigem Blasensprung
■ Intrauterine Wachstumsrestriktion
■ Abdominale (Myom-)Schmerzen
■ Vorzeitige Plazentalösung
■ Große Myome können zu regelwidrigen Kindslagen (Beckenend- und Querlage) führen
■ Geburtshindernis (bei tiefem Sitz Verlegung des Geburtskanals, Behinderung der Kopfeinstellung)
■ Nekrose der Myome im Wochenbett (s. Kommentar)

!!! **62.4** Kann man einer Patientin mit einer vorausgegangen Operation am Uterus (z. B. einem Kaiserschnitt), bei der man eine Spontangeburt anstrebt, unter der Geburt eine PDA legen? Begründen Sie ihre Antwort!

Ja, man kann, aber Vorsicht: eine Periduralanästhesie kann u. U. die Zeichen der drohenden Uterusruptur (zunehmende Druckschmerzhaftigkeit im Narbenbereich, Unterbauchschmerzen, die auch in der Wehenpause persistieren) „maskieren".

62.5 Wie lautet Ihre Diagnose und wie Ihre Therapie?

Diagnose: Plazenta accreta/increta/percreta.
Therapie: Eine Hysterektomie ist kaum zu vermeiden, da sich die uterine Blutung durch Kontraktionsmittel (Oxytocin, Prostaglandine) nur schwer beeinflussen lässt.

Kommentar

Myome in der Schwangerschaft: Myome sind die häufigsten gutartigen Tumore bei Frauen nach dem 30. Lebensjahr und eine **Schwangerschaft bei Uterus myomatosus** ist ebenfalls ein **häufiges Ereignis.** Neben den in Frage 62.3 geschilderten Problemen im Schwangerschaftsverlauf und unter der Geburt können Myome außerdem erhebliche Probleme im Wochenbett verursachen. Durch die rasch abnehmende Blutversorgung des Uterus kann es zur Nekrose der Myome mit entzündlichen Veränderungen kommen, die wiederum zu peri-

nealen Reizerscheinungen, Fieber, Schmerzen usw. führen können. Eine Endomyometritis kann dann resultieren, wenn tiefsitzende Myome den Zervikalkanal okkludieren und zu einem Lochialstau führen. Myome in der Schwangerschaft müssen engmaschig kontrolliert werden. Narbenrupturen nach einer Operation am Uterus treten nicht nur in der Phase der Geburt auf, sondern können auch (selten!) am wehenlosen Uterus ohne vorangehende Beschwerden – „**stille Ruptur**" – vorkommen!.

177

Fall
62
Antworten und Kommentar

Plazenta accreta/increta/percreta: In der letzten Frage wird der klassische Befund einer Plazenta accreta, increta bzw. percreta geschildert (rein klinisch meist nicht unterscheidbar, erst anhand des histologischen Befundes zu differenzieren). Durch traumatische Schädigungen des Endometriums (z.B. Abrasio, Abruptio, Endometritis, Operationen) kann das Gleichgewicht zwischen den in die Dezidua vordringenden Trophoblastzotten und der diesen Vorgang begrenzenden endometrialen Reaktion gestört sein. Die Trophoblastzotten dringen bis in die Dezidua basalis (accreta), in das Myometrium (increta) oder sogar bis zur Uterusserosa vor (percreta). Die Implantation beschränkt sich normalerweise auf das obere Drittel der Funktionalis. Diese Nidationsstörung ist mit einer erheblichen Letalität verbunden (nochmals zur Erinnerung: die Durchblutung des Uterus am Termin beträgt ca. 700 ml/min!), die nur durch eine rechtzeitig vorgenommene Hysterektomie gesenkt werden kann!

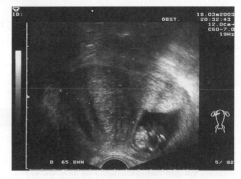

Sono: Uterus myomatosus in der Schwangerschaft

ZUSATZTHEMEN FÜR LERNGRUPPEN
**Vorgehen bei Plazentalösungsstörung bei Spontangeburt
Manuelle Plazentalösung**

Fall 63   Ullrich-Turner-Syndrom

63.1 Wie lautet Ihre Verdachtsdiagnose?
Ullrich-Turner-Syndrom: deutlich erhöhte FSH- und LH-Spiegel bei niedrigen bis nicht nachweisbaren Östrogenspiegeln = **hypergonadotroper Hypogonadismus** (= hypergonadotrope Ovarialinsuffizienz), Kleinwuchs, primäre Amenorrhoe, hypoplastischer Uterus, Pterygium colli (s. Abb.).

63.2 Welche Differenzialdiagnosen kommen – unabhängig vom physischen Erscheinungsbild – aufgrund des Hormonprofils in Betracht?
■ Gonadendysgenesie: Swyer-Syndrom (46,XY), Reine Gonadendysgenesie (46,XX)
■ Ovarialhypoplasie
■ Primäre Ovarialinsuffizienz: Autoimmunerkrankung, Resistant-Ovary-Syndrom, Premature Ovarian Failure, Rothmund-Thomson-Syndrom
■ Exogene Ursachen einer Ovarialinsuffizienz: Zytostatika, ionisierende Strahlen
■ 17α-Hydroxylasedefekt (in Kombination mit Hypertension und Progesteron ↑)

63.3 Welches ist Ihr nächster diagnostischer Schritt um die Diagnose zu sichern?
Karyotypisierung: 45X0.

63.4 Wie behandeln Sie eine Patientin mit Ullrich-Turner-Syndrom?

■ Hormonelle Pubertätsinduktion durch einschleichende, ansteigende Östradioldosen ab einem Alter von ca. 11 – 12 Jahren mit Östradiol oder Östradiolvalerat (z.B. Beginn mit 0,2 mg/d p.o., schließlich Übergang auf die **lebenslange** „Erwachsenensubstitution": Sequenzialtherapie mit Östrogenen und Gestagenen [z.B. Trisequenz])
■ Evtl. Förderung des Längenwachstums mit rekombinantem humanem Wachstumshormon (z.B. Humatrope). Indikation: Körperlänge deutlich unter der populationsspezifischen 3. Längen-Perzentile, psychischer Leidensdruck. Beginn idealerweise im Vorschulalter.
■ Pädagogisch-psychologische Betreuung

!!! 63.5 Was würden Sie einem Mädchen mit Turner-Syndrom auf die Frage „ob sie unfruchtbar sei" antworten?
■ Die Frage lässt sich nur mit Kenntnis des Karyotyps beantworten, bei Vorliegen einer Mosaikform (z.B. X0/XX) ist eine normale Pubertätsentwicklung und Fertilität durchaus möglich (s. Kommentar).
■ Schwangerschaft durch Eizellspende wäre in diesen Fällen möglich (in Deutschland allerdings gesetzlich verboten, in einigen europäischen Ländern – z.B. Spanien – möglich).

Definition: Das Ullrich-Turner-Syndrom ist die häufigste Form einer Gonadendysgenesie (Karyotyp 45,X0), d.h. Erkrankungen, bei denen die männliche oder weibliche Differenzierung der bipotenten Urgonade zur reifen Gonade ausbleibt. Als Resultat finden sich anstelle der Gonaden bindegewebige Stränge („Streak-Gonaden") ohne (von Ausnahmen abgesehen) differenzierte Keimzellen.

Klinik/Diagnostik: Bei der Patientin liegt eine **Pubertas tarda** vor, die definitionsgemäß dann besteht, wenn bis zum 14. Lebensjahr noch keine Entwicklung der sekundären Geschlechtsmerkmale nachweisbar ist oder wenn bis zum 16. Lebensjahr noch keine Menarche aufgetreten ist. Die Entwicklung der Brust (Thelarche) und der Schambehaarung (Pubarche) wird nach Tanner eingeteilt, wobei die Zahl 1 „fehlende Behaarung" bzw. „keine palpable Drüse" bedeutet, die Zahl 5 dagegen steht für eine „reife Brust" bzw. für eine Ausdehnung der Schambehaarung wie beim Erwachsenen. Ein **Pterygium colli** (Flügelfell) ist ein fakultatives aber typisches Symptom des Turner-Syndroms, **Minderwuchs** und **sexueller Infantilismus** sind ebenfalls typisch für das Turner-Syndrom. Die Pubertät bleibt aufgrund der Insuffizienz der Gonaden aus. Leitsymptome dieser Patientinnen sind daher **fehlende sekundäre sexuelle Entwicklung** und **primäre Amenorrhoe**. Neben dem klassischen 45,X0-Karyotyp bei Turner-Syndrom sind weitere zahlreiche Mosaikformen beschrieben (z.B. Karyotyp

45,X0/46,XX). Je höher der Prozentsatz an X0-Zellen, desto ausgeprägter das klinische Bild. Andererseits kann die klinische Symptomatik bei Überwiegen der XX-Zellen diskret sein, normale Pubertätsentwicklung und Fertilität sind möglich, allerdings ist mit einer prämaturen Menopause zu rechnen. Man kann also die Frage nach der Fertilität bei einem Ullrich-Turner-Syndrom nicht pauschal mit „nein" beantworten! Wichtig: Da Fehlbildungen im kardiovaskulären Bereich (z.B. Aortenisthmusstenose) und im Bereich der Niere (z.B. ein- oder beidseitige Doppelnieren) mit dem Turner-Syndrom vergesellschaftet sein können, sollten die Patientinnen einem Internisten bzw. Nephrologen vorgestellt werden! Neben den typischen klinischen Symptomen erfolgt die Diagnosesicherung durch Hormonbestimmung und Karyotypisierung (Frage 63.3).

Therapie: Durch die **Östrogengaben** wird ein Wachstum von Uterus und Brust erreicht (Frage 63.4). Für die Patientin ist eine lebenslange Therapie notwendig. Reine X-dysgenetische Gonaden wie beim Turner-Syndrom weisen kein Entartungsrisiko auf. Alle dysgenetischen Gonaden mit Y-Zell-Linien (z.B. Swyer-Syndrom, 46,XY, aber auch bei Mosaikbefunden wie 45,X0/46,XY) weisen ein erhöhtes Entartungsrisiko der dysgenetischen Gonade zum Gonadoblastom auf und müssen entfernt werden. (Entwicklung auf dem Boden testikulärer Rudimente).

 ZUSATZTHEMEN FÜR LERNGRUPPEN
Ursachen des hypogonadotropen Hypogonadismus
Swyer-Syndrom
Tanner-Stadien

Fall 64 Schwangerschaftsabbruch

64.1 Ist zu diesem Zeitpunkt (12 + 3 SSW) überhaupt noch ein Schwangerschaftsabbruch möglich?
Ja. Nach § 218 besteht bis zur 12. Woche post conceptionem (= 14. Woche post menstruationem) die Möglichkeit, eine Schwangerschaft nach erfolgter Beratung (und unter den im Kommentar genannten Maßgaben) zu beenden.

64.2 Können Sie die Patientin sofort zum Schwangerschaftsabbruch in das nächste Krankenhaus überweisen? Wie ist der Ablauf bei einem Abbruch aus nicht-medizinischer bzw. nicht-kriminologischer Indikation geregelt?
- Die Patientin muss zunächst eine offizielle Beratungsstelle (z.B. ProFamilia) aufsuchen. Ziel der Beratung ist es, Alternativen zum Schwangerschaftsabbruch aufzuzeigen. Die Patientin

erhält eine Bescheinigung über die erfolgte Beratung.
- Zwischen dem Beratungstermin und dem operativen Eingriff muss ein Zeitraum von **3 vollen Tagen** liegen (z.B. Beratung Montag um 15.00 Uhr, Eingriff frühestens möglich am Freitag ab 0.00 Uhr)

64.3 Wie wird ein instrumenteller Schwangerschaftsabbruch in der 12. SSW technisch durchgeführt?
Bis zur 12. SSW (post conceptionem) erfolgt die instrumentelle Ausräumung der Gebärmutter:
- Zunächst wird der Zervikalkanal schrittweise mithilfe von gebogenen Metallstiften mit ansteigendem Durchmesser (= Hegar-Stifte) aufgedehnt (**Dilatation**). Dieser Schritt kann durch die intravaginale Applikation (3–6 h vor ge-

planter Operation) von Prostaglandinzäpfchen zur Erweichung der Zervix (**Portiopriming**) erheblich erleichtert werden.

- Der Inhalt des Uterus wird entweder mit einer großen, **stumpfen Kürette** „herausgeschabt" oder (besser) mittels **Saugkürette** entfernt, der Uterus sollte durch intraoperative Verabreichung von Oxytocin i. v. tonisiert sein (Kontraktion zum Schutz vor Perforation).

64.4 Über welche möglichen Komplikationen und Spätfolgen des instrumentellen Schwangerschaftsabbruches müssen Sie die Patientin aufklären (nennen Sie mindestens 3 Punkte)?

- Verstärkte uterine Blutung bei erschwerter Entleerung des Cavums oder unvollständige Ausräumung mit Nachblutung
- Zervixrisse bzw. Verletzungen der Zervix mit nachfolgenden Spätaborten/Frühgeburten

- Postoperative Infektionen (Endomyometritis, Adnexitis) mit der evtl. Folge von Sterilität/ Tubargravidität
- Uterusperforation (selten sogar Hysterektomie erforderlich)
- Verletzungen des Endometriums, Bildung von Synechien, Nidationsstörungen bei nachfolgenden Schwangerschaften
- Narkosezwischenfälle (Aufklärung durch Anästhesie)

64.5 Die Patientin möchte von Ihnen wissen, ob der Abbruch bei Ihr nicht mittels dieser „RU-Pille" durchgeführt werden könne? Begründen Sie Ihre Antwort.
Nein, ein Abbruch mittels RU486 (= Mifegyne) ist nur bis zum 49. Zyklustag (Ende 7. Woche post menstruationem) möglich (s. Kommentar).

Kommentar

Indikation: Grundsätzlich ist ein Schwangerschaftsabbruch (Interuptio) rechtswidrig – unter bestimmten Umständen (die der § 218a, Abs. 1 – 4 StGB aufführt) jedoch für Schwangere und Arzt straffrei. Beispielsweise dann, wenn nicht mehr als 12 Wochen p. c. (bzw. 14 Wochen p. m.) verstrichen sind, die Schwangere den Abbruch wünscht, wenn mindestens 3 Tage vor dem Eingriff eine Beratung der Schwangeren erfolgt ist (Bescheinigung nach § 219 StGB) und der Abbruch von einem Arzt vorgenommen wird („Beratungslösung").

Nach § 218 StGB ist ein Abbruch ebenfalls möglich „*wenn der Abbruch der Schwangerschaft unter Berücksichtigung der gegenwärtigen und zukünftigen Lebensverhältnisse der Schwangeren nach ärztlicher Erkenntnis angezeigt ist, um eine Gefahr für das Leben oder die Gefahr einer schwerwiegenden Beeinträchtigung des körperlichen oder seelischen Gesundheitszustandes der Schwangeren abzuwenden, und die Gefahr nicht auf eine andere für sie zumutbare Weise abgewendet werden kann* (**Medizinische Indikation**). Weiterhin ist ein Schwangerschaftsabbruch nicht rechtswidrig, wenn eine **kriminologische** Indikation (Schwangerschaft nach Vergewaltigung) vorliegt. Ein Abbruch wegen einer ernsten Erkrankung oder Behinderung des Kindes (früher embryopathische Indikation) ist im Tatbestand der medizinischen Indikation berücksichtigt (wenn die Austragung der Schwangerschaft zu einer Beeinträchtigung des seelischen Gesundheitszustandes der Schwangeren führen würde). Hier liegt der Schwachpunkt des § 218: Da es keine zeitliche Begrenzung für die medizinische Indikation

gibt, besteht bei Abbrüchen ab der 24/25. SSW durchaus die Möglichkeit, dass ein lebensfähiges Kind geboren wird. Ärzte stecken hier in einem Dilemma. Überlebt ein Kind die Abtreibung und wird dabei zusätzlich geschädigt, können Schadensersatzansprüche gegen den Arzt geltend gemacht werden, der die Abtreibung vorgenommen hat. Stellt der behandelnde Arzt allerdings den „Erfolg" des Eingriffs sicher und lässt das Kind sterben, macht er sich der unterlassenen Hilfeleistung schuldig.

Durchführung des Abbruchs: Bis zur 12. Schwangerschaftswoche wird der Schwangerschaftsabbruch **instrumentell** mittels **Kürettage** (Frage 64.3) durchgeführt. Nach der 12 Schwangerschaftswoche wird zunächst die Ausstoßung von Plazenta und Fet durch die intravaginale Applikation von Prostaglandinen appliziert und anschließend kürretiert.

RU 468 (Mifegyne) ist in Deutschland seit 1999 zugelassen. Das Präparat enthält den Wirkstoff Mifepriston (Progesteronantagonist). Mifepriston verdrängt Progesteron vom Rezeptor und hebt dessen biologische Wirkungen auf; die Entwicklung des Embryos wird gestört, der Embryo stirbt ab. Der Gebärmutterhals wird dehnbarer und weicher; der Uterus spricht stärker auf Prostaglandine an. 600 mg Mifepriston werden als Einmaldosis im Beisein eines ermächtigten Arztes verabreicht. Nach 36 bis 48 Stunden muss ein Prostaglandin, zum Beispiel 400 µg Misoprostol per os oder 1 mg Gemeprost vaginal, angewendet werden (dadurch erhöht sich die Rate der erfolgreichen Schwangerschaftsunterbrechung auf ca. 95 – 97 % und die Ausstoßung des Embryos wird beschleunigt).

ZUSATZTHEMEN FÜR LERNGRUPPEN
Anti-D-Prophylaxe nach Schwangerschaftsabbruch

65.1 Welche mögliche Ursache für die ungewollte Kinderlosigkeit können Sie der Fallschilderung entnehmen?

Das aus der Anamnese bekannte PCO-Syndrom (polyzystische Ovarien) mit anovulatorischen Zyklen (siehe Kommentar). Ob beim Ehemann ebenfalls eine Störung der Fertilität besteht, können Sie anhand dieses Spermiogramms (Frage 65.2) nicht beurteilen.

!!! **65.2** Welche Diagnose stellen Sie anhand des Spermiogramms? Würden Sie dem Ehemann dazu raten, ein 2. Spermiogramm anfertigen zu lassen oder ist das unnötig?

Diagnose: Rein formell müssen Sie die Diagnose OAT-Syndrom stellen (Oligo-Astheno-Teratozoospermie-Syndrom), aber ein Spermiogramm sollte nach mindestens 3 (maximal 7 – 10) Tagen sexueller Karenz durchgeführt werden. Deshalb müssen Sie das Spermiogramm unbedingt wiederholen (aber auch bei eingehaltener Karenz wäre eine Wiederholung des Spermiogramms erforderlich (s. Kommentar).

!!! **65.3** Was hat die Patientin vermutlich?

Ein ovarielles Überstimulationssyndrom (OHSS): vergrößerte Ovarien (Volumenvermehrung), freie Flüssigkeit (Aszites), Atembeschwerden (Zwerchfellhochstand durch Aszites oder Pleuraerguss), Hämokonzentration. Patientinnen mit PCO-Syndrom haben ein erhöhtes Risiko für ein OHSS bei einer Stimulationstherapie mit FSH.

65.4 Wie behandeln Sie die Patientin?
- Stationäre Aufnahme mit täglicher Kontrolle von: Blutbild (Hämatokrit! [Hämokonzentration]), Elektrolyten, Serumeiweißen, Messung des Bauchumfanges, Gewichtskontrolle, Bilanzierung von Ein-und Ausfuhr
- Bettruhe
- Infusionstherapie von 2 – 3 l/d (Elektrolytlösung in Kombination mit HAES, ggf. Humanalbumin)
- Thromboseprophylaxe: Strümpfe, Low-Dose-Heparinisierung
- Ggf. Aszitespunktion (bei starken Schmerzen aufgrund der abdominalen Spannung oder Beeinträchtigung der Atmung durch Zwerchfellhochstand), ggf. Pleurapunktion (bei Pleuraerguss und schwerer Atemnot, selten erforderlich).

181

Kommentar

Ovarielle Funktionsstörungen, die mit einer **Anovulation** einhergehen, sind in ca. 35 – 40 % die Ursache einer bestehenden Sterilität. Der fehlende Temperaturanstieg in der Basaltemperaturkurve („monophasischer Verlauf", s. Abb. S. 66) weist auf die fehlende Ovulation hin, wobei natürlich aus einer einzigen Temperaturkurve nicht die Diagnose „anovulatorische Zyklen" gestellt werden darf! Diese Patientin hat jedoch ein bekanntes PCO-Syndrom, so dass mehrfach anovulatorische Zyklen naheliegend sind (die Diagnose „PCO-Syndrom" erfordert allerdings nicht zwangsläufig eine IVF-Behandlung!). Das **Spermiogramm** zeigt ein OAT-Syndrom, wurde aber nach Geschlechtsverkehr am Vorabend durchgeführt, so dass der Befund nicht aussagekräftig ist: Ein Spermiogramm sollte nach mindestens 3 (maximal 7 – 10) Tagen sexueller Karenz angefertigt werden, da nach längerer sexueller Enthaltsamkeit sowohl das Volumen der Samenflüssigkeit als auch die Anzahl der Spermien erhöht ist. Aufgrund physiologischer Schwankungen der Spermienzahl sollte ein Spermiogramm mit pathologischem Befund (auch wenn die sexuelle Karenz eingehalten wurde) unbedingt wiederholt werden. Bei einer Spermienzahl von < 5 Mio/ml sollte immer auch eine chromosomale Analyse erfolgen, da chromosomale Anomalien wie z. B. ein Klinefelter-Syndrom ursächlich sein können.

Ovarielles Überstimulationssyndrom (OHSS): Die Pathogenese ist nicht vollständig geklärt. Aufgrund einer (ursächlich unklaren) erhöhten Gefäßpermeabilität findet eine massive Flüssigkeitsverschiebung vom intravasalen in den interstitiellen Raum statt. Das OHSS beginnt zumeist 5 – 7 Tage nach der Follikelpunktion mit unspezifischen Beschwerden wie „Völlegefühl" und Spannungsschmerzen. Eine Verstärkung erfährt die Beschwerdesymptomatik bei eingetretener Schwangerschaft, da die endogene β-HCG Sekretion das Erkrankungsbild noch zusätzlich triggert. Das OHSS ist charakterisiert durch eine Vergrößerung der Ovarien, ein damit einhergehendes abdominales Spannungsgefühl sowie Übelkeit und Erbrechen (milde Form) und eventuell Aszites (mäßige Form). Ein „schweres" Überstimulationssyndrom ist durch Aszites und/oder Pleuraergüsse, Hämokonzentration (Hkt > 45 %) mit Oligurie, Hypovolämie und Hypalbuminämie mit möglichen thromboembolischen Komplikationen und Nierenfunktionsstörungen bis hin zum Nierenversagen gekennzeichnet. Todesfälle sind beschrieben. Die Therapie ist symptomatisch (Frage 65.4). Bei Eintritt einer Schwangerschaft kann die Symptomatik aufgrund der endogenen β-HCG-Sekretion über mehrere Wochen persistieren. Ansonsten bilden sich die Symptome innerhalb einiger Tage nach Einsetzen der Menstruation zurück.

Fall 65 Antworten und Kommentar

Fall 66   Rötelnembryopathie

66.1 Welches weitere Vorgehen vereinbaren Sie mit der Patientin?

Abgesehen von der routinemäßigen Schwangerschaftsvorsorge kein weiteres spezielles Vorgehen. Die Patientin hat im Röteln-HAH-Test einen Titer von 1 : 64, ist also gegen Röteln immun. Aufgrund der Tatsache, dass dieser Befund 4 Jahre alt ist, können Sie ein „falsch positives" Ergebnis durch IgM-Nachweis (s. Kommentar) ausschließen.

66.2 Wenn sich eine Patientin mit fehlender Immunität tatsächlich in der 8. SSW mit Röteln infiziert – wie können Sie nachweisen, ob es auch zur fetalen Infektion gekommen ist?

Die fragliche/gesicherte Rötelninfektion einer Schwangeren stellt eine Indikation zur pränatalen Diagnostik dar:

■ Früheste Nachweismöglichkeit: **Virusnachweis** (Zellkultur, PCR) in Chorionbiopsiematerial (ab der 10. – 11. SSW) und Amnionflüssigkeit (Frühamniozentese ab der 12. SSW). Ein positiver Virusnachweis bestätigt die fetale Infektion.

■ Bei negativem Befund (als Befundbestätigung) bzw. wenn Virusnachweis nicht gelungen ist: Nabelschnurpunktion (**IgM-Antikörper** lassen sich **im fetalen Blut** ab der 22./23. SSW rötelninfizierter Feten nachweisen)!

66.3 Sollte sich die fetale Infektion bestätigen – über welche möglichen Folgen für das ungeborene Kind müssen Sie die Patientin aufklären?

Die Embryopathierate bei einer Infektion in der 8. – 12. SSW beträgt ca. 25 %

■ *Gregg-Syndrom* („Rubellasyndrom", „Röteln-Embryopathie"): Herzfehlbildungen (Septumdefekte), Innenohrschwerhörigkeit, Katarakt

■ *„Expanded Rubellasyndrom":* zusätzlich Hepatosplenomegalie, thrombozytopenische Purpura, Knochenveränderungen, Enzephalitis

■ *Fetale Entwicklungsstörungen:* Wachstumsretardierung, Mikrozephalus, motorische und geistige Retardierung

■ *„Late-onset-Rubellasyndrom"* (Beginn 4. – 6. Lebensmonat): Wachstumsstillstand, chronisches Exanthem, rekurrierende Pneumonie

66.4 Sollte eine Patientin in der 8. SSW mit einer gesicherten kongenitalen Rötelninfektion einen Schwangerschaftsabbruch wünschen – bis zu welcher Schwangerschaftswoche (post conceptionem) darf dieser durchgeführt werden?

In diesem Falle liegt eine medizinische Indikation zum Schwangerschaftsabbruch vor, d. h. eine Frist muss nicht eingehalten werden, auch eine vorhergehende Beratung ist ebenfalls nicht erforderlich.

Kommentar

Pathogenese: Die Übertragung der mütterlichen Infektion erfolgt transplazentar im Verlauf der mütterlichen Virämie. Das Virus kann das Chorionepithel sowie das Kapillarendothel der plazentaren Blutgefäße und danach das fetale Endokard infizieren. Daran schließt sich die Virusausbreitung über den fetalen Kreislauf in die fetalen Organe an.

Infektionsrate: Bei einer mütterlichen Erstinfektion in der Schwangerschaft liegt die fetale Infektionsrate in den ersten 12 SSW bei ca. 70 – 90 % (!). Das Risiko einer Rötelnembryopathie beträgt in der 1. SSW ca. 65 % und nimmt mit voranschreitender Schwangerschaft kontinuierlich ab (ca. 3,5 % in der 18. SSW, d. h. ca. 4 % „Risikoabfall" pro SSW).

Klinik bzw. Komplikationen: Siehe Frage 66.3.

Diagnostik (Röteln-Immunitätsbestimmung): Eine Schwangere gilt dann als **immun gegen Röteln,** wenn der **HAH-Test** (HAH = Hämagglutinationshemmtest) einen **Titer von mindestens 1 : 32** ergibt, ein Titer von < 1 : 8 bedeutet fehlende Immunität. Bei Titern von 1 : 8 bzw. 1 : 16 muss im Labor durch zusätzliche IgG-Antikörpertests festgestellt werden, ob tatsächlich von einer Immunität ausgegangen werden kann. **Mit dem HAH-Test werden auch IgM-Antikörper erfasst, d. h. es kann auch eine akute Infektion vorliegen,** ein positiver Titer kann ausschließlich durch IgM-Antikörper zustande kommen. **Der HAH-Test darf deshalb nur im Kontext der Anamnese interpretiert werden:** ein Schutz vor einer Röteln-Embryopathie (wenn eine Immunität erstmals während der laufenden Schwangerschaft festgestellt wird) darf nur dann angenommen werden, wenn sich aus der gezielt erhobenen Anamnese keine für die Schwangerschaft relevanten Anhaltspunkte für Röteln-Kontakt oder eine frische Röteln-Infektion ergeben. Ergeben sich aus der Anamnese Hinweise auf eine mögliche Rötelninfektion (bei negativem IgM- und IgG-Titer) muss unbedingt nach 2–3 Wochen eine Titerkontrolle erfolgen! Bei **fehlender Immunität** im Rahmen der Erstuntersuchung in der Schwangerschaft (ohne Infektionsverdacht) sollte der **Titer in der ca. 17. SSW kontrolliert** werden (Ausschluss einer zwischenzeitlich aufgetretenen Infektion).

Vorgehen bei Infektion: Bei einer nachgewiesenen Infektion bis zur 12. SSW sollte der Schwangerschaftsabbruch mit den Eltern diskutiert werden.

Prophylaxe: Durch Einsatz der **Impfung** ist die Zahl der seronegativen Frauen im gebärfähigen Alter zwar rückläufig, trotzdem ist in Deutschland noch immer von einer Rate seronegativer Frauen im gebärfähigen Alter in Höhe von 10 % auszugehen;

auch **Reinfektionen sind trotz Impfung oder durchgemachter Erkrankung möglich**, da die neutralisierende Kapazität der gebildeten Antikörper unterschiedlich sein kann. Bis vor kurzem wurde in den Mutterschaftsrichtlinien die prophylaktische Verabreichung von Rötelnimmunglobulinen an seronegative Frauen bei Rötelnkontakt in den ersten 17. SSW empfohlen (wenn der mögliche Kontakt nicht mehr als 8 Tage zurücklag). Da derzeit jedoch **kein Präparat zur postexpositionellen Prophylaxe** auf dem deutschen Markt existiert, hat die ständige Impfkommission des Robert-Koch-Instituts (STIKO) die postexpositionelle Rötelnprophylaxe in der Schwangerschaft aus ihren Empfehlungen herausgenommen; die Mutterschaftsrichtlinien des Bundesausschusses der Ärzte und Krankenkassen wurden zum 01.01.2003 dementsprechend geändert.

 ZUSATZTHEMEN FÜR LERNGRUPPEN
Zytomegalie
TORCH-Komplex
β-hämolysierende Streptokokken
Varizellen

Fall 67 HIV

67.1 Könnte die von der Patientin geschilderte Symptomatik mit der seit mehr als 4 Wochen bestehenden, therapierefraktären vulvovaginalen Candidiasis in Zusammenhang stehen und wenn ja, wie? Wie lautet Ihre Verdachtsdiagnose?
Verdachtsdiagnose: symptomatische HIV-Erkrankung (AIDS): Diarrhoe, Nachtschweiß, Gewichtsverlust, Candidiasis, Bluttransfusion
Die vulvovaginale Candidiasis (> 4 Wochen, therapierefraktär) gehört nach der CDC-(Centers for Disease Control)-Klassifikation zu den Erkrankungen, die der HIV-Infektion ursächlich zuzuordnen sind bzw. auf eine Störung der zellulären Immunabwehr hindeuten.

67.2 Wie können Sie Ihre Verdachtsdiagnose sichern? Sprechen Sie mit der Patientin über Ihren Verdacht, bevor Ergebnisse der von Ihnen veranlassten weiterführenden Diagnostik vorliegen?
Selbstverständlich! Vor einem HIV-Test ist eine ausführliche(!) Aufklärung erforderlich! Ein HIV-Test ohne vorheriges, ausdrückliches Einverständnis der Betreffenden/ihrer gesetzlichen Vertreter ist Körperverletzung. Ein heimlicher Test – auch in Verbindung mit medizinischer Behandlung – ist verboten und strafbar.

67.3 Nennen Sie Inkubationszeit und Übertragungswege der Erkrankung!
■ Inkubationszeit
– Akute HIV-Erkrankung: bis zu 6 Wochen
– Antikörpernachweis: ab 3–12 Wochen (bis 6 Monate möglich)
– Klinische Latenzphase bis zum Auftreten typischer „HIV-assoziierter Erkrankungen" bzw. unspezifischer Symptome wie Fieber(schübe), Nachtschweiß, Diarrhöen (ARC = AIDS-related complex): Monate bis zu 10 Jahre.
■ Übertragungswege:
– Hetero- und homosexueller Geschlechtsverkehr (besonders hohes Risiko bei Analverkehr, Verkehr während der Menstruation, Oralverkehr, v. a., wenn Sperma in den Mund gelangt)
– Blutkontakte: infizierte Injektionsbestecke (Nadeln, Spritzen) bei i. v.-Drogenabusus, Verletzungen und offene Wunden
– HIV-haltiges Blut bzw. Blutprodukte
– prä- (über die Plazenta auf den Feten), peri- (auf Neugeborene HIV-infizierter Mütter) u. postnatal (durch Stillen)

67.4 Mit welchen gynäkologischen Problemen müssen Sie bei der Patientin in Zukunft häufiger rechnen als bei gesunden Frauen? Nennen Sie mindestens einen Punkt!

Durch die Beeinträchtigung der zellulären Immunität (Zerstörung der T4-Lymphozyten) mit „progredienter Immunsuppression" treten gehäuft auf:

■ Zervikale Dysplasien, Carcinoma in situ der Zervix oder invasives Zervixkarzinom

■ Dysplasien der Vagina und Vulva
■ Neigung zu vulvovaginalen/pelvinen Infektionen (z. B. Candida-Infektionen)
■ Virale Erkrankungen (z. B. Herpes-genitalis-Rezidive, Condylomata acuminata)

Bedingt durch die antivirale Therapie, durch Stress oder auch eine eventuelle Methadonsubstitution kommt es zudem gehäuft zum Auftreten von Zyklusstörungen (Amenörrhoe, Hypermenorrhoe, Menorrhagie usw.)

Kommentar

Die geschilderten Symptome könnten für eine Vielzahl von Erkrankungen sprechen, u. a. für ein Lymphom, eine Leukämie etc., **könnten**(!) aber auch Ausdruck einer symptomatischen HIV-Erkrankung sein. Im Zusammenhang mit der Angabe „Bluttransfusion" sollte man schon eine HIV-Infektion in Betracht ziehen.

Diagnostik: HIV-Elisa, wenn positiv Bestätigung durch Western-Blot, zweite Blutentnahme zum Ausschluss von Verwechslungen (diagnostische Lücke nicht vergessen; in diesem Fall nicht). Jeder Arzt, der ein **Beratungsgespräch** vor der Durchführung eines HIV-Tests führt, sollte Folgendes berücksichtigen: Wird mit dem Test eine Infektion festgestellt, kann die gewonnene Gewissheit mit schweren Belastungen für den Betroffenen einhergehen und eine Überforderung bedeuten. In dem hier geschilderten Fall gäbe es gute Gründe, den Test durchzuführen. Der Verlauf der Erkrankung lässt sich anders als vor wenigen Jahren heute beeinflussen, da die Infizierten medizinisch begleitet und im Bedarfsfall behandelt werden können. Dennoch muss immer die Patientin entscheiden

und beruhigende Worte wie „machen wir den Test halt mal – wird schon nix bei rauskommen" sind hier völlig fehl am Platze. Ein positives Resultat mag Ihnen nichts ausmachen, kann aber für Ihre Patientin bedeuten, dass sich soziale Kontakte, eine Partnerschaft oder Ehe, ja ihre ganze **Lebenssituation** mitunter sehr drastisch verändern können. Nicht zuletzt kann ein positives Ergebnis auch in rechtlicher Hinsicht einschneidende Folgen haben (z. B. beim Abschluss von Lebensversicherungen und Darlehensverträgen oder einer privaten Krankenversicherung, Einreisebeschränkungen in einigen Ländern). Das Testergebnis darf unter keinen Umständen telefonisch oder brieflich mitgeteilt werden, sondern immer nur im persönlichen Gespräch, das bei positivem Ausgang einen großen Zeitaufwand beansprucht.

Gynäkologische Probleme: Bei HIV-infizierten Frauen, sollten wegen der häufiger vorkommenden Dysplasien und Infektionen (Frage 67.4) auch Vorsorgeuntersuchungen engmaschiger (alle 6 Monate) stattfinden und z. B. eine Kolposkopie beinhalten.

ZUSATZTHEMEN FÜR LERNGRUPPEN
HIV in der Schwangerschaft
HIV und Entbindung/Stillen

Fall 68 Ärztliche Betreuung einer Wöchnerin

68.1 Listen Sie 4 Maßnahmen auf, die es Ihnen ermöglichen, Abweichungen vom normalen Wochenbettverlauf frühzeitig zu erkennen.

■ Tägliche Kontrollen (bei auffälligen Befunden auch engmaschigere Kontrollen) von:
  – Temperatur, Puls und Blutdruck (1 – 2 × täglich): Infektion, Gestose
  – Fundusstand: Rückbildung des Uterus
  – Inspektion von Episiotomiewunde/Sectionarbe: Wundheilungsvorgänge, Infektion
  – Mammae: Milcheinschuss, Milchstau, Rhagaden an Brustwarzen

■ Laboruntersuchungen – kleines Blutbild am 2. – 3. Wochenbetttag: Anämie, Infektion

68.2 Ordnen Sie auch möglicherweise erforderliche prophylaktische Maßnahmen an!

■ Prophylaktische Maßnahmen:
  – Thromboseprophylaxe: Kompressionsstrümpfe, Frühmobilisation
  – Ggf. Anti-D-(= Rhesus)Prophylaxe innerhalb der ersten 72 Stunden wenn Mutter rh-negativ und Kind Rh-positiv: sonst Bildung von Antikörpern gegen kindliche Erythrozyten, wichtig für Folgeschwangerschaft mit gleicher Rh-Konstellation
  – Ggf. Rötelnimpfung, wenn kein ausreichender Titer vorhanden (siehe Mutterpass).

Titerkontrolle nach 3 Monaten und Konzeptionsschutz für 3 Monate!

■ Bedarfsmedikation:
– Analgetika: Bei Wundschmerz (z.B. Diclofenac 50–150 mg/d p.o. oder Supp.)
– Abführmittel: Bei Wochenbettobstipation (mehr als zwei Tage nach Entbindung noch kein Stuhlgang, z.B. Kohlensäure freisetzende Präparate)
– Eisen: Bei postpartalem Hb < 12 mg/dl (60–100 mg Fe^{2+}/d p.o.)

68.3 Bei der Visite fragt Sie die Patientin, ob es nicht besser sei, in den nächsten Tagen noch Bettruhe einzuhalten um sich von den Anstrengungen der Geburt zu erholen. Aus welchen 2 wichtigen Gründen widersprechen Sie der Patientin?

Sie raten zur frühen Mobilisation und Rückbildungsgymnastik:
■ Thromboseprophylaxe
■ Körperliche Bewegung unterstützt die Involution des Uterus

68.4 Welchen genitalen Untersuchungsbefund erwarten Sie bei der Entlassungsuntersuchung der Patientin am 5. postpartalen Tag bei unauffälligem Wochenbettverlauf?

■ Fundusstand ca. 3 Querfinger unterhalb des Nabels
■ Uterus gut kontrahiert
■ Lochia rubra: (Kommentar Fall 11)
■ Portio formiert, Zervikalkanal für Finger gerade eben durchgängig

68.5 Beim Entlassungsgespräch hat die Patientin noch eine Frage an Sie: Braucht sie für die nächsten Monate ein Verhütungsmittel wenn sie das Kind stillt? Wenn Sie Verhütung für erforderlich halten, welche Methoden würden Sie der Frau empfehlen?

Stillen und eine daraus resultierende Laktationsamenorrhoe sowie anovulatorische Zyklen bieten keinen sicheren Konzeptionsschutz, deshalb:
■ Kondom
■ Intrauterinpessar (= „Spirale"; Einlage frühestens 6 Wochen postpartal)
■ Minipille (= reine Gestagenpille)
■ Implanon® (= subdermal implantierbares Stäbchen, Wirkstoff Etonogestrel, Einlage Tag 21–28 nach der Entbindung)
■ Bei Wunsch nach Sterilisation: frühestens 6 Wochen postpartal

Fall 68 Antworten und Kommentar

Kommentar

Maßnahmen im Wochenbett: Die Kontrolle von **Temperatur, Fundusstand, Episiotomiewunde/ Dammriss und Mammae** sind wichtige Untersuchungen um Abweichungen vom normalen Wochenbettverlauf frühzeitig zu erkennen. Bei der im Fall geschilderten Patientin sind die o.g. Maßnahmen ausreichend. Bei erhöhtem Thromboserisiko (z.B. thromboembolische Ereignisse in der Anamnese, Sectio caesarea) sollte eine Low-Dose-Heparinisierung (z.B. niedermolekulares Heparin, 1 × 2500–5000 IE/d s.c.) erfolgen. Bei Z.n. Sectio caesarea oder primärem Abstillen ist die Gabe von Kontraktionsmitteln üblich (Oxytocin 3 IE/d i.m.). Möchte eine Patientin nicht stillen werden Prolaktinhemmer (primäres Abstillen mit z.B. Cabergolin 0,5 mg p.o., einmalig 2 Tabletten) gegeben.

Eine „Bedarfsmedikation" anzuordnen ist sinnvoll „und lässt den diensthabenden Arzt nachts gut schlafen". Prinzipiell ist bei jeder medikamentösen Behandlung im Wochenbett auf „stillfreundliche" Medikamente zu achten.

Entlassungsuntersuchung: Bei der Entlassungsuntersuchung (Frage 68.4) werden noch einmal Fundusstand, Lochien, Portiobefund und Mammae (Stauungszeichen, Rhagadenbildung) kontrolliert. Ist der Uterus noch vergrößert, ist auch daran zu denken, dass die Rückbildung z.B. bei Mehrgebärenden, nach operativen Geburten oder bei Frauen, die nicht stillen langsamer abläuft (cave: auch eine volle Harnblase kann einen Hochstand des Uterus vortäuschen; gilt zu jedem Zeitpunkt im Wochenbett!).

Darüber hinaus bietet das Entlassungsgespräch die Möglichkeit die Patientin bezüglich **Mastitisprophylaxe** (Hygiene: Hände waschen, auf gute Entleerung der Brüste achten, Vermeidung und Behandlung von Rhagaden, Erkennen von Milchstau), **Ernährung** (vitaminreich, blähende Speisen vermeiden), **Stillen** (Anlegehäufigkeit, Dauer, Kontrolle der Trinkmenge) **und Verhütung** (siehe Frage 68.5) zu beraten. Bei der Beratung bezüglich Kontrazeption ist zu berücksichtigen, dass Ovulationshemmer, die Östrogen und Gestagen enthalten, die Milchproduktion einschränken können, reine Gestagenpräparate dagegen nicht.

 ZUSATZTHEMEN FÜR LERNGRUPPEN
Muttermilch/Kuhmilch
Anti-D-Prophylaxe
Rötelnimpfung

69.1 Um welches Erkrankungsbild handelt es sich?
Lichen sclerosus et atrophicus der Vulva (Atrophische Vulvadystrophie, alte Bezeichnung: Craurosis vulvae): Pruritus, Haut pergamentartig verdünnt und perlmuttartig glänzend, Introitus verengt, Atrophie der kleinen Labien

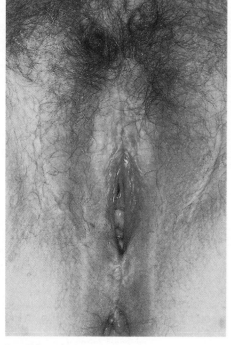

Foto: Lichen sclerosus

69.2 Welche Ursachen kommen (unabhängig vom Lebensalter) grundsätzlich bei Pruritus der Vulva in Frage? Nennen Sie mindestens 5 Ursachen!
- Allergische Reaktion der Vulva auf exogene Noxen (z. B. Waschmittel, Seife, Duftstoffe, Intimsprays, antiseptische Lösungen, Arzneimittel, Spermizide): Entzündliche Rötung und ödema-

töse Schwellung der Vulva, evtl. Kratzeffekte, Anamnese.
- Infektiöse Genese:
  - meist sekundäre Vulvitis durch kontaminierten Fluor bei Kolpitis (z. B. bei Candida-Kolpitis, Trichomoniasis usw.): Entzündliche Rötung und ödematöse Schwellung der Vulva/Vagina, Fluor, brennende Schmerzen.
  - Condylomata acuminata: multiple spitze, papilläre Tumore im Bereich der kleinen Labien, evtl. Fremdkörpergefühl.
  - Herpes genitalis: Schmerzen, Fluor, Dysurie in Verbindung mit kleinen, schmerzhaften Bläschen in gruppenförmiger Anordnung im Vulvabereich.
  - Parasitäre Erkrankungen, z. B. Phthiriasis pubis (Filzläuse): Juckreiz v. a. im Bereich des Schamhaares, Kratzspuren, evtl. ekzematöse Hautveränderungen. Läuse und Nissen im Haaransatz erkennbar.
- Pruritus bei Manifestation einer dermatologischen Erkrankung im Anogenitalbereich, z. B. Psoriasis vulgaris (scheibenförmiges, erhabenes, scharf begrenztes weinrotes Erythem mit grauer Schuppung) oder Neurodermitis circumscripta (juckende, chronische Hautvergröberung, kreisförmige Ekzeme).
- Pruritus als Teilmanifestation einer Allgemeinerkrankung (z. B. Diabetes mellitus, Erkrankungen mit Hyperbilirubinämie): meist generalisierter Pruritus.
- Vulvakarzinom: Pruritus in Verbindung mit suspektem Ulkus, rötlich erhabenen Flecken oder derben Bezirken. Geruchsbelästigung, Schmerzen und inguinale Lymphome im Spätstadium.
- Psychische Genese, z. B. gestörte Partnerbeziehung: Ausschlussdiagnose, Anamnese.
- Nach Ausschluss aller Möglichkeiten: Essenzieller Pruritus vulvae, Ätiologie unklar.

69.3 Welcher Wirkstoff sollte in der Salbe enthalten sein um die Beschwerden schnell zu lindern?
Lokale Behandlung mit kortikosteroidhaltigen Salben oder Cremes (z. B. Betamethason-Dipropionat)

Kommentar

Ätiologie: Der Lichen sclerosus et atrophicus der Vulva ist eine **ätiologisch unklare** Erkrankung, die durch den Schwund der elastischen und kollagenen Bindegewebsfasern zu einer atrophischen Umwandlung der Vulva führt und am häufigsten in der Menopause auftritt.

Diagnostik: Die Diagnose wird **klinisch** gestellt (Klinik im Fall klassisch beschrieben), eine Biopsie ist bei klinisch eindeutigem Bild (homogenes Erscheinungsbild der Hautveränderungen, d. h. keine Ulzerationen, keine hyperplastischen Areale, keine Leukoplakien) nicht unbedingt erforderlich.

Differenzialdiagnostik: Von den benignen dystrophischen Vulvaerkrankungen (zu denen der Lichen sclerosus gehört) müssen Veränderungen abgegrenzt werden, die mit einem erhöhten Risiko für ein **Vulvakarzinom** einhergehen, die sog. „vulvären intraepithelialen Neoplasien" (= VIN). Unter VIN III z. B. versteht man eine schwere Dysplasie bzw. ein Carcinoma in situ der Vulva. Die Bowenoide Papulose, der Morbus Bowen, die Erythroplasie Queyrat und das Carcinoma in situ simplex werden der VIN III zugerechnet. Ein solcher Befund sollte immer operativ exzidiert werden. **Merke:** Bei Pruritus vulvae im höheren Lebensalter sollte man **immer an ein Karzinom denken und dieses ausschließen**, bevor mit einer Lokaltherapie begonnen wird!

Therapie: Eine kausale Therapie des Lichen sclerosus ist nicht möglich. In der Regel wird mit **hochpotenten kortikoidhaltigen Cremes und/oder Sal**ben behandelt, die hervorragend gegen den Pruritus wirken, allerdings bei langfristiger Anwendung den Zustand der Haut noch verschlechtern können. Eine Reihe von weiteren Behandlungsmöglichkeiten werden für den Lichen sclerosus beschrieben, z. B. Östrogen- oder Progesteron-haltige Salben, Testosteronproprionathaltige Salben sowie die Lasertherapie.

Prognose: Um einen Behandlungserfolg zu erzielen bzw. den Behandlungserfolg aufrechtzuerhalten, muss die Therapie oft als Dauertherapie durchgeführt werden. Im Falle einer Kortisontherapie sollte versucht werden, nach und nach auf ein Kortison mit niedrigerer Potenz bzw. auf eine Anwendung in längeren Intervallen überzugehen (z. B. im 1. Therapiemonat tägliche Applikation, im 2. Therapiemonat alle 2 Tage, im 3. Therapiemonat 2 × wöchentlich).

ZUSATZTHEMEN FÜR LERNGRUPPEN
VIN

Fall 70 HELLP-Syndrom

70.1 Nennen Sie Ihre Verdachtsdiagnose. Würde Ihre Verdachtsdiagnose anders lauten, wenn der Blutdruck normal wäre und keine Proteinurie vorliegen würde? Wenn ja, wie?
Verdachtsdiagnose **HELLP-Syndrom** (Hemolysis, Elevated Liver Enzymes, Low Platelets"). Auch ohne Zeichen der Präeklampsie (Hypertonie, Proteinurie) Verdachtsdiagnose HELLP-Syndrom (s. Kommentar).

70.2 Angenommen, die Thrombozyten hätten 235 000/μl betragen – an welche Erkrankungen hätten Sie differenzialdiagnostisch denken müssen?
Dann bleiben als Hauptsymptome/-befunde der Oberbauchschmerz und die Erhöhung der Transaminasen:
■ **Cholelithiasis/Cholezystitis:** Druck-/Völlegefühl im rechten Oberbauch, kolikartiger Schmerz im rechten und mittleren Oberbauch, Murphy-Zeichen positiv, BSG ↑ und Leukozytose bei Cholezystitis, γGT, LAP und AP sowie direktes Bilirubin ↑ bei Obstruktion des Ductus choledochus, evtl. Transaminasen ↑ bei aszendierender Cholangitis.
■ **Intrahepatische Schwangerschaftscholestase** (Idiopathischer Schwangerschaftsikterus): generalisierter Pruritus, geringgradiger Ikterus, Hyperbilirubinämie, AP und Transaminasen ↑,

Gallensäuren (Cholsäure, Chenodesoxycholsäure) im Serum und Urin ↑
■ **Hepatitis**, z. B. akute Virushepatitis: gastrointestinale Beschwerden, Druckschmerz im rechten Oberbauch, Ikterus mit Pruritus, Transaminasen ↑ (GPT > GOT). Bei ikterischem Verlauf Hyperbilirubinämie, AP und γ-GT evtl. leicht ↑, bei schwerem und fulminantem Verlauf Zeichen der gestörten Lebersyntheseleistung (Albumin, Cholesterin, CHE, Quick, Gerinnungsfaktoren II, VII, IX, X ↓).
■ **Akute Schwangerschaftsfettleber:** heftige Oberbauchschmerzen, Ikterus (meist ohne Pruritus), Hyperbilirubinämie, ausgeprägte Leukozytose, Transaminasen ↑; Lebersyntheseleistung ↓
■ Andere: Gastritis, Pyelonephritis, Hiatushernie

70.3 Was unternehmen Sie therapeutisch? Nennen Sie die wichtigste, unverzüglich durchzuführende therapeutische Maßnahme!
Methode der Wahl (s. Kommentar) ist die rasche Schwangerschaftsbeendigung per Sectio caesarea (durch einen erfahrenen Operateur!), ggf. nach Transfusion von Thrombozytenkonzentraten bzw. Fresh-Frozen-Plasma bei erniedrigtem Fibrinogenspiegel.

70.4 Nennen Sie mindestens 3 mögliche Komplikationen, mit denen Sie bei der Patientin bei verzögerter Diagnosestellung und Therapie rechnen müssen.

Insbesondere müssen Sie mit den Komplikationen der assoziierten Präeklampsie rechnen: vorzeitige Plazentalösung (mit intrauteriner Asphyxie bis hin zum intrauterinen Fruchttod), akute Niereninsuffizienz, Lungenödem, disseminierte intravasale Gerinnung, intrazerebrale Blutungen, Leberkapselhämatom/Leberruptur (selten)

Kommentar

Definition: Das HELLP-Syndrom stellt eine schwere, lebensbedrohliche Verlaufsform der Präeklampsie mit typischer laborchemischer Konstellation (indirektes Bilirubin ↑, Haptoglobinspiegel ↓, Transaminasen ↑ [GPT > GOT], LDH ↑, Thrombozyten ↓ [< 150000–100.000/μl]) dar (s. Frage 70.1).

Epidemiologie: Etwa ein Fall pro 150–300 Geburten. Das HELLP-Syndrom manifestiert sich im Durchschnitt in der 34. SSW, kann aber in einem Teil der Fälle auch erst im Wochenbett auftreten.

Klinik: Leitsymptom ist der **rechtsseitige Oberbauchschmerz** (vermutlich verursacht durch eine Dehnung der Leberkapsel), der den laborchemischen Veränderungen um Tage bis Wochen vorausgehen kann. In bis zu 15% (!) der Fälle können die **Zeichen der Präeklampsie** (Proteinurie, Hypertonie) fehlen (vgl. Frage 70.1).

Diagnostik: Grundsätzlich sollte bei jeder Schwangeren mit Oberbauchschmerzen unabhängig vom Vorhandensein oder vom Schweregrad einer Präeklampsie an ein HELLP-Syndrom gedacht werden und dieses mittels Laborkontrolle ausgeschlossen werden.

Differenzialdiagnostik: In der Kombination der geschilderten Befunde kommt differenzialdiagnostisch kaum eine andere Erkrankung in Frage. Betrachtet man die Thrombopenie isoliert von den restlichen Symptomen, dann müsste man auch an Erkrankungen wie die idiopathische Thrombopenie (ITP), die thrombotisch-thrombozytopenische Purpura (TTP) und das hämolytisch-urämische Syndrom (HUS) denken; bei den beiden letztgenannten Erkrankungen ist die Erhöhung der Transaminasen jedoch nicht typisch, im Vordergrund stehen Fieber, ein normaler Gerinnungstatus mit Thrombopenie, hämolytische Anämie, neurologische Störungen und renale Dysfunktion. Thrombopenien sind auch sekundär im Rahmen einer disseminierten intravasalen Gerinnung (DIC) möglich, z. B. bei einer akuten Schwangerschaftsfettleber.

Therapie und Verlauf: Da eine kausale Therapie des HELLP-Syndroms nicht möglich und der klinische Verlauf unkalkulierbar ist (bei der Mehrzahl der Patientinnen ist mit einer raschen Exazerbation der Erkrankung und mit schweren Komplikationen zu rechnen, Laborwerte können sich innerhalb von Stunden ändern!) sollte die **Entbindung** angestrebt werden. Zu berücksichtigen ist, dass die Sectio caesarea im akuten HELLP-Schub mit einer deutlichen Erhöhung **hämostatischer Komplikationen** (Gerinnungsstörungen, Blutungen) einhergeht. Die Patientin muss intensivmedizinisch versorgt und überwacht werden (Ausscheidungs- und RR-Kontrolle, Kontrolle der Laborwerte sowie Magnesiumsulfat i. v., antihypertensive Therapie und Reizabschirmung [zur Vermeidung von Krampfanfällen], usw. bei gleichzeitig bestehender Hypertonie bzw. Anzeichen einer Präeklampsie).

Bei unreifen Kindern ist ein konservativer Behandlungsversuch mit Induktion der fetalen Lungenreife unter geburtshilflich-anästhesiologischem Intensivmonitoring nur dann gerechtfertigt, wenn der Zustand von Mutter und Kind stabil ist.

Prognose: Die mütterliche Mortalität liegt bei ca. 1%, die kindliche bei ca. 15%! Das (selten) postpartal auftretende HELLP-Syndrom hat eine noch deutlich schlechtere Prognose.

 ZUSATZTHEMEN FÜR LERNGRUPPEN
Eklampsie
Hypertonie in der Schwangerschaft
Lungenreifung
Frühgeburt-Management
DIC

71.1 Wie können Sie die von der Patientin geschilderten „Vorfallbeschwerden" verifizieren bzw. die von der Patientin geschilderte „Vorwölbung" provozieren?

Spekulumuntersuchung: Aufforderung der Patientin zur Betätigung der Bauchpresse („nach unten drücken"!). Bei einem leichteren Descensus vaginae anterior (der in Ruhe nicht sichtbar ist) tritt die vordere Vaginalwand tiefer und der Harnröhrenwulst wird sichtbar (d.h. die Vaginalhaut wölbt sich „kugelig" in Richtung Introitus vor).

!!! 71.2 Welches der beiden abgebildeten Spekula scheint Ihnen geeigneter für die vaginale Untersuchung bei dieser Patientin (s. Abb.)?

Spekulum Nr. 1. Bei der Diagnostik von Senkungen des Genitales empfiehlt sich eine Untersuchung mit „geteilten" Spekula (d.h. getrenntes vorderes und hinteres Blatt), um alternativ die vordere und hintere Vaginalwand zurückzuhalten und so beide Kompartimente getrennt beurteilen zu können.

71.3 Welche Inkontinenzform hat die Patientin vermutlich? Nennen Sie der Patientin eine konservative Therapiemöglichkeit für ihre Beschwerden!

Stressinkontinenz (Belastungsinkontinenz):
■ Beckenbodengymnastik (s. Kommentar)
 – Ggf. unter Anwendung von tamponartig geformten Vaginalkonen aufsteigenden Gewichts, die nach Einführen in die Scheide auf dem Beckenboden aufliegen und aktiv gehalten werden müssen. Mit steigendem

Trainingseffekt werden Konen mit höherem Gewicht benutzt.
 – Ggf. unter Anwendung von in die Vagina eingeführten Drucksensoren, die die Stärke der Kontraktion anzeigen („Feedback")
■ Vaginale Elektrostimulationstherapie (Stimulation [Kontraktion] der Beckenbodenmuskulatur über elektrische Impulse)

!!! 71.4 Wie nennt man diesen operativen Eingriff?

(Suprapubische) Kolposuspension: Lockere Fixierung der Scheidenfaszie am Cooperschen Ligament (= Ligamentum ileopectineum, Methode nach Burch); verhindert das Absinken der vorderen Vaginalwand (und des vesikourethralen Übergangs)

71.5 Welche zusätzlichen diagnostischen Maßnahmen sind (neben der Basisdiagnostik wie z.B. gynäkologische Untersuchung, Restharnbestimmung usw.) vor jeder Inkontinenzoperation angezeigt? Nennen sie 2 Maßnahmen.
■ Bildgebende Diagnostik: zumeist Introitus- oder Perinealsonographie (ersetzt zunehmend die früher verwendeten radiologischen Verfahren)
■ Urodynamik
■ Ggf. Urethrozystoskopie und orientierende Sonographie der ableitenden Harnwege (z.B. bei komplexer Inkontinenzsymptomatik mit Dranginkontinenz und/oder obstruktiver Miktionsbeschwerden)

189

Fall
71

Antworten und Kommentar

Kommentar

Ätiologie: Ursache der Stressharninkontinenz ist eine Insuffizienz des Blasenverschlussmechanismus, verursacht durch fehlende Drucktransmission bei insuffizientem Beckenboden (vaginale Geburten, schwere körperliche Arbeit, Adipositas): Unter Belastungsbedingungen „gleiten" Blase und Urethra aus dem abdominopelvinen Gleichgewicht. Auch eine verminderte Durchblutung der Harnröhrenschleimhaut („Venenpolster", s.u.) und der nachlassende Kollagengehalt im Beckenboden im höheren Lebensalter (Östrogenmangel) verursachen Inkontinenz.

Klinik: Unwillkürlicher Urinverlust bei Erhöhung des intraabdominalen Druckes.

Diagnostik: Die Diagnose wird durch Anamnese, gynäkologische und urodynamische Untersuchungen gestellt (Fragen 71.1, 71.2 71.5). Klinisch lässt sich der Urinabgang auch durch einen Hustentest provozieren. Eine Stressharninkontinenz ist häufig

mit einer Senkung der Harnblase und damit auch der vorderen Scheidenwand (Zystozele) verbunden (wie in diesem Fall) oder kann in Kombination mit einem Descensus uteri oder einem Prolaps auftreten. Beim Deszensus und beim Prolaps kann die Inkontinenz „maskiert" sein (Quetschhahnphänomen s. Fall 7).

Therapie: Am Anfang jeder konservativen Therapie der Stressharninkontinenz steht bei peri- und postmenopausalen Frauen (allerdings nicht bei 35-jährigen Patientinnen ohne Östrogendefizit) eine konsequente **Östrogentherapie** (Grund: die östrogenbedingte Vaskularisation der Venen in der Submukosa („Venenpolster") der Harnröhre und der Östrogeneffekt auf das Urethraepithel trägt zum Blasenverschlussmechanismus bei). Bei der **Beckenbodengymnastik** besteht das Problem, dass es für viele Patientinnen nicht einfach ist, willkürlich den Beckenboden zu kontrahieren, meist werden fälschlicherweise Gluteal-, Abdominal- oder

Beinmuskulatur betätigt. **Vaginalkonen oder Manometer** (Visualisierung der Stärke der Kontraktionen) helfen den Patientinnen, die richtige Betätigung des Beckenbodens zu erlernen (Frage 71.3). Die wichtigste Voraussetzung für das Training ist allerdings eine ausreichende Motivation der Patientin (Erfolg oder Misserfolg hängen wesentlich von der Dauer und Intensität des Trainings ab) und eine korrekte Indikationsstellung (ein ausgeprägter Descensus uteri oder gar ein Prolaps ist keine Indikation für die Beckenbodengymnastik). Wenn das gesamte konservative Therapiespektrum ausgeschöpft ist und nicht zum Erfolg geführt hat, er-

gibt sich eine Operationsindikation (Leidensdruck der Patientin und Wunsch nach Operation ist entscheidend). Da es sich um elektive **Operationen** handelt, müssen die Patientinnen sehr ausführlich und umfangreich über mögliche Komplikationen der Eingriffe (z.B. mögliche Überkorrektur mit Harnverhalt) und vor allem über den zu erwartenden Erfolg im speziellen Fall aufgeklärt werden. Zur Behandlung einer Stressharninkontinenz wurden verschiedene Verfahren in mehreren hundert Modifikationen beschrieben, die sich in abdominale, vaginale und kombinierte Verfahren einteilen lassen.

ZUSATZTHEMEN FÜR LERNGRUPPEN
Kontinenzmechanismus
Schweregrade der Stressharninkontinenz
Descensus uteri und Prolaps uteri
Urgeinkontinenz

Fall 72   Frühes Ovarialkarzinom und Kinderwunsch

!!! 72.1 Was ist bei dieser Histologie neben der bereits erfolgten laparoskopischen Adnexektomie an operativen Interventionen noch erforderlich? Kann die Patientin ihren Kinderwunsch noch verwirklichen?
Die Patientin hat ein invasives Ovarialkarzinom. Ist der Tumor makroskopisch auf ein Ovar begrenzt, die Ovarkapsel an keiner Stelle vom Tumor durchbrochen (FIGO Ia), und liegt ein hohes Differenzierungsmuster (G1) vor, kann bei bestehendem Kinderwunsch eine fertilitätserhaltende Operation durchgeführt werden, d. h. der Uterus und die kontralaterale Adnexe werden belassen. Zusätzlich erforderlich ist die Komplettierung des Stagings (in diesem Fall):
■ Infrakolische Resektion des Omentum majus
■ Pelvine und paraaortale Lymphonodektomie

72.2 Braucht die Patientin eine postoperative Chemotherapie? Wie ist die Prognose einzuschätzen?
Bei einem Ovarialkarzinom im Stadium Ia und Ib (G1) ist (ein adäquates chirurgisches Staging und adäquate operative Therapie vorausgesetzt) keine adjuvante Chemotherapie erforderlich. Die 5-Jahres-Überlebensrate beträgt 90%.

72.3 Was versteht man unter einem Borderline-Tumor?
Bei Borderline-Tumoren (= LMP: Low-malignant-potential Tumor oder „Karzinome geringer malig-

ner Potenz") weisen die Epithelzellen definitionsgemäß eine verstärkte Proliferation mit Atypie auf (Mehrreihigkeit, mikropapilläre Epithelproliferate, geringe Kernatypie usw.). Im Gegensatz zu den invasiven Karzinomen ist jedoch keine destruktive Stromainvasion nachweisbar. Die serösen Borderline Tumore stellen keine „Übergangsform" zwischen Adenom und Karzinom dar, sondern bilden eine eigene Entität.

72.4 „Erst kann ich keine Kinder bekommen und jetzt habe ich auch noch Krebs! Das hängt sicher damit zusammen, dass ich jahrelang die Pille genommen habe!" Können Sie den beiden Aussagen der Patientin zustimmen?
Nein:
■ **Sterilität und Pille:** Nach Absetzen der Ovulationshemmer kommt es sehr rasch wieder zum Auftreten ovulatorischer Zyklen; mit einer langfristigen Beeinträchtigung der Fertilität nach Absetzen der Pille ist nicht zu rechnen.
■ **Ovarialkarzinom und Pille:** Das relative Risiko, an einem Ovarialkarzinom zu erkranken, wird durch die Einnahme von Ovulationshemmern fast halbiert. Der Effekt ist mit der Dauer der Anwendung positiv korreliert und besteht auch nach Absetzen der Ovulationshemmer noch über Jahre fort. Dies gilt nicht für das muzinöse Ovarialkarzinom.

Ovarialkarzinom: **Frühformen** des Ovarialkarzinoms werden **selten** gesehen, weil im frühen Stadium Symptome fehlen. Ovarialkarzinome äußern sich durch Spätsymptome wie Aszites, Leistungsknick, Obstipation u. ä. In ca. 75 % der Fälle liegt zum Zeitpunkt der Diagnosestellung bereits ein Stadium FIGO III oder IV vor (Überschreitung des kleinen Beckens). Ca. 10 % der Ovarialkarzinome treten vor dem 40. Lebensjahr auf. Diese Patientin hatte Glück, dass durch die im Rahmen ihres Kinderwunsches veranlasste Sonographie der Tumor rechtzeitig entdeckt wurde. Beim Vorliegen eines Stadiums Ia kann unter den oben genannten Bedingungen eine fertilitätserhaltende Operation durchgeführt werden. Wenn eine Patientin ein primär **fertilitätserhaltendes Vorgehen** wünscht, dann muss sie darüber aufgeklärt werden, dass die Rezidivrate gegenüber der Standardbehandlung des Ovarialkarzinoms erhöht ist. Dieser Tatsache muss auch durch engmaschigere Nachsorgeuntersuchungen Rechnung getragen werden. Nach Abschluss der Familienplanung ist der Patientin zu einer Hysterektomie und Adnexexstirpation zu raten. Eine Chemotherapie ist in diesem Stadium nicht erforderlich (Frage 72.2) (Ovarialkarzinom siehe auch Fall 45).

Borderline-Tumor: Borderline-Tumore des Ovars (Frage 72.3) haben im Vergleich zu den invasiven Karzinomen eine deutlich bessere Prognose: Die 15-Jahres Überlebensrate im Stadium I liegt bei 97 – 99 %, diese hohen Überlebensraten fallen allerdings beim Nachweis extrapelviner Tumormanifestationen (Stadium III) auf 30 – 60 %. Seröse Formen sind häufiger als muzinöse. Makroskopisch sind Borderline-Tumore oft nicht von gutartigen Zysten oder Zystadenomen zu unterscheiden. Die Beurteilung von Borderline-Tumoren im Schnellschnittverfahren kann insbesondere bei großen Tumoren und beim muzinösen Typ schwierig sein (Aufarbeitung Op-Präparat: 1 Gewebeblock pro 1 cm Tumordurchmesser erforderlich). In diesen Fällen sollte ggf. das operative Verfahren (wie wohl auch bei dieser Patientin) zweizeitig erfolgen. Hätte sich nämlich ein Borderline-Tumor im Stadium I bestätigt (wie ursprünglich intraoperativ vermutet), wäre eine pelvine und paraaortale Lymphonodektomie (bei palpatorisch unauffälligem Befund) nicht erforderlich gewesen. Eine pelvine und/oder paraaortale Lymphonodektomie fällt bei (scheinbar) auf das Ovar begrenzten serösen Borderline-Tumoren zwar in 20 – 30 % positiv aus, ist wegen fehlender prognostischer Relevanz und möglicher Morbidität jedoch nicht empfehlenswert.

ZUSATZTHEMEN FÜR LERNGRUPPEN
Stadieneinteilung des Ovarialkarzinoms
„Schnellschnittverfahren"
Nachsorge nach malignen Erkrankungen

Fall 73 Endometritis nach IUP-Einlage

73.1 **Wie lautet Ihre Verdachtsdiagnose ?**
Endometritis: Schmerzen, Temperatur, Ausfluss, Einlage eines Intrauterinpessars

73.2 **Wie therapieren Sie die Patientin? Nennen Sie die 2 wichtigsten Maßnahmen!**
- Entfernen des IUP: Belassen des IUP (= Fremdkörper, dem Keime anhaften !) erschwert die Heilung
- Antibiotikatherapie: Breitbandantibiotikum (z. B. Amoxicillin/Clavulansäure 2 × 1000 mg/d p. o.)
- Ggf. Schmerztherapie (z. B. Diclofenac 50 – 150 mg/d p. o. oder Supp.)

73.3 **Nennen Sie zwei mögliche Komplikationen, die zu befürchten sind, wenn Sie die Patientin nicht behandeln würden (auch im Hinblick auf einen späteren Kinderwunsch)!**

- Aszension der Erreger via Tube (Salpingitis, Pyosalpinx, Perisalpingitis) zur Adnexe (Adnexitis, Tuboovarialabszess). Folge: postinfektiöse Veränderungen der Tube (Tubenverschluss, Störungen der Beweglichkeit durch periampulläre Adhäsionen, Störungen der Integrität der Schleimhaut) und daraus evtl. resultierend Sterilität, Tubargravidität
- Eventuell diffuse Ausbreitung der Erreger im kleinen Becken (Pelveoperitonitis, Douglasabszess)

73.4 **Die Patientin möchte von Ihnen wissen, ob diese Komplikation denn nicht vermeidbar gewesen wäre?**
Wahrscheinlich ja, da seit 3 Wochen ein gelblicher (eitriger?) Ausfluss besteht, der Zeichen einer Infektion sein kann. Kontraindikation für eine IUP-Einlage: akute Infektionszustände des inneren Genitales (Kolpitis, Zervizitis, Endometritis, Salpingitis usw.)

73.5 Hätten Sie der Patientin ein IUP als Verhütungsmethode empfohlen?

Ja. Die Patientin benötigt ein Verhütungsmethode mit maximal möglicher Sicherheit. Das IUP ist eine Alternative mit vergleichbarer Sicherheit wie die „Pille"

- Orale ethinylestradiolhaltige Kontrazeptiva scheiden aus (starke Migräne stellt ein Kriterium zum Absetzen der Pille dar)
- Die „Minipille" (reines Gestagenpräparat in niedriger Dosierung) hat den Nachteil, dass sie ausgesprochen pünktlich eingenommen werden muss und häufig zu unregelmäßigen Zyklen führt.

Kommentar

Ätiologie: Eine isolierte Endometritis außerhalb des Wochenbetts ist selten. Die Schleimhautgrenze zwischen Zervix und Isthmus uteri im Bereich des inneren Muttermundes wirkt normalerweise wie eine Art „Infektionsbarriere". Wird diese Barriere natürlich oder artefiziell durchbrochen (Eingriffe am Uterus wie z. B. **Abrasio, Hysteroskopie, Legen eines IUP**) kann es zu einer Endometritis kommen. Eine Endometritis nach IUP-Einlage kann nie mit 100%iger Sicherheit verhindert werden, jedoch kann man das Risiko vermindern, indem man floride, aber auch subklinische Infektionen des inneren Genitales (wie z. B. die Chlamydienzervizitis, die relativ symptomlos verlaufen kann!) möglichst ausschließt (z. B. durch einen mikrobiologischen Abstrich einige Tage vor der geplanten Einlage der Spirale).

Klinik: Die Symptome der Endometritis sind meist unspezifisch. Neben den von der Patientin geschilderten Symptomen (Frage 73.1) können **Blutungsstörungen** (Hypermenorrhoe, Zwischenblutungen, Dysmenorrhoe) auftreten.

Indikation: Hintergrund der letzten Frage (Frage 73.5) ist, dass ein Lebensalter von < 20 Jahren und Nulliparität (unter der Annahme, dass der Gebrauch von IUPs infektiöse Komplikationen mit der Folge der Infertilität fördere) zumeist als „relative Kontraindikationen" für die Spirale aufgeführt werden. Das Verbot des IUP bei nulliparen Patientinnen scheint aufgrund klinischer und epidemiologischer Daten aber so nicht mehr begründbar zu sein. IUP-assoziierte Entzündungen des inneren Genitales scheinen vor allem mit der Einlage selbst zusammenzuhängen und zeitlich sehr eng mit dieser assoziiert zu sein. Trotz allem muss der IUP-Einlage immer eine sorgfältige Abwägung empfängnisverhütender Alternativen (insbesondere der oralen Kontrazeptiva) vorausgehen. Eine weitere mögliche Alternative in diesem Fall würde das subdermale Etonogestrelimplantat (Implanon) darstellen.

ZUSATZTHEMEN FÜR LERNGRUPPEN
Kontrazeption
Endometritis im Wochenbett

Fall 74 Habitueller Abort

74.1 Wie lautet Ihre Verdachtsdiagnose? Welche Behandlung schlagen Sie der Patientin vor?

- Diagnose Abortus incipiens: Die Patientin hat eine vaginale Blutung in der Frühschwangerschaft, der Muttermund ist geöffnet, die Herzaktion ist negativ, und die Patientin hat wehenartige Unterleibschmerzen – die Konstellation dieser Befunde lässt nur den Schluss „beginnender bzw. im Gange befindlicher, nicht aufzuhaltender Abort" zu.
- Therapie: Nachkürettage, Anti-D-Prophylaxe

74.2 Wie würde Ihre Diagnose lauten, wenn der Zervikalkanal geschlossen wäre, keine Blutung bestünde und Sie den abgebildeten sono-

graphischen Befund erheben? Mittels welcher Untersuchung könnten Sie Ihre Diagnose noch untermauern? Wie behandeln Sie die Patientin?

- Diagnose: Missed abortion (s. Kommentar)
- Bei Zweifeln (z. B. unklares Schwangerschaftsalter, s. Kommentar): wiederholte sonographische Kontrollen im Abstand von einigen Tagen (Herzaktion, Zunahme der SSL?) oder Kontrollen des β-HCG-Wertes im Serum (in einer sich normal entwickelnden Schwangerschaft verdoppelt sich der Serum-β-HCG-Wert ca. alle 2 Tage).
- Bei gesicherter Diagnose: Kürettage nach intravaginaler Applikation von Prostaglandin (zur Öffnung des Zervikalkanals); Anti-D-Prophylaxe

74.3 Wie würde Ihre Diagnose lauten, wenn der Zervikalkanal bei bestehender Blutung geschlossen wäre, die SSL 16 mm betragen würde und die Herzaktion positiv wäre? Wie würden Sie die Patientin behandeln?

- Diagnose: Abortus imminens (s. Kommentar)
- Therapie: Anti-D-Prophylaxe, körperliche Schonung (Arbeitsunfähigkeit, Bettruhe, Koitusverbot), ggf. Behandlung einer zervikalen Infektion. Progesterontherapie bei Frauen mit Lutealdefekt.

74.4 Sie teilen der oben geschilderten Patientin ihre Diagnose mit. Die Patientin bittet Sie, eine weiterführende Diagnostik einzuleiten, um „eine Ursache zu finden". Halten Sie dies für sinnvoll? Wenn ja, welche Untersuchungen würden Sie veranlassen?

Eine weiterführende Diagnostik ist bei $\geq$ 3 aufeinanderfolgenden Spontanaborten (= habitueller Abort) indiziert, bei Frauen > 35 Jahren bzw. psychisch belasteten Paaren können entsprechende Untersuchungen auch schon nach 2 Aborten sinnvoll sein:

- **Humangenetische Untersuchung** beider Partner (Leukozytenkultur) bzw. des Abortmateri-

als: in ca. 50–70 % der Fälle sind chromosomale Anomalien im Abortgewebe nachweisbar, in 3–8 % der Fälle sind bei einem Elternteil chromosomale Auffälligkeiten i. S. von Strukturveränderungen nachzuweisen.

- **(Kontrast)sonographie, Hysteroskopie, Laparoskopie:** uterine Fehlbildungen (z. B. Uterus subsepstus, bicornis etc.), Myom?
- **Endokrinologische Untersuchung, Hormonstatus:** Corpus-luteum-Insuffizienz (inadäquate sekretorische Umwandlung des Endometriums aufgrund einer qualitativ/quantitativ gestörten Funktion des Corpus luteum → Progesteronbestimmung in der Lutealphase), Schilddrüsenfunktionsstörungen (TSH), Diabetes mellitus mit schlechter Stoffwechselkontrolle
- **Zervikalabstrich** auf pathogene Keime (Chlamydien, Ureaplasma): infektiöses Geschehen?
- **Immunologische Untersuchungen:** z. B. Antiphospholipidantikörper-Syndrom (Antiphospholipidantikörper sind eine Gruppe von Autoantikörpern, wichtigste Vertreter sind Lupusantikoagulanzien und die Antikardiolipinantikörper)?

Kommentar

Definition Abort: Unter einem Abort versteht man den spontanen Verlust der Schwangerschaft zu einem Zeitpunkt, an dem der Fetus noch nicht lebensfähig ist (die Grenze der Lebensfähigkeit von Frühgeborenen hat sich den letzten Jahrzehnten in immer frühere Schwangerschaftswochen verschoben und ist bei ca. 24 SSW anzusiedeln). Man unterscheidet zwischen einem „Früh"- (bis zur 12. SSW) und einem „Spätabort" (nach der 12. SSW).

Abort-Formen: siehe Tabelle nächste Seite.

Diagnostik: Die **Sonographie** dient der Lokalisation der Gravidität (intrauterin?), der Bestimmung der Scheitel-Steiß-Länge (zeitgerechte Entwicklung?) und der Kontrolle bzw. dem Nachweis einer Herzaktion des Embryos. Eine positive Herzaktion lässt sich sonographisch **ab dem 35. Zyklustag,** spätestens ab der 6 + 2 SSW nachweisen bzw. ab einer Scheitel-Steiß-Länge (SSL) von 6 mm. **Abortus incipiens:** *Cave:* bei einem Abortus incipiens kann die Herzaktion durchaus positiv sein! **Entscheidendes Kriterium** dafür, dass die Schwangerschaft irreversibel gestört und das Abortgeschehen nicht mehr aufzuhalten ist, ist die **partielle oder vollständige Eröffnung des Zervikalkanals.** Bei der im Fall geschilderten Patientin würde man von einem „habituellen Abort" sprechen, weil dies bereits der 3. Abort ist. Eine weiterführende Diagnostik sollte eingeleitet werden (Frage 74.4).

Missed abortion: Zur Interpretation der Befunde in Frage 74.2 ist die **exakte Bestimmung des Schwangerschaftsalters** entscheidend! Die vorgestellte Patientin befindet sich bereits **in** der 8. (!) SSW (7 + 5 bedeutet 7 vollendete Schwangerschaftswochen + 5 Tage oder anders formuliert: 5. Tag der 8. SSW = 8/5; *cave* unterschiedliche Ausdrucks- und Schreibweise!), hier wäre eine SSL von ca. 16 mm (!) zu erwarten. Der Zervikalkanal ist bei einem verhaltenem Abort zumeist geschlossen, selten besteht eine geringe Blutung, der Uterus ist kleiner als man dem Schwangerschaftsalter nach erwarten würde und hart. Wenn das Schwangerschaftsalter in diesem Fall stimmt, dann hat sich die Schwangerschaft nicht zeitentsprechend entwickelt (Sistieren der fetalen Entwicklung), die bereits abgestorbene Frucht wird im Uterus zurückgehalten (**verhaltener Abort oder „missed abortion"**). Bevor man allerdings eine solche Diagnose stellt und eine entsprechende Behandlung (Nachkürettage) einleitet, muss man bedenken, dass vielleicht das Schwangerschaftsalter nicht stimmen könnte. Vielleicht hat sich die Patientin mit dem Datum der letzten Periode vertan und befindet sich tatsächlich erst in der 6. SSW – dann könnte der Ultraschallbefund zeitlich ungefähr passen. Deshalb **in allen unklaren Fällen wiederholte sonographische und/oder β-HCG-Kontrollen durchführen!**

Abortus imminens: Klassisch geschildert in Frage 74.3.

Abort-Form		Kriterien / Klinik
Abortus imminens	drohender Abort	Uterine Blutung bei sonographisch vitaler, zeitgerechter Gravidität und geschlossenem Zervikalkanal, Uterus zeitgerecht vergrößert und aufgelockert
Abortus incipiens (s. Fall!)	beginnender Abort, nicht aufzuhaltender Abort	Uterine Blutung mit evtl. Abgang von Koageln/Gewebe, Zervikalkanal geöffnet, sonographisch Herzaktion negativ oder positiv, wehenartige Unterleibschmerzen
Abortus incompletus	unvollständiger Abort	Uterine Blutung, Gewebeabgang, Zervikalkanal eröffnet (kann beim kompletten Abort bereits wieder geschlossen sein), Uterus klein und druckschmerzhaft, sonographisch Plazentareste/Blutkoagel im Cavum uteri nachweisbar
Abortus completus	vollständiger Abort	Siehe Abortus incompletus, Cavum uteri leer (Cave: Unterscheidung zwischen komplettem/inkomplettem Abort klinisch und sonographisch nicht immer eindeutig möglich!)
Abortus febrilis	fieberhafter Abort	Uterine Blutung/blutiger Fluor, klinisch Befund wie bei Abortus incipiens/incompletus (an artefiziellen Abort denken!) druckschmerzhafter Uterus, Temperaturerhöhung 38–39 °C.
Missed abortion	verhaltener Abort (Abortivei, „Windei")	Geringe uterine Blutung möglich, Zervikalkanal geschlossen, Uterus klein und hart, sonographisch intrauteriner Fruchtsack entweder mit nicht zeitgerecht entwickeltem Embryo ohne Vitalitätszeichen (Missed abortion) oder großer Fruchtsack ohne fetale Anteile (Abortivei)

ZUSATZTHEMEN FÜR LERNGRUPPEN
Abruptio
Frühabort/Spätabort

Fall 75 Dezelerationen in der Eröffnungsperiode, Vakuumextraktion

!!! **75.1** Sie bitten die Hebamme, alles für eine MBU (Mikroblutuntersuchung) vorzubereiten. Beschreiben Sie, wie diese Untersuchung durchgeführt wird. Kann man eine MBU bei intakter Fruchtblase durchführen?
MBU = Blutentnahme aus der kindlichen Kopfhaut zur Blutgasanalyse. Voraussetzungen: Eröffnung des Muttermundes, Blasensprung
- In diesem Fall zuerst Amniotomie (s. Kommentar).
- Einführen des größtmöglichsten Amnioskoprohres in den Zervikalkanal um den kindlichen Kopf einzustellen. Mit einem Tupfer Blut, Fruchtwasser und Eihautreste entfernen (Aspiration von Blut/Fruchtwasser kann die pH-Werte verfälschen).
- Evtl. Hyperämisierung der kindlichen Kopfhaut (durch Reiben mit dem Tupfer, evtl. Einreiben mit Finalgon)

- Kleine (1–2 mm) Inzision der fetalen Kopfhaut (s. Kommentar)
- Austretendes Blut mit heparinisiertem Glasröhrchen auffangen, Luftblasen vermeiden
- Umgehend pH-Wert etc. aus der Probe bestimmen, Röhrchen bis zur Messung zwischen Daumen und Zeigefinger drehen, damit sich das Heparin mit dem Blut vermischt und nicht gerinnt.

75.2 Wie ist das Ergebnis zu bewerten? Für welche weiteren Maßnahmen entscheiden Sie sich?
Ein pH-Wert von ≥ 7,30 signalisiert einen normalen kindlichen Zustand, momentan keine weiteren Maßnahmen erforderlich.

75.3 Welche Schmerzmittel (nennen Sie 2 Medikamente) können Sie zur Erleichterung des

Geburtsschmerzes einsetzen und mit welchen Nebenwirkungen müssen Sie rechnen?

- Spasmolytika/Spasmoanalgetika: wirken krampflösend auf die glatte Muskulatur, geeignet zu Beginn der Geburt bei rigidem Muttermund, Nebenwirkungen selten (Hautrötung, Mundtrockenheit, Tachykardie):
  - N-Butylscopolaminiumbromid (z. B. Buscopan 20 – 40 mg i. m.)
  - N-Butylscopolaminiumbromid + Paracetamol (z. B. Buscopan plus Supp. 10 mg + 500 mg)
- Analgetika vom Opioidtyp (je nach Klinik): gute analgetische Wirkung. Nebenwirkungen wie Atemdepression des Neugeborenen; Übelkeit, Erbrechen und Hypotension der Mutter sind häufig; z. B. Pethidin (Dolantin 25 – 50 mg i. v. oder i. m., rasche Plazentapassage, maximale Depression des Neugeborenen, wenn die Mutter das Medikament 2 – 4 Stunden vor der Geburt erhalten hat, ggf. Antagonisierung (Narcanti-Neonatal i. m.) beim Neugeborenen erforderlich!

!!! **75.4** Erklären Sie, wie eine Vakuumextraktion bei regelrechter vorderer Hinterhauptslage durchgeführt wird.

- Anästhesie, z. B. Lokalinfiltration des Dammes
- Harnblase entleeren, Desinfektion der Vulva
- Größtmögliche Saugglocke (Pelotte) auswählen, Labien spreizen und die Glocke über den Rand („hochkant") nach dorsal in die Vagina einführen, um 90° drehen und flach über der Leitstelle anlegen.
- Leicht ansaugen und kontrollieren, dass keine mütterlichen Weichteile mit angesaugt werden, Ansaugdruck erhöhen.
- Wehensynchron ziehen, Zug zunächst in Richtung der mütterlichen Längsachse, erscheint die Glocke in der Vulva Zugrichtung nach ventral ändern, spätestens jetzt Episiotomie
- Kindlichen Kopf um die Symphyse herum entwickeln, Vakuum aufheben, Entwicklung des Rumpfes in üblicher Weise

Wichtig: Geburtskanal auf Verletzungen untersuchen (Zervix- bzw. Vaginalriss)

Kommentar

Mikroblutuntersuchung: Die MBU (Frage 75.1) dient der Überprüfung anhaltender, unklarer oder pathologischer CTG-Muster (in diesem Fall späte Dezelerationen). Bei der Blutgasanalyse liefert der **pH-Wert** die beste Aussage, ob eine azidotische Stoffwechsellage und damit ein Sauerstoffmangel beim Kind vorliegt. Die MBU erfolgt mithilfe des Amnioskops. Die Inzision des kindlichen Kopfes erfolgt mit einer speziellen Inzisionsvorrichtung (ein Metallstab, in dessen Ende eine kleine Klinge eingespannt werden kann, die man etwa 2 mm herausragen lässt (zur Begrenzung der Einstichtiefe). Im hier geschilderten Fall ist zunächst eine Amniotomie (= Eröffnung der Fruchtblase) erforderlich. Diese kann entweder dadurch erfolgen, dass ein Amniotom (z. B. in Form eines Plastikstäbchens, das mit einem kleinen Häkchen versehen ist) zwischen den beiden untersuchenden Fingern in die Vagina eingeführt wird und die Eihäute angeritzt werden oder unter Sicht nach Einführen des Amnioskops. Ein Vorteil der Amniotomie unter Sicht liegt darin, dass aberrierende Gefäße am unteren Eipol erkannt werden können. Ein pH-Wert von ≥ 7,25 liegt im **Normbereich**. Bei einem pH-Wert von 7,24 – 7,20 liegt eine **Präazidose** vor, bei einem pH-Wert von ≤ 7,19 spricht man von einer **Azidose** (hier wird nochmals zwischen leichter, fortgeschrittener und schwerer [pH < 7,0] Azidose unterschieden). Hätte die MBU einen pathologischen pH-Wert ergeben, hätte man sich bei dieser Patientin in der Eröffnungsphase für eine Sectio caesarea entschieden. Ab welchem pH-Wert die **Entscheidung zur operativen Entbindung** getroffen wird, kann von Klinik zu Klinik variieren, meist wird als Grenzwert in der Eröffnungsperiode ein pH-Wert

von 7,25 und in der Austreibungsperiode von 7,20 angesehen.

Analgesie unter der Geburt: Die Schmerzempfindung und die Einstellung zur Schmerzmittelgabe variiert bei den Patientinnen sehr stark. Oft führt die Gabe von **Analgetika** zur Entspannung der Patientin und damit zu einer raschen und problemlosen Eröffnungsphase. Dolantin eignet sich sehr gut zu Beginn der Eröffnungsphase, weil meistens bis zur Geburt das Medikament soweit abgebaut ist, dass es für das Neugeborene keine Gefährdung mehr darstellt. Der Applikationszeitpunkt ist genau zu dokumentieren. Erfolgt die Geburt innerhalb von 2 – 4 Stunden nach der Dolantingabe, muss das Neugeborene unbedingt sofort nach der Geburt eine Antagonisierung erhalten. Die Atemdepression ist nicht zu unterschätzen! (Frage 75.3). Die analgetische Methode der Wahl in der Geburtshilfe stellt die **Periduralanästhesie (PDA)** dar, die von Anästhesisten durchgeführt wird. Nach Verabreichung des Betäubungsmittels (über einen dünnen Katheter in den Periduralraum) tritt die Wirkung nach ca. 15 – 20 Minuten ein und hält ca. 2 – 3 Stunden an. Die analgetische Wirkung ist sehr gut. Indikationen für eine PDA sind z. B. starker Wehenschmerz, protrahierter Geburtsverlauf, Beckenendlage, Zwillinge, Frühgeburt etc.

Vakuumextraktion: Bei der Vakuumextraktion (Frage 75.4) setzt man auf den vorangehenden Schädelteil eine flache, runde Metallglocke auf, die man dadurch zu einer mäßigen Haftung bringt, dass man zwischen der konkaven Glocke und der Kopfschwarte ein Vakuum erzeugt. Die Kraftübertragung bei der Extraktion erfolgt mittels einer an der Glocke befestigten Kette, die mit einem Handgriff versehen ist. Die Leitstelle muss mindestens in Beckenmitte stehen und das vorangehende Kindsteil muss genau bestimmt werden um z. B. das Aufsetzen der Glocke auf das Gesicht bei einer Stirnlage zu vermeiden! Durch die Vakuumextraktion kann es zu intrakraniellen Druckschwankungen mit der Gefahr einer Blutung kommen, besonders dann, wenn die Glocke abreißt. Eine vaginal-opera-

tive Entbindung kann auch mittels Zange (Forceps) durchgeführt werden. Die Geburtszange besteht aus 2 löffelartig geformten Branchen, die zwischen kindlichem Köpfchen und Vaginalwand eingeführt werden, erst dann wird die Zange geschlossen. Wie auch bei der Vakuumextraktion wird wehensynchron in Richtung der Führungslinie des Geburtskanals gezogen.

a Vakuumglocke

b Einführen der Vakuumglocke

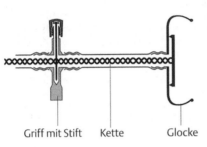

Griff mit Stift   Kette   Glocke

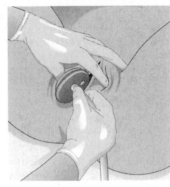

Vakuumextraktion

196

Fall 76 Antworten und Kommentar

 ZUSATZTHEMEN FÜR LERNGRUPPEN
Indikationen/Kontraindikationen für die Vakuumextraktion
Einfluss der Periduralanästhesie auf die Wehentätigkeit
Technik der MBU
Technik der Amniotomie bei Polyhydramnion

Fall 76 Gestationsdiabetes

76.1 Welche diagnostische Maßnahme würden Sie bei der Patientin primär durchführen? Erklären Sie, wie diese Maßnahme durchgeführt wird und geben Sie Norm- bzw. Grenzwert(e) für das Verfahren an!
Oraler Glukosetoleranztest (oGTT). Voraussetzungen: Z. n. 3 Tagen kohlenhydratreicher Kost und mindestens 8-stündiger Nahrungskarenz. Vorgehen/Normwerte (Werte beziehen sich auf kapilläres Vollblut, s. Kommentar):
■ Bestimmung Nüchternblutzucker: < 90 mg/dl (5,0 mmol/l)
■ 75 g Glukose in 300 ml Wasser gelöst in 3 – 5 Minuten trinken
■ Bestimmung Blutzucker nach 60 min: < 180 mg/dl (10,0 mmol/l)
■ Bestimmung Blutzucker nach 120 min: < 155 mg/dl (8,6 mmol/l)

76.2 Wie behandeln Sie die Patientin? Nennen Sie auch eine Alternativtherapie, falls die von Ihnen gewählte therapeutische Maßnahme erfolglos bleiben sollte!

■ Mitbetreuung durch **Diabetologen, Diabetesschulung** (z. B. Erlernen der Blutzuckerselbstkontrolle usw.)
■ **Ernährungsberatung bzw. -umstellung:**
 – Kalorienbedarf von Schwangeren im 2. und 3. Trimenon: ca. 30 kcal/kg Körpergewicht.
 – Die Beschränkung der Kohlenhydratmenge zur Verminderung der postprandialen Hyperglykämie soll 40% der Tageskalorien nicht unterschreiten.
 – Intensivierte Blutzuckertagesprofile (BZTP) in der Einstellungsphase mit täglich 6 – 7 Bestimmungen

Wenn diätetische Maßnahmen nicht zum Erfolg führen (v. a. bei erhöhten Postprandialwerten):
■ **Intensivierte Insulintherapie** (Basis-Bolus-Prinzip):
 – Der von der Nahrung unabhängige Basis- oder Grundbedarf = ca. 40% des Gesamtbedarfs („Depotinjektionen") wird 2 – 3mal täglich injiziert: vor dem Frühstück, vor dem Schlafengehen, ggf. nochmals vor dem Mittagessen (= **Basal**insulin)

Fall 76 *Seite 77*

- Insulinbedarf für die Mahlzeiten („**Bolus**injektionen") = ca. 60 % des Gesamtbedarfs, Injektion (= Altinsulin) vor jeder Mahlzeit (= Spritz-Ess-Abstand).
  - Intensivierte Blutzuckertagesprofile (BZTP) in der Einstellungsphase mit täglich 6 – 7 Werten.
- Bei noch immer unzureichender Einstellung: Insulinpumpe (= kontinuierliche subkutane Insulininfusion)

76.3 Die Patientin lehnt eine Therapie ab, sie „findet es nicht schlimm, wenn Ihr Kind ein höheres Geburtsgewicht hat – das nimmt schon von selber wieder ab". Erklären Sie der Patientin, mit welchen Komplikationen bei einer fetalen diabetischen Makrosomie zu rechnen ist!
- **Intrauteriner Fruchttod** bei unbehandeltem Gestationsdiabetes möglich.
- **Intrapartal** erhöhte Inzidenz **geburtstraumatischer** Komplikationen bei Makrosomie (z. B. Schulterdystokie, Plexuslähmung, intrakranielle Blutung, Asphyxie)

- **Postpartal:** Hypoglykämie/-kalziämie/-magnesiämie, Hyperbilirubinämie, Polyglobulie, Atemnotsyndrom
- **Langzeitfolgen:** Möglicherweise **erhöhtes Risiko für das Kind** später **an einem Diabetes mellitus II zu erkranken** (Beeinträchtigung der Entwicklung des Inselapparates des fetalen Pankreas)

76.4 8 Wochen später entbinden Sie die mittlerweile insulinpflichtige Patientin. Die Stationsschwester bittet Sie, auf dem ärztlichen Anordnungsbogen zu vermerken: a) in welcher Dosierung die Insulintherapie im Wochenbett fortgeführt werden soll und b) welche Laborkontrollen die Kinderschwestern in den nächsten 24 Stunden beim Neugeborenen durchführen sollen.
- Mutter: Keine Insulingabe mehr im Wochenbett, alle 2 – 3 Tage BZTP
- Kind: Blutzuckerkontrolle postpartal nach 1 h, 3 h, 12 h und ggf. später; (Hämoglobin und Hämatokrit, Bilirubin und Kalzium in den folgenden Tagen, siehe Kommentar)

Kommentar

Definition Gestationsdiabetes (= GDM): Erstmals in der Schwangerschaft aufgetretene Kohlenhydrattoleranzstörung unterschiedlichen Ausmaßes.

Epidemiologie: Relativ häufig, etwa 6 % der Schwangeren sind betroffen. Trotz der Häufigkeit des GDM (s. o.) sehen die Mutterschaftsrichtlinien ein allgemeines Screening – z. B. mittels oralem 50 g-Glukose-Screening-Test – nicht vor. Deshalb werden zahlreiche GDM nicht erkannt und nicht behandelt.

Ätiologie: In der Schwangerschaft besteht, bedingt durch die Wirkung von HPL, Progesteron, Prolaktin und Kortisol eine „diabetogene" Stoffwechsellage. Der erhöhte Glucosespiegel im maternalen Blut wird normalerweise u. a. durch eine vermehrte Insulinausschüttung kompensiert (bei gleichzeitiger erhöhter peripherer Insulinresistenz). Stellt die vermehrte Insulinproduktion eine Überforderung der Kapazität des Inselapparates dar, manifestiert sich ein Gestationsdiabetes, meist im späten 2. Trimenon.

Klinik, Pathogenese: Folge einer nicht optimalen Einstellung des Blutzuckers während der Schwangerschaft – abgesehen von den Auswirkungen auf die Mutter – ist die sog. **diabetische Fetopathie** mit Makrosomie (Geburtsgewicht > 4000 g) und Organomegalie bei gleichzeitiger Unreife der Organe (Insulin wirkt durch Stimulation der Lipogenese und Proteinsynthese bei Hemmung der Lipolyse als fetales „Wachstumshormon"). Die **postpartal** das Kind bedrohende **Hypoglykämie** resultiert aus dem in utero entwickelten Hyperinsulinismus des Feten (induziert durch die permanente mütterli-

che Hyperglykämie), der sich nach der Geburt nur langsam zurückbildet, wohingegen die maternale Glukosezufuhr über die Plazenta mit der Geburt plötzlich wegfällt.

Diagnostik: Die Glukosurie, die fetale Makrosomie (die Abbildung zeigt ein Wachstum oberhalb der 95. Perzentile!), der handschriftliche Vermerk Polyhydramnion und die anamnestischen Angaben (Z. n. Geburt eines makrosomen Kindes, Z. n. Harnwegsinfekt, Adipositas per magna) legen die Verdachtsdiagnose Gestationsdiabetes nahe. Die Verdachtsdiagnose kann mittels eines oralen Glukosetoleranztests (oGTT) gesichert werden (s. Frage 76.1). Ein GDM liegt vor, wenn mindestens zwei der drei Grenzwerte erreicht oder überschritten werden (*cave:* es gibt keine international einheitlichen und allgemein akzeptierten Kriterien zur Beurteilung der diagnostischen Schwellen, die hier angegebenen Grenzwerte sind der Leitlinie „Empfehlungen zu Diagnostik und Therapie des Gestationsdiabetes" entnommen). Wegen der Möglichkeit der Hypokalzämie sollte beim Neugeborenen (auch ohne klinische Auffälligkeiten) am 2. und 3. postpartalen Tag der Kalziumspiegel, bei Hypokalzämie auch der Magnesiumspiegel kontrolliert werden. Der Bilirubinspiegel wird zwischen dem 3. – 5. Tag bestimmt.

Therapie: Der Insulinbedarf im Wochenbett fällt bereits innerhalb der ersten 24 Stunden rapide ab (durch Abfall der kontrainsulinären Hormone), Patientinnen mit insulinpflichtigem Gestationsdiabetes benötigen in der Regel kein Insulin mehr. Den Patientinnen ist nach Ende des Wochenbetts eine

Vorstellung beim Internisten zu empfehlen, um den Blutzuckerspiegel in regelmäßigen Abständen kontrollieren zu lassen. Nicht nur, weil die Inzidenz für das Auftreten eines manifesten Diabetes nach 10 Jahren bei 30–50 % (!) liegt, sondern natürlich auch im Hinblick auf folgende Schwangerschaften. Während der Schwangerschaft ist auf eine gute Einstellung des Blutzuckerspiegels zu achten. Als Zielwert sollte ein Nüchternblutzucker von 60–90 mg/dl angestrebt werden, 1 Stunde post-

prandial sollten die Werte unter 140 mg/dl (2 Stunden postprandial: ≤ 120 mg/dl) und im Tagesdurchschnitt um 100 mg/dl liegen ($HbA_{1c} <$ 5,5 %). Bei Diabetes in der Schwangerschaft sollten die Vorsorgeuntersuchungen in ca. 2-wöchigen Abständen erfolgen, um Risiken und Komplikationen die mit dem Diabetes asszoziiert sind erkennen zu können (Fall 32). Diabetikerinnen sollten in einem Perinatalzentrum entbinden.

ZUSATZTHEMEN FÜR LERNGRUPPEN
Hypertonie und Schwangerschaft
Hyperthyreose/Hypothyreose und Schwangerschaft

Fall 77 Gonorrhoe

77.1 Welche Infektion hat die Patientin?
Gonorrhoe (Tripper, Morbus Neisser, „GO") gehört zu STD (sexually transmitted diseases): Pollakisurie, Algurie, vermehrter gelblich-grünlicher Ausfluss. Das Gram-Präparat zeigt gramnegative, kaffeebohnenförmige, intrazellulär gelagerte Diplokokken.

77.2 Wie können Sie bei Erkrankungsverdacht und unauffälligem mikroskopischem Präparat den Erreger noch nachweisen?
■ Die Methode der Wahl zum Nachweis ist heute die Polymerase-Kettenreaktion (PCR): Nachweis spezifischer DNA nach Amplifikation
■ Kultur auf Spezialagar nach Entnahme bakteriologischer Abstriche (Zervix, Urethra, ggf. Rektum): problematisch; Kultur muss sofort nach Abstrichentnahme erfolgen (weil Gonokokken instabil sind) oder es muss ein spezielles Transportmedium für die Abstriche verwendet werden (Transport bei 37 °C)

77.3 Mit welchen weiteren Beschwerden und evtl. Komplikationen hätte die Patientin rechnen müssen, wenn Sie aus Scham keinen Arzt aufgesucht hätte? Welche weiteren Manifestationen der Gonorrhoe kennen Sie?
Die Patientin leidet an einer unteren Gonorrhoe. Weitere Manifestationen:
■ Obere Gonorrhoe (Salpingitis gonorrhoica):
  – Defizitäre Tubenfunktion mit Stenosen bzw. Verschluss: Anstieg der Rate von Extrauteringraviditäten, erhöhte Sterilitätsrate
  – Uncharakteristische Unterbauchschmerzen als Folge von Adhäsionen: Kohabitationsschmerz, Dysmenorrhoe

■ Extragenitale Manifestation: Eitrige Infektionen des Mund-Rachenraumes bzw. des Auges bei Schmierinfektion (z. B. Infektion des Neugeborenen beim Durchtritt durch den Geburtskanal) möglich (oropharyngeale und konjunktivale Gonorrhoe)
■ Selten: Disseminierte Gonokkokeninfektion mit Bakteriämie, Arthritis, Tendosynovitis, Exanthem, Meningitis und Endo-, Myo- und Perikarditis

77.4 Wie therapieren Sie die Patientin?
Bei der „unkomplizierten" Gonorrhoe (= untere Gonorrhoe) ist eine Einmaltherapie mit einem Cephalosporin (z. B. Cefixim 400 mg p. o. oder Ceftriaxon 250 mg i. m. oder Ciprofloxacin 500 mg p. o.) ausreichend. Eine Resistenzbestimmung sollte auf jeden Fall durchgeführt werden.

77.5 Müssen Sie eine Meldung an das Gesundheitsamt machen und wenn ja – anonym oder namentlich?
Nein, für Gonorrhoe besteht keine Meldepflicht beim Gesundheitsamt

77.6 Auf welche weiteren sexuell übertragbaren Erkrankungen sollten Sie Ihre Diagnostik sinnvollerweise ausdehnen?
■ Lues (= Syphilis)
■ Chlamydien
■ HIV cave: Einverständnis obligat
■ Hepatitis

Ätiologie: Erreger ist Neisseria gonorrhoeae ein gramnegativer Diplokokkus. Inkubationszeit (2 – 5, selten 10 Tage).

Klinik: Die Gonorrhoe manifestiert sich überwiegend **urogenital und anorektal**. Nach sexuellem Kontakt mit einem infizierten Partner werden primär oder sekundär **Urethralöffnung** (Brennen beim Wasserlassen), **Zervix** (grün-gelblicher, eitriger zervikaler Fluor), Ausführungsgänge der **Bartholin-Drüsen** und Rektumschleimhaut (hochentzündliche eitrige Proktitis, selten) befallen. Kommt es zu einer Aszension des Erregers via Endometrium in die Tuben, resultiert eine akute schmerzhafte, fiebrige **Salpingitis/Adnexitis („obere Gonorrhoe")**, eventuell auch Peritonitis und Perihepatitis. Die oropharyngeale und konjunktivale Gonorrhoe (Vorkommen z.B. bei Neugeborenen infizierter Mütter!) sowie die septische Gonorrhoe mit hämatogener Dissemination der Erreger und Folgeerkrankungen sind selten. Asymptomatische Infektionen sind möglich. Eine durch Gonokokken verursachte Vaginitis kommt nur vor der Pubertät bzw. nach der Menopause vor, da das Plattenepithel der geschlechtsreifen Frau eine für den Erreger unüberwindbare Barriere darstellt.

Diagnostik: Mikroskopisches Bild, und die Symptome der Patientin passen zum Bild einer „unteren Gonorrhoe" (Frage 77.1 und 77.2).

Bei ca. der Hälfte der Patientinnen mit Gonorrhoe ist von einer gleichzeitigen Infektion durch Chlamydien auszugehen, deshalb: Chlamydiendiagnostik und ggf. Behandlung. Ebenso sollte nach weiteren STD (HIV, Hepatitis B und C) gefahndet werden, dazu gehört auch die Lues-Suchreaktion (die Lues ist in Deutschland mit ca. 2000 gemeldeten Fällen pro Jahr zwar nicht häufig, nimmt aber deutlich zu).

Therapie: Nach **antibiotischer Behandlung** der Gonorrhoe (Frage 77.4) muss durch einen Kontrollabstrich gesichert werden, dass alle Erreger erfasst wurden. Am besten nach vorheriger „Provokation" (z.B. 2 – 3 Tage nach der Menstruationsblutung), die die Erreger aus den Krypten „hervorlockt". Eine **Partnerbehandlung** muss immer durchgeführt werden. Seit Einführung des Infektionsschutzgesetzes besteht keine Meldepflicht mehr.

ZUSATZTHEMEN FÜR LERNGRUPPEN
Sexuell übertragbare Erkrankungen
Adnexitis
Bartholinitis
Credé-Prophylaxe

Fall 78 Blutung bei Zervixkarzinom

78.1 Wie bekommen Sie eine derartige Blutung zum Stillstand?
Verdachtsdiagnose: Blutung bei endophytisch wachsendem Zervixkarzinom.
- Blutstillung: Straffe Tamponade des blutenden Kraters mit mehreren aneinander geknoteten Mullbinden, die zuvor in Fibrinolysehemmer getränkt werden
- Alternativ: Einlage einer blutstillenden Gaze (z.B. Tabotamp) in den Tumorkrater und anschließend Tamponade.
Cave: Harnverhalt durch Tamponade möglich, ggf. katherisieren oder Blasenkatheter legen.

78.2 Welche weiteren Untersuchungen führen Sie durch bzw. ordnen Sie bei der Patientin an?
Staging:
- Bimanuelle Untersuchung, ggf. in Narkose (Infiltration der Parametrien?)
- Spekulumeinstellung, Kolposkopie und ggf. Biopsie: Übergang auf die Vagina?

- Vaginale und abdominale Sonographie: Ausdehnung des Tumors?
- Intravenöse Pyelographie (Infusionsurogramm): Ureterstenose bzw. Ureterinfiltration?
- Zystoskopie und Rektoskopie: Tumoreinbruch in Harnblase oder Rektum?
- Röntgen-Thorax in zwei Ebenen: Lungenmetastasen?
- Labor: Blutbild, BSG, Elektrolyte, Gerinnung, Harnstoff und Kreatinin (evtl. Kreatininclearance bei Harnstauungsniere/geplanter Cisplatintherapie), GOT, GPT, Gamma-GT, Alkalische Phosphatase, Urinstatus, Tumormarker (bei Plattenepithelkarzinomen SCC, bei Adenokarzinomen CA 125)

78.3 Welche Diagnose stellen Sie aufgrund des Röntgenbildes?
Diagnose: Harnstauungsniere (Hydronephrose) links

78.4 Was ist in diesem Fall die Therapie der Wahl, die Sie mit der Patientin besprechen – vorausgesetzt, dass der Tumor die Grenzen des kleinen Beckens nicht überschreitet, Blase und Rektum nicht infiltriert sind und keine Fernmetastasen bestehen?

Die Patientin hat ein Zervixkarzinom FIGO Stadium IIIB (Zervixkarzinom mit Hydronephrose). Therapie der Wahl ist die kombinierte Radiochemotherapie:

■ Radiotherapie: **Lokale Kontakttherapie** (Brachytherapie): Durch die anatomischen Verhältnisse bedingt, lässt sich durch die Kontaktthe-

rapie eine hohe Strahlendosis am Tumor erzielen, während die Blase, das Rektum und die Ureteren relativ gering belastet werden. Wird meist als HDR-AL durchgeführt (= High-Dose-Rate-Afterloading-Verfahren).
Kombination mit: Vorangehender bzw. parallel verlaufender **perkutaner Bestrahlungstherapie** (Teletherapie)

■ Chemotherapie: Parallel zur Radiotherapie mit Cisplatin (z.B. als einmalige Infusion pro Woche), wenn keine Kontraindikationen (z.B. Niereninsuffizienz) vorliegen.

Kommentar

Ätiologie: siehe Fall 41.

Diagnostik: Die Festlegung des Tumorstadiums („Staging") beim Zervixkarzinom (ab Stadium IB) ist ganz entscheidend von der Erfahrung des Untersuchers abhängig (Frage 78.2), da das Zervixkarzinom laut FIGO-Klassifikation ab Stadium IB rein klinisch eingestuft wird. Die Ergebnisse weiterführender Untersuchungen (CT, MRT, Laparoskopie, Lymphknotenbiopsie) finden zwar für die Stadieneinteilung bis heute keine Berücksichtigung, sind aber für die Therapieplanung wichtig und werden je nach Ausdehnung der Erkrankung und dem geplanten Vorgehen eingesetzt.

Klinik: Beim Zervixkarzinom – insbesondere bei endophytisch wachsenden Tumoren – können ganz **akute Blutungen** aus den alterierten und verletzlichen Stromagefäßen auftreten (Notfall!). Je nach Blutungsdauer und Stärke muss auch an Allgemeinmaßnahmen wie venösen Zugang, Volu-

mensubstitution, Notfalllabor und die Anforderung von Erythrozytenkonzentraten gedacht werden! Alternativ zu den in Frage 78.1 genannten Maßnahmen kommt zur Blutstillung eine einmalige Kontakttherapie (Afterloading) in Frage. Der Effekt ist bei größeren Tumormassen allerdings nur von kurzer Dauer. Möglich ist auch eine arterielle Embolisation der zuführenden Gefäße bei inoperablen, blutenden Zervixkarzinomen.

Therapie: Bei dieser Patientin liegt ein Stadium IIIB vor. Das bedeutet, dass sich der Tumor bereits bis zur Beckenwand ausgebreitet hat und durch Kompression des Ureters eine Hydronephrose verursacht. Damit ist durch eine Operation keine Tumorfreiheit zu erreichen. In diesem Fall würde man eine **primäre kombinierte Strahlentherapie plus Chemotherapie** (Frage 78.4) durchführen. Zervixkarzinom siehe auch Fall 41.

 ZUSATZTHEMEN FÜR LERNGRUPPEN
Ätiologie, Diagnostik und Therapie des Zervixkarzinoms
Stadieneinteilung
Operation nach Wertheim-Meigs

Fall 79 Dokumentation der Schwangerenvorsorge, Biometrie, Mutterschutzrecht

!!! **79.1** Spiegelt die Abbildung einen unauffälligen Schwangerschaftsverlauf wieder oder können Sie einen/mehrere auffällige Befunde identifizieren?

Auffällige Befunde:
■ Fundusstand/Symphysen-Fundus-Abstand (4. Spalte von links): Der ermittelte Symphysen-Fundus-Abstand ist für das Schwangerschaftsalter zu klein (Faustregel Einlingsschwangerschaft: bis zur 36. SSW immer SSW minus 2!). Der Abstand müsste ca. 30 cm betragen – in diesem Fall sind es nur 22 cm.

■ Gewichtszunahme (10. Spalte von links): Gesamte Gewichtszunahme im Schwangerschaftsverlauf nur 2,5 kg, das ist zu wenig! (Normal: bis zur 25. SSW ca. 250 – 300 g/Woche und bis zur 40. SSW ca. 400 – 500 g/Woche, heute wird eine gesamte Gewichtszunahme von 9 – 18 kg als physiologisch erachtet, es müssten also in der 32. SSW ca. 9 – 10 kg sein)

■ Blutdruckwerte (11. Spalte von links): Letzter und vorletzter Blutdruckwert waren mit 145/95 und 150/95 mmHg deutlich erhöht, weitere Maßnahmen wurden nicht veranlasst.

■ Information der letzten Spalte: behandelte Candida-Kolpitis in der Frühschwangerschaft, Krankenhausaufenthalt wegen Hyperemesis (für die jetzt stattfindende Untersuchung weniger relevant, da bereits erfolgreich therapiert).

!!! **79.2** Bei der Patientin ist für die heutige Vorsorge auch das dritte Ultraschallscreening geplant. Welche kindlichen Maße messen Sie aus um das Wachstum beurteilen zu können? Erwarten Sie, dass der Ultraschall eine zeitgerechte Entwicklung erkennen lassen wird?
Sie müssen anlässlich des 3. Screenings 4 fetale biometrische Maße ermitteln:
■ Biparietaler Durchmesser (BPD)
■ Frontookzipitaler Durchmesser (FOD) oder Kopfumfang (KU)
■ Abdomen/Thorax-quer-Durchmesser (ATD) oder Abdomen/Thorax-a.p.-Durchmesser (APD) oder Abdomen/Thorax-Umfang (AU)
■ Femurlänge (FL) oder Humeruslänge (HL)
Der Ultraschall wird aller Wahrscheinlichkeit nach ein verzögertes Wachstum, vielleicht ein Oligohydramnion erkennen lassen (s. Kommentar).

79.3 Ist die beschriebene Tätigkeit überhaupt zulässig?
■ Feierabend um 22 Uhr ist unzulässig: Werdende und stillende Mütter dürfen nicht in der Nacht zwischen 20 und 6 Uhr und nicht an Sonn- und Feiertagen beschäftigt werden. Ausnahme: Bis 22 Uhr für Schwangere im 1.–4. Schwangerschaftsmonat und stillende Mütter in Gast- und Schankwirtschaften und im übrigen Beherbergungswesen.
■ Wer eine werdende oder stillende Mutter mit Arbeiten beschäftigt, bei denen sie ständig stehen oder gehen muss, hat für sie eine Sitzgelegenheit zum kurzen Ausruhen bereitzustellen.

79.4 Ist eine Frau verpflichtet, dem Arbeitgeber mitzuteilen, dass Sie schwanger ist?
Laut Mutterschutzgesetz sollte die Schwangere sofort nachdem sie selbst Kenntnis davon hat, den Arbeitgeber über ihre Schwangerschaft und den voraussichtlichen Entbindungstermin informieren, da der Schutz durch das Mutterschutzgesetz (z. B. Kündigungsschutz, Gestaltung des Arbeitsplatzes, Beschäftigungsverbote etc.) nur dann gegeben ist, wenn der Arbeitgeber informiert ist.

Kommentar

Dokumentation im Mutterpass: Nach den Mutterschaftsrichtlinien sind die an der kassenärztlichen Versorgung teilnehmenden Ärzte dazu verpflichtet, nach Feststellung der Schwangerschaft einen **Mutterpass** auszustellen bzw. einen bereits vorhandenen Mutterpass aus einer früheren Schwangerschaft weiterzuführen. Wie dieses Dokument aussieht, sollte man sich vor einer Prüfung einmal ansehen (Möglichkeiten dazu gibt es auch im Internet). Im Mutterpass werden **alle** erhobenen Untersuchungsbefunde, Behandlungen und Besonderheiten der Schwangerschaft dokumentiert (Ausnahme: **Ergebnis** der Lues-Suchreaktion und **Ergebnis** des HIV-Tests, hier wird lediglich dokumentiert **ob** die Untersuchung stattgefunden hat). Ebenfalls dokumentiert werden die Entbindung und der Wochenbettverlauf, sowie das Ergebnis der Untersuchung 6–8 Wochen nach der Entbindung. Der Mutterpass ist ein **wichtiges Dokument**, das von allen Verantwortlichen **sorgfältig geführt** werden sollte. Die Schwangere sollte dieses Dokument immer mitführen, insbesondere bei Vorstellungen in Arztpraxen und im Krankenhaus. Die Mutterschaftsrichtlinien sehen bei bestimmten Indikationen (z. B. bei V. a. Entwicklungsstörung des Feten) weitere sonographische Kontrolluntersuchungen (neben den 3 Screeninguntersuchungen [Frage 6.2]) vor.

Mutterschutzgesetz: Wird der Arbeitgeber über eine Schwangerschaft in Kenntnis gesetzt, ist er verpflichtet, die Aufsichtsbehörde (das zuständige Amt für Arbeitsschutz oder die technische Gewerbeaufsicht) zu benachrichtigen. Darüber hinaus hat der Arbeitgeber zur Abwehr arbeitsbedingter Gefahren für Leben und Gesundheit von Mutter und Kind den Arbeitsplatz der Frau und seine Umgebung wie auch das Arbeitsverfahren zu beurteilen und mit ihren Bedürfnissen in Einklang zu bringen (Umgestaltung der Arbeitsbedingungen, Umsetzung/innerbetrieblicher Arbeitsplatzwechsel oder sogar Beschäftigungsverbot/Freistellung). Es gibt ein Beschäftigungsverbot für bestimmte Tätigkeiten (z. B. Akkordarbeit, Nachtarbeit usw.). Darüber hinaus kann der behandelnde Arzt ein Beschäftigungsverbot aussprechen, wenn das Leben oder die Gesundheit von Mutter oder Kind bei einer Fortdauer der Beschäftigung gefährdet sind, auch ein arbeitsplatzbezogener psychischer Stress kann ein Beschäftigungsverbot begründen. Im Mutterschutzgesetz sind auch Mutterschutzfristen, Mutterschutzgeld sowie der Kündigungsschutz geregelt.

Biometrie: Ziel der Biometrie ist es, während der Schwangerschaft die zeitgerechte Wachstumsentwicklung des Feten zu kontrollieren und bei Abweichungen sofort entsprechende Maßnahmen einzuleiten. Zur Erkennung der Abweichung von der Norm gibt es Normkurven, in die die ermittelten Werte eingetragen werden (siehe Fall 76). Evtl. Abweichungen werden durch die graphische Darstellung schnell erkennbar (eine Normkurve befindet sich auch im Mutterpass). Moderne Ultraschallgeräte haben Normwerte bereits hinterlegt und berechnen sofort nach Feststellung der Maße eine evtl. vorliegende signifikante Abweichung. Auch in dem hier geschilderten Fall ist auf den ersten Blick aus der Abbildung zu erkennen, dass hier kein unauffälliger Schwangerschaftsverlauf vorliegt. Hier hat Ihr Kollege „geschlafen". Es genügt nicht, die Werte nur zu dokumentieren, die Screening-Untersuchungen sind dazu gedacht, Pathologien frühzeitig zu erkennen und eine entsprechende Behandlung einzuleiten. Bereits anlässlich der 6. Untersuchung in der 28. SSW hätte man vermuten können, dass die Entwicklung des Feten nicht normal verläuft und einen zusätzlichen Ultraschall durchführen können. Die Hypertonie war bereits bei der 5. Untersuchung deutlich zu sehen. Ein zu kleiner Symphysen-Fundus-Abstand in Verbindung mit mangelnder Gewichtszunahme (auch wenn diese nicht beweisend ist und eine große Schwankungsbreite hat!) lassen eigentlich nur den Schluss der intrauterinen Wachstumsverzögerung zu. Der erhöhte Blutdruckwert weist auf die mögliche Ursache hin: Schwangerschaftsinduzierte Hypertension, Plazentainsuffizienz. Möglicherweise liegt auch ein Oligohydramnion vor (Minderperfusion der fetalen Niere bei hypoxisch bedingter Umverteilung des Blutstromes zugunsten lebensnotwendiger Organe). Bei der geschilderten Patientin müssen auf jeden Fall weitere Untersuchungen erfolgen (z.B. 24-Stunden-Blutdruckmessung, bei Proteinurie Eiweißbestimmung im 24-Stunden-Sammelurin, Laborwerte [Blutbild, Leber- und Nierenwerte, Gerinnungsstatus], engmaschige Kontrolle des kindlichen Wachstums und Befindens mittels CTG und [Doppler]sonographie). Je nach Ergebnis der Untersuchungen erfolgt entweder eine ambulante Weiterbehandlung oder es wird eine stationäre Aufnahme zur Blutdruckeinstellung erforderlich. Schwangerenvorsorge siehe auch Fall 6, Hypertonie siehe auch Fall 25.

 ZUSATZTHEMEN FÜR LERNGRUPPEN
Mutterschutzfristen/Erziehungsurlaub/Beschäftigungsverbot
Normkurven für den fetalen Wachstumsverlauf
Hypertonie/Plazentainsuffizienz/Oligohydramnion

Fall 80   Östrogenproduzierender Tumor des Ovars

80.1 **Wie könnte das Ergebnis der pathologischen Untersuchung bezüglich des Adnextumors aller Wahrscheinlichkeit nach lauten?**
- Die klinischen Symptome und die Befunde (Spannungsgefühl der Brüste, Postmenopausenblutung, hochaufgebautes Endometrium- und Polyp) lassen auf einen östrogenproduzierenden Tumor schließen. **Häufigster** (und damit wahrscheinlichster) östrogenproduzierender Ovarialtumor: Granulosazelltumor (1–2% aller Ovarialtumore, in 95% der Fälle tritt der Tumor prä- bzw. postmenopausal auf; **niedrig-maligne**).
- Ebenfalls möglich: Thekazelltumor (< 1% aller Ovarialtumore, tritt fast ausschließlich in der Postmenopause auf; **selten maligne**)
- Seltene Fälle: z.B. Androblastom (0,2% aller Ovarialtumore, Altersgipfel 20.–40. Lebensjahr, kann Östrogene produzieren, häufiger jedoch Androgene; **niedrig-maligne**)

!!! **80.2** **Sie möchten Ihre Verdachtsdiagnose erhärten, wollen aber nicht auf Laborwerte warten. Gibt es ein einfaches Verfahren, einen erhöhten Östrogenspiegel bei einer postmenopausalen Frau zu erkennen? Sie haben als Hilfsmittel ein Mikroskop zur Verfügung!**
- Farnkrauttest: Positives „Farnkrautphänomen" (= an der Luft auf einem Objektträger getrocknetes Zervikalsekret sieht bei mikroskopischer Betrachtung aus wie „Farnkraut") nur bei hohem Östrogenspiegel (z.B. präovulatorisch, östrogenproduzierender Tumor) nachweisbar.
- Vaginalzytologie: große, flach ausgebreitete Superfizialzellen (Normalbefund Zellbild Postmenopause: Parabasalzellen).

80.3 **Steht der Befund in Zusammenhang mit dem Ovarialtumor?**
Ja. Ein Hyperöstrogenismus führt über eine gesteigerte Proliferation zur Hyperplasie des Endometriums. Eine z.B. komplexe atypische Endometriumhyperplasie mit zellulären Atypien geht mit einem deutlich erhöhten Risiko (30–50 %) für die Entstehung eines Endometriumkarzinoms einher (Koinzidenz Endometriumkarzinom und Granulosazelltumor bzw. Thekazelltumor: ca. 5–25%).

80.4 **Nennen Sie das Krankheitsbild und die Symptome, die der gleiche Adnextumor bei einem 6-jährigen Mädchen verursachen würde!**
Pseudopubertas praecox:
- Verfrühte Entwicklung der Brust (Thelarche)
- Verfrühte Menarche (anovulatorische Blutungen, Östrogenentzugsblutung)
- Verfrühte Entwicklung der Schambehaarung/ Axillarbehaarung (Pubarche)
- Verfrühter Wachstumsschub/vorzeitige Knochenreifung

Hormonaktive Ovarialtumoren: Granulosazelltumore sind in ihrer Dignität schwer zu beurteilen und insgesamt als Tumoren mit niedriger bis mäßiger Malignität einzustufen. Patientinnen mit diesen Tumoren weisen häufig lange Krankheitsverläufe auf, Rezidive nach 10–15 Jahren sind keine Seltenheit. **Thekome** (Thekazelltumor) sind fast immer benigne (Malignität in 4–5 % der Fälle).

Klinik/Diagnostik: Hormonaktive Tumore des Ovars sind selten (z. B. Häufigkeit Granulosazelltumor: 2 % aller Ovarialtumore) und fallen häufig durch ihr typisches klinisches Bild auf. Postmenopausenblutung, Polyp, hochaufgebautes Endometrium und zunehmender Brustumfang weisen auf eine Östrogenstimulation hin. Ein Hyperöstrogenismus kann exogen (z. B. Überdosierung von Hormonpräparaten) oder eben endogen verursacht sein, z. B. durch östrogenproduzierende Tumore; die Vermutung liegt bei dem beschriebenen Adnexbefund nahe. Laborchemisch macht ein deutlich erhöhter 17β-Östradiolwert bei niedrigem FSH- und LH-Wert die Diagnose eines östrogenproduzierenden Ovarialtumors wahrscheinlich. Farnkrauttest und Vaginalzytologie sind sicherlich nicht unbedingt die diagnostischen Mittel der ersten Wahl aber eine Möglichkeit. An die Möglichkeit eines Endometriumkarzinoms muss bei jeder postmenopausalen Blutung und insbesondere bei einem Östrogenproduzierenden Tumor immer gedacht werden. Weitere Diagnostik bei Ovarialtumor wie bei Fall 45. Bei Mädchen verursacht ein Hyperöstrogenismus eine **Pseudopubertas praecox**, die im Unterschied zur echten Pubertas praecox zwar auf Änderungen der Hormonkonzentrationen beruht, jedoch nicht mit einer Aktivierung der Hypothalamus-Hypophysen-Ovar-Achse einhergeht. Die Sexualhormone bedingen einen vorzeitigen beschleunigten Wachstumsschub, so dass die betroffenen Mädchen (insofern der Tumor unbehandelt bleiben würde!) zunächst größer sind als ihre Altersgenossinen. Durch vorzeitigen Schluss der Epiphysenfugen würde jedoch insgesamt eine geringere Endgröße resultieren.

Therapie: Im Stadium Ia (= Tumor auf ein Ovar beschränkt, kein Aszites) ist bei Patientinnen mit Granulosazelltumor in der Peri- oder Postmenopause die beidseitige Adnexektomie und Hysterektomie zu empfehlen, ebenso beim Thekom (auch bei histologisch benignem Tumor, wegen der Gefahr eines sich entwickelnden Endometriumkarzinoms). Bei jüngeren Frauen mit noch bestehendem Kinderwunsch kann in diesem Stadium bei einem Granulosazelltumor eine einseitige Adnexektomie (mit zusätzlichem intraoperativem Staging) erfolgen, allerdings sollte unbedingt – wegen der häufigen Koinzidenz mit einem Endometriumkarzinom – eine zusätzliche Kürettage durchgeführt werden. In den höreren Tumorstadien erfolgt die operative Therapie analog zu den epithelialen Ovarialkarzinomen.

Prognose: Ca. 90 % aller Granulosazelltumore werden im Stadium I diagnostiziert, die Zehnjahres-Überlebensrate liegt in diesem Stadium bei bis zu 96 %.

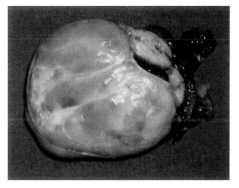

Foto: Thekom

ZUSATZTHEMEN FÜR LERNGRUPPEN
Ursachen des Pseudopubertas praecox
Endometriumhyperplasie/Endometriumkarzinom

Fall 81 Insertio velamentosa/singuläre Nabelschnurarterie

81.1 Worauf müssen Sie generell bei der Beurteilung der Plazenta achten?

- Vollständigkeit (s. Kommentar): Nachtastung (Kürettage) erforderlich, wenn ein mehr als bohnengroßes Stück fehlt (sonst Gefahr der Nachblutung, Infektion [Fall 50])
- Gefäße: Nabelschnuransatz?, klaffende Gefäße am Plazentarand (= V. a. Nebenplazenta, Nachtastung erforderlich)?, aberrierende (= über die Eihaut ziehende) Gefäße? Nabelschnur (Anzahl der Gefäße? Knoten?)
- Anomalien: Plazenta bipartita, Plazenta succenturiata (s. Kommentar)
- Infarkte: weiße, scharf abgegrenzte Areale von derber Konsistenz

- Dokumentation besonderer Befunde, Gewicht dokumentieren

81.2 Wie bezeichnet man die bei der abgebildeten Plazenta bestehende morphologische Anomalie?

Insertio velamentosa. Im oberen rechten Bildabschnitt erkennt man, dass die Nabelschnur auf den Eihäuten inseriert (die Gefäßverbindungen zur Plazenta werden durch frei über die Eihäute verlaufende Gefäße sichergestellt; im Bild sind diese Gefäße zwischen Nabelschnuransatz und Plazenta, bei etwa 1 Uhr zu erkennen)

81.3 Welche Konsequenzen können aus dieser Formanomalie resultieren?

Ruptur dieser über die Eihäute ziehenden Gefäße beim Blasensprung (oder der instrumentellen Sprengung der Blase) mit erheblicher Blutung aus dem kindlichen Kreislauf bis hin zum Verbluten

des Kindes (Durchblutung der reifen Plazenta auf der fetalen Seite: 200–250 ml/min!). Leitsymptom: Zeitgleich mit dem Blasensprung einhergehende vaginale Blutung mit akuter Verschlechterung der fetalen Herztöne.

!!! 81.4 Welches Gefäß fehlt? Ist ein Fehlen dieses Gefäßes in irgendeiner Weise bedeutsam oder handelt es sich um einen belanglosen Zufallsbefund?

Es fehlt eine Arterie = „Singuläre Nabelschnurarterie" (SUA, Singuläre Umbilikalarterie). Bedeutung: Wichtiger Hinweis auf das eventuelle Vorliegen von fetalen Fehlbildungen bzw. Chromosomenaberrationen. Feststellung einer SUA = Indikation zur erweiterten Pränataldiagnostik inkl. Karyotypisierung, insbesondere ist nach Anomalien im Urogenitaltrakt des Feten und am fetalen Herzen zu suchen.

Kommentar

Insertio velamentosa: Eine Insertio velamentosa kommt mit einer Häufigkeit von ca. 1 : 5000 Geburten vor. Eine wichtige Aufgabe des Geburtshelfers besteht (aus den in Frage 83.1 genannten Gründen) in der Prüfung der geborenen Plazenta auf Vollständigkeit. Die reife Plazenta hat normalerweise einen Durchmesser von 15–20 cm, eine Dicke von 2–3 cm und ein Gewicht von ca. 500 g, die Nabelschnur inseriert zentral. **Plazentare Anomalien** können den **Ansatz der Nabelschnur** (Insertio lateralis, marginalis, velamentosa) und die **Form der Plazenta** betreffen (z. B. Plazenta bipartita [Zweiteilung], Plazenta succenturiata [inselartig in den Eihäuten liegende Nebenplazenten]). Auch bezüglich der **Invasionstiefe der Zotten** können Anomalien auftreten (P. accreta, increta, percreta). Zur Beurteilung der Plazenta wird zunächst die fetale Seite der Plazenta (glatte Seite mit der Nabelschnur) geprüft. Dazu wird die Plazenta an der kurz gefassten Nabelschnur hochgehoben – so lassen sich die herunterhängenden Eihäute und der Nabelschnuransatz beurteilen. Insbesondere ist auf frei endende Gefäße zu achten (Nebenplazenta). Um die maternale Seite zu inspizieren wird die Plazenta dann flach ausgebreitet und das frische retroplazentare Hämatom wird vorsichtig abgestreift. Fehlende Plazentateile sind an einer nicht intakten Deziduaschicht erkennbar (nach Abspülen der Plazenta mit warmen Wasser erkennt man die perlmuttartig glänzende Dezidua relativ gut). Während die meisten Formvarianten klinisch bedeutungslos sind, kann z. B. eine Insertio velamentosa oder aberrierende Plazentagefäße beim Blasensprung Bedeutung erlangen (Frage 81.3). Bedeutsam ist ebenfalls eine abweichende Invasionstiefe der Zotten, die zu Lösungsstörungen der Plazenta in der Nachgeburtsperiode führt.

Singuläre Nabelschnurarterie (SUA): Die Nabelschnur ist normalerweise ca. 50–60 cm lang und hat einen Durchmesser von 1–2,5 cm. Eingebettet in die Wharton-Sulze verlaufen in der Nabelschnur **zwei Arterien** und **eine**, an ihrem weiten Lumen leicht erkennbare **Vene**. Als **Ursache** für eine fehlende Arterie kommt eine primäre Agenesie oder eine sekundäre Atrophie in Frage. **Risikofaktoren** sind u. a. Diabetes und Hypertonie. Häufig ist eine SUA mit kongenitalen Fehlbildungen, intrauteriner Wachstumsretardierung und Chromosomenaberrationen (z. B. Trisomie 18) vergesellschaftet (Frage 81.4). Im Rahmen der sonographischen Screeninguntersuchungen muss auch die Nabelschnur im Querschnitt auf Vorhandensein der 3 Gefäße geprüft werden (Querschnitt sieht aus wie ein „Gesicht").

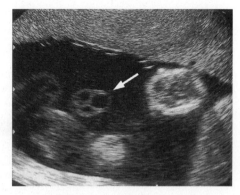

Sono: Nabelschnur im Querschnitt

ZUSATZTHEMEN FÜR LERNGRUPPEN
Echte und falsche Nabelschnurknoten
Plazenta accreta/increta/percreta

Fall 82 Toxoplasmose

82.1 Wird bei jeder schwangeren Frau im Rahmen der gesetzlichen Bestimmungen der Schwangerenvorsorge routinemäßig (d. h. im Sinne einer Screeninguntersuchung) ein Toxoplasmosesuchtest durchgeführt?

Nein. Eine serologische Toxoplasmosediagnostik erfolgt laut Mutterschaftsrichtlinien nur bei „begründetem Infektionsverdacht" (s. Kommentar).

82.2 Wo bzw. wie könnte die Patientin sich infiziert haben und welche typischen Symptome treten bei Infektion mit Toxoplasma gondii beim Erwachsenen auf?

Infektionswege:

- Verzehr von rohem bzw. ungenügend erhitztem, zystenhaltigem Fleisch von infizierten Schlachttieren (insb. Schwein und Schaf)
- Kontakt mit Oozysten aus Katzenkot: Katzen (im Wesentlichen nur erstmalig infizierte) scheiden Oozysten mit dem Kot aus. Diese sind zunächst nicht sporuliert (= nicht infektiös) und benötigen zur Sporulation mind. 3 Tage Luft, Feuchtigkeit und Wärme. Der Kontakt mit der Katze selbst stellt also eher kein Infektionsrisiko dar, sondern der Kontakt mit dem Erdboden (Katzenklo!), in dem die Oozysten mindestens ein Jahr überleben können.

Symptome (s. Kommentar):

- Lymphknotentoxoplasmose (häufigste klinische Manifestation, selbstheilender Prozess): generalisierte Lymphknotenschwellungen, oft mit unklarem mäßigem Fieber, erhebliches Krankheitsgefühl, zum Teil erhebliche Kopf- und Muskelschmerzen, mäßig erhöhte BSG, uncharakteristisches Blutbild. Insgesamt keine klassischen Charakteristika, die auf eine Infektion mit Toxoplasma gondii hinweisen; es gibt häufig auch asymptomatische Verläufe.
- Akute septikämische Erwachsenentoxoplasmose (seltenere klinische Erscheinungsform): hohes Fieber, uncharakteristische Muskel- und Gelenkschmerzen.
- Selten: Granulomatöse Hepatitis, Meningoenzephalitis und Augeninfektionen (Chorioretinitis durch isolierte Toxoplasmosezysten in der Retina)

82.3 Liegt der Infektionszeitpunkt in der Schwangerschaft oder handelt es sich um eine „alte" Infektion?

Der Infektionszeitpunkt liegt zwischen 9. und 27. SSW (bei Erstuntersuchung IgM negativ! s. Abb.), aus Sicherheitsgründen wurde der Test wiederholt, da bei fehlender Immunität jederzeit eine Erstinfektion in der Schwangerschaft auftreten kann, die unbehandelt für den Feten gefährlich ist (s. Kommentar).

!!! 82.4 Welche Therapie würden Sie der Patientin bei gesicherter Erstinfektion in der 27. SSW empfehlen?

Entscheidend ist ein **frühzeitiger Beginn** der Therapie!

- Pyrimethamin (25 mg/d p. o. (1. Tag 50 mg) + Sulfadiazin 4 × 1 g/d p. o. über 4 Wochen) + Folinsäure (10 – 15 mg/d p. o.; Reduktion der durch Pyrimethamin induzierten Knochenmarksuppression).
- Bei Bestätigung bzw. begründetem Verdacht einer pränatalen Infektion des ungeborenen Kindes (s. Kommentar): Therapie bis zum Ende der Schwangerschaft ratsam (o. g. Schema im vierwöchigen Wechsel mit Spiramycin)

82.5 Die Patientin ist insbesondere darüber besorgt, welche möglichen Folgen die Erkrankung (unbehandelt) für ihr ungeborenes Kind haben könnte. Klären Sie die Patientin auf!

Eine Erstinfektion im 2. oder 3. Trimenon kann sich beim Neugeborenen unterschiedlich manifestieren (s. Kommentar):

- Bei etwa 90 % der Fälle: Symptomloser Verlauf, es können sich aber in den folgenden Monaten oder Jahren Symptome entwickeln, am häufigsten Retinochorioiditis und mentale Retardierung.
- Bis zu 10 % der Fälle: uncharakteristische Krankheitsbilder mit Zeichen der floriden Entzündung (Fieber, Splenomegalie, Hepatomegalie, Lymphadenitis, Retinochorioiditis, Anämie, Ikterus)
- „Klassische Trias" (ca. 1 % der Fälle): Retinochorioiditische Narben, Hydrozephalus, intrazerebrale Verkalkungen, postenzephalitische Schäden

Epidemiologie/Ätiologie: Der Durchseuchungsgrad für Toxoplasmose (Erreger: Toxoplasma gondii) in Deutschland, d.h. der Prozentsatz der Antikörper positiven Schwangeren wird mit 34–73% angegeben (abhängig vom Lebensalter). Das generelle Risiko für eine Erstinfektion in der Schwangerschaft (und nur diese ist gefährlich) in der BRD wird mit etwa 0,1–0,2% beziffert. Das bedeutet bei einer Geburtenziffer von derzeit 800.000 Geburten jährlich, dass immerhin 2800 Kinder pränatal mit Toxoplasmose infiziert werden. Die Infektion der Mutter erfolgt über rohes Fleisch oder Katzenkot (Frage 82.2). Diaplazentare Infektionen mit Toxoplasma gondii kommen auf dem **Blutweg** oder durch **direktes Einwandern** der Toxoplasmen über die Uteruswand in den Feten zustande. Die **Wahrscheinlichkeit einer fetalen Erkrankung** ist **umso größer, je später** die Infektion im Verlauf der Schwangerschaft auftritt. Der Fet wird dagegen nur selten infiziert, wenn sich die akute Infektion der Mutter im ersten Trimenon ereignet (1. Trimenon 15–17%; 2. Trimenon: 24%; 3. Trimenon: 60–62%, am Geburtstermin 90%).

Diagnostik: Die Richtlinien des Bundesausschusses der Ärzte und Krankenkassen über die ärztliche Betreuung während der Schwangerschaft und nach der Entbindung (kurz: Mutterschafts-Richtlinien) sehen eine Toxoplasmosediagnostik (Bestimmung der Antikörpertiter) nur bei „begründetem Infektionsverdacht" vor. Da dies problematisch ist (es gibt keine typische Symptomatik, die sofort an eine Toxoplasmose denken lassen könnte) fordert z.B. das Robert-Koch-Institut (Bundesinstitut für Infektionskrankheiten) schon seit Jahren bezüglich der Toxoplasmose eine Erweiterung der Mutterschaftsrichtlinien.

Klinik: Das klinische Erscheinungsbild ist in Frage 82.2 und 82.5 geschildert. Neben dem Infektionszeitpunkt sind klinisches Bild und fetales Infektionsrisiko von verschiedenen weiteren Faktoren wie Infektionsdosis, Erregervirulenz sowie der immunologischen Kompetenz einschließlich der mütterlichen diaplazentaren Antikörperübertragung abhängig. **Der Schweregrad der kongenitalen Infektion** scheint jedoch bei einer **frühen Infektion höher** zu sein, d.h., die Gefahr für den Fetus, schwer zu erkranken sinkt mit dem Gestationsalter. Vor der 16. Schwangerschaftswoche schädigen Toxoplasmoseherde den Trophoblasten so schwer, dass Spontanaborte Folge der Infektion sind – durch Toxoplasmose verursachte Embryopathien sind deshalb nicht zu erwarten.

Therapie: Besteht der hochgradige Verdacht oder der sichere Hinweis auf eine konnatale Toxoplasmose (PCR mit DNA-Nachweis im Fruchtwasser), sollte frühzeitig mit der Behandlung der Schwangeren und damit des Feten begonnen werden (Frage 82.4). Pyrimethamin ist plazentagängig. Vom Zeitpunkt der Diagnosestellung an bis zum Geburtstermin sind engmaschige Ultraschalluntersuchungen zum Ausschluss sonographisch-morphologischer Veränderungen beim Feten zu empfehlen (z.B. Hydrozephalus, Hydrops fetalis, Hydrothorax, Verkalkungen in der Leber oder im Gehirn).

Prognose: Bei behandelter Toxoplasmose und unauffälligem sonographischem Befund wird das kindliche Restrisiko etwa mit 3–5% beziffert und beschränkt sich weitgehend auf das Risiko von Spätmanifestationen, z.B. Chorioretinitis.

ZUSATZTHEMEN FÜR LERNGRUPPEN
Infektion in der Schwangerschaft (Röteln, Listeriose usw.)
Pränatale Diagnostik

Fall 83 Placenta praevia

83.1 Nennen Sie 2 mögliche Differenzialdiagnosen, an die Sie bei Blutungen in der 2. Schwangerschaftshälfte denken müssen, sowie deren Leitbefunde.
Mögliche Differenzialdiagnosen:
- *Placenta praevia:* (Rezidivierende), **schmerzlose** Blutungen, die erste (meist schwache Blutung) meist Ende 2./Beginn 3. Trimenon.
- *Vorzeitige Plazentalösung:* Vaginale Blutung (*Cave:* die Stärke der vaginalen Blutung ist kein Maß für den tatsächlichen Blutverlust!), Uterus

bretthart und schmerzhaft, Zeichen der fetalen Hypoxie
- *Plazentarandblutung (Randsinusblutung):* „marginale" Blutung aus einer tief sitzenden Plazenta bei noch stehender Fruchtblase infolge Eröffnung der venösen Randsinus durch Verschiebung gegenüber der sich retrahierenden Uteruswand
- *Zeichnungsblutung:* Geringe vaginale Blutung durch Ruptur kleinerer zervikaler Gefäße bei Beginn der zervikalen Retraktion, geht mit der

Lösung und Ausstoßung des zervikalen Schleimpropfes einher.
- ■ *Zervixblutung bei Muttermunderöffnung:* Vaginale Blutung bei weiterer Eröffnung durch Ruptur zervikaler Gefäße.
- ■ *Vasa-praevia-Blutung:* Akut mit dem Blasensprung einsetzende Blutung, Zeichen der fetalen Hypoxie.

83.2 Beschreiben Sie Ihr Vorgehen bei Eintreffen einer Patientin mit vaginalen Blutungen in der 2. Schwangerschaftshälfte im Kreißsaal. Listen Sie Ihre ersten Maßnahmen in sinnvoller Reihenfolge auf.
- ■ *CTG:* Anzeichen einer fetalen Hypoxie? Parallel dazu:
- ■ *Kontrolle von Blutdruck und Herzfrequenz* (kreislaufstabil?), großvolumigen venösen Zugang legen.
- ■ *Sektiobereitschaft herstellen, Aufklärung Kaiserschnitt* (bei starker Blutung, auffälligem CTG).
- ■ *Kinderärzte informieren* bzw. klären, ob die zuständige Kinderklinik Platz für ein Kind in der 29 + 4 SSW hat, ggf. Patientin in ein Perinatalzentrum verlegen.
- ■ *Blutentnahme* (Notfalllabor!) veranlassen: Blutbild (Hb, Thrombozyten?), Elektrolyte, Leber- und Nierenwerte, Gerinnungsanalyse, Blutgruppe, Rhesusfaktor.
- ■ *Blutbank informieren:* Erythrozytenkonzentrate (EK), ggf. Thrombozytenkonzentrate oder FFP (fresh frozen plasma) anfordern, bzw. (bei weniger starken Blutungen) EK austesten lassen, die Sie bei Bedarf sofort abrufen könnten („Transfusionsbereitschaft").
- ■ *Spekulumeinstellung* (äußerst behutsam, *nur in Sektiobereitschaft!*): Blutungsstärke? Blutungsquelle? Bei mittelstarken/leichten Blutungen, unauffälligem CTG und damit Zeit zur weiteren Diagnostik:

- – Ultraschall:
  Abdominal: Plazentasitz, retroplazentares Hämatom, Lage und Größe des Feten (Kind zeitgerecht?)
  Meist vaginaler Ultraschall (ebenfalls nur in Sectiobereitschaft!) erforderlich, um Beziehung Plazentarand – innerer Muttermund zu präzisieren (Placenta praevia totalis/partialis/marginalis?)
- – *Anamnese vervollständigen*, über evtl. erforderlichen Kaiserschnitt aufklären

83.3 Wie lautet Ihre Diagnose? Welches weitere Vorgehen werden Sie mit der Patientin besprechen?
Diagnose Placenta praevia: Schmerzlose Blutung, Ultraschallbefund (s. Kommentar).
Weiteres expektatives Vorgehen bei Frühgeburtssituation (letzte Periode 01.06 bedeutet, dass die Patientin sich Heiligabend in der 30. SSW befindet):
- ■ Stationäre Aufnahme bis zur Geburt des Kindes
- ■ Regelmäßige Kontrollen des fetalen Befindens (Sono, CTG), Überwachung der mütterlichen Kreislaufsituation
- ■ Tokolyse (Wehenhemmung) mit z.B. Fenoterol (z.B. Partusisten)
- ■ Induktion der fetalen Lungenreife (z.B. Betametason 2×12 mg im Abstand von 12 h)
- ■ Regelmäßig Kreuzblut an die Blutbank übersenden (Gültigkeit der Kreuzprobe endet nach 72 h!)
- ■ Sectio caesarea in der 37. Schwangerschaftswoche bzw. umgehend bei Blutungskomplikationen

83.4 Zu welchem weiteren Vorgehen hätten Sie sich entschlossen, wenn das Datum der letzten Periodenblutung nicht der 1. Juni, sondern der 1. April gewesen wäre?
Umgehende Entbindung durch Sectio caesarea (s. Kommentar).

Kommentar

Blutung in der zweiten Schwangerschaftshälfte: Zu möglichen Ursachen s. Frage 83.1. Die Patientin hat eine **Placenta praevia totalis**; die Abbildung zeigt, dass der gesamte innere Muttermund völlig von der Plazenta bedeckt ist.

Vorgehen: Die wichtigste Maßnahme ist die **Sicherung der Vitalität des Feten**, deshalb sollte ihre erste Maßnahme bei Eintreffen einer kreislaufstabilen Patientin darin bestehen, umgehend ein **CTG** zu registrieren. Bei Zeichen einer **schweren fetalen Hypoxie** (z.B. Dezelerationen, Bradykardie, silente Oszillationsamplitude usw.) ist die unverzügliche Durchführung eines **Notkaiserschnittes** erforderlich (d.h. für eine weiterführende Ultraschalldiagnostik mit Biometrie des Kindes, Suche nach retro-

plazentarem Hämatom etc. bleibt dann keine Zeit – die **Diagnostik muss an die Dringlichkeit der Situation angepasst werden!**).

Im hier vorgestellten Fall bedeutet 7. oder 8. Schwangerschaftsmonat (auch ohne das genaue Schwangerschaftsalter, nämlich 29 + 4 SSW zu kennen) auf jeden Fall, dass hier eine **Frühgeburt droht**, d.h. Sie müssen **Zeit gewinnen**, jeder zusätzliche Tag im Mutterleib kommt dem Kind zugute! Bei nur geringer vaginaler Blutung („Schmierblutung ex utero"), guter Versorgungssituation des Kindes in utero und kreislaufstabiler Mutter ist ein exspektatives Vorgehen mit engmaschiger Überwachung gerechtfertigt. Sie müssen aber im Hinterkopf behalten, dass die Patientin eine „tickende Zeitbombe" ist, die jederzeit „explodieren" – d.h. erneut heftigst bluten – kann und ggf. dann umgehend per Kaiserschnitt entbunden werden muss. Deshalb natürlich **stationäre Aufnahme** (sorgen Sie dafür, dass die Patientin bei Verlegung aus dem Kreißsaal auf die Wochenstation ein Zimmer bekommt, dass sich **in OP-Nähe** befindet). Wichtig ist die Wehenhemmung (s. Frage 83.3): Die Blutungen bei einer Placenta praevia kommen ja dadurch zustande, dass Retraktionen des unteren Uterinsegmentes zur Ablösung (Abscherung) von Plazentateilen und damit zur Blutung führen. Zu weiteren Maßnahmen s. Frage 83.3.

Zu einem **späteren Zeitpunkt in der Schwangerschaft** sieht das **Vorgehen anders** aus: Nimmt man z.B. den 1. April als Datum der letzten Periodenblutung an, dann ergibt sich als Geburtstermin der 8. Januar (Naegele: 1. April + 7 Tage – 3 Monate + 1 Jahr). Da eine Schwangerschaft 40 Wochen dauert, und zwischen dem 24. Dezember und dem 8. Januar ca. 2 Wochen liegen, wäre die Patientin in der 39. (38 + 2) SSW. Es handelt sich um ein **reifes Kind nahezu am Termin** – indiziert ist deshalb die **umgehende Sectio caesarea**, ein abwartendes Verhalten macht keinen Sinn (allerdings ist es „im wirklichen Leben" sehr unwahrscheinlich, dass eine Patientin mit Placenta praevia totalis bis zur 38. SSW keine Blutungen hat!).

ZUSATZTHEMEN FÜR LERNGRUPPEN
Differenzialdiagnostik Blutung in der Schwangerschaft
Frühgeburt

Fall 84   Langzeitkontrazeption/natürliche und mechanische Methoden

84.1 Welche Kontrazeptionsmethoden können Sie der ersten Patientin empfehlen? Nennen Sie der Patientin die wichtigsten Nebenwirkungen und Komplikationen bzw. Risiken der jeweiligen Methode!
- Mirena („Gestagen-Spirale", Levonorgestrel): Amenorrhoe (s. Kommentar), selten (meist initial) hormonelle Nebenwirkungen wie z.B. Akne und Brustspannen.
- NuvaRing (Ethinylestradiol/Etonogestrel): Selten Mastodynie, Übelkeit, Kopfschmerzen, Vaginitis, Fluor, Fremdkörpergefühl, Expulsion des Vaginalringes oder Probleme beim Geschlechtsverkehr.
- Implanon (Etonogestrel): Amenorrhoe, häufig Blutungsstörungen (unregelmäßig und/oder verlängert), Akne, Alopezie.
- Depotgestagene („3-Monats-Spritze"): Zyklusfunktion ist schwer kontrollierbar, oft Zwischenblutungen im ersten Anwendungsjahr, danach bei 30–50% der Frauen Amenorrhoe (muss nicht als Nachteil angesehen werden). Weitere Nebenwirkungen wie z.B. Gewichtszunahme oder Galaktorrhoe sind möglich, diese müssen dann (wegen i.m. Anwendung) über 3 Monate toleriert werden!.
- Sterilisation: Allgemeine Narkose- und Operationsrisiken, z.B. Darmverletzungen durch Strom und Wärme bei der laparoskopischen bipolaren Tubenkoagulation. Irreversibilität der Methode. Erhöhtes Risiko der Extrauteringravidität bei Sterilisationsversagern.

84.2 Welche Methoden würden Sie der zweiten Patientin empfehlen? Klären Sie die Patientin über die Zuverlässigkeit der von Ihnen empfohlenen Methoden auf.
- Barrieremethoden: (Scheiden)diaphragma, Portiokappe (= elastische Kautschukkappe, die sich auf der Zervix festsaugt und den Muttermund vollständig abdeckt, z.T. mit innenliegendem Abflussventil = „Lea contraceptivum"). Anwendung in Kombination mit Spermizid.
- Spermizide in Form von Cremes, Salben, Gelees, Zäpfchen (Ovulum), Sprays oder Schaum (jedoch unsicher bei alleiniger Anwendung)
- Natürliche Familienplanung durch Ermittlung der „unfruchtbaren Zyklusphase", die entweder rechnerisch (Knaus-Ogino), durch Messung der Basaltemperatur (auch computergestützt möglich), durch Beobachtung der zervikalen Schleimsekretion (Billings-Methode) oder durch Hormonbestimmung im Urin (LH und Östradiol) ermittelt wird. Eine Kombination der Methoden ist möglich.

Die computergestützte Messung der Basaltemperatur und die Hormonbestimmung im Urin bieten die größte Sicherheit.

84.3 Erklären Sie, wie die Zeitwahlmethode nach Knaus-Ogino funktioniert.
Die fertilen Tage nach Ogino ergeben sich aus folgender Rechnung:
- Kürzester Zyklus minus 18 Tage = 1. fruchtbarer Tag
- Längster Zyklus minus 11 Tage = letzter fruchtbarer Tag
Beispiel: Kürzester protokollierter Zyklus 26 Tage/ längster Zyklus 30 Tage = kein Geschlechtsverkehr zwischen dem 8. – 19. Zyklustag. Die Methode

nach Knaus funktioniert analog, nur mit 17 bzw. 13 Tagen (s. Kommentar).

84.4 **Nach einer ausführlichen Beratung entschließt sich die zweite Patientin zur Anwendung eines Scheidendiaphragmas. Klären Sie die Patientin über die korrekte Anwendung auf!**
- Vor dem Einführen auf das Pessar von beiden Seiten (einschließlich Ränder) Spermizid auftragen
- Einführen: Mindestens 10 Minuten/höchstens 2 Stunden vor dem Geschlechtsverkehr
- Entfernen: Frühestens 6 Stunden/maximal 24 Stunden nach dem Geschlechtsverkehr
- Diaphragma regelmäßig auf Risse kontrollieren, mit warmem Wasser und Seife reinigen

Kommentar

Die „ideale" Kontrazeption (100%ige Sicherheit, keine Nebenwirkungen und bequeme Anwendung) existiert nicht. Jede kontrazeptive Maßnahme stellt mehr oder weniger einen Kompromiss dar, der sich an den individuellen Gegebenheiten und Anforderungen der Patientin orientieren muss.

Patientin 1: Bei der ersten Patientin stehen **hohe Sicherheit, bequeme Anwendung** und der Wunsch nach **„spontanem" Geschlechtsverkehr** im Vordergrund. Damit scheiden Barrieremethoden und Methoden der „natürlichen Familienplanung" aus. Die von der Patientin geschilderte Hypermenorrhoe und der Wunsch nach einer langfristigen Kontrazeption sind Indikationen für die Anwendung von **Mirena**, einem Intrauterinpessar, das bis zu 5 Jahre lang eine konstante Menge Levonorgestrel freisetzt. Levonorgestrel wirkt lokal proliferationshemmend auf das Endometrium und reduziert Blutungsdauer und -menge (bei 17% bzw. 50% der Frauen tritt nach 1 bzw. 5 Anwendungsjahren eine Amenorrhoe auf – was von den Frauen nicht unbedingt als nachteilig empfunden wird!). Die Nebenwirkungen und Komplikationen entsprechen denen der Kupferspiralen: Blutungsstörungen bzw. Zwischenblutungen (meist in den ersten 3 Monaten, seltener als bei Kupferspiralen), Spontanausstoßung, Infektion, Gefahr der Uterusperforation und vasovagalen Reaktion bei Insertion. **Implanon** ist ein ca. 4 cm langes Kunststoffstäbchen, das subdermal im Oberarm implantiert wird und durch die kontinuierliche Freisetzung von Etonogestrel Empfängnisschutz für 3 Jahre gewährleistet (Wirkungsmechanismus mit Minipille vergleichbar). **NuvaRing** ist ein Kunststoffring, der einmal monatlich von der Anwenderin selbst intravaginal eingeführt wird, über einen Zeitraum von 3 Wochen verbleibt (dann 1 Woche Pause) und über die kontinuierliche Freisetzung von Etonogestrel/Ethinylestradiol Empfängnisschutz gewährleistet.

Die Indikation zur **Sterilisation** der Frau sollte in dieser Situation zurückhaltend gestellt werden: Es handelt sich um einen **irreversiblen operativen** Eingriff mit allen damit verknüpften Risiken (die Sterilisation des Mannes ist technisch wesentlich einfacher und sollte im Beratungsgespräch ebenfalls angesprochen werden!).

Patientin 2: Die Prioritäten der zweiten Patientin sind völlig anders. Hier steht die Forderung nach einem „natürlichen", möglichst nebenwirkungsfreien Kurzzeit-Kontrazeptivum (alle in der ersten Frage genannten Methoden sind damit kontraindiziert) im Vordergrund. Die Sicherheit ist der Patientin nicht so wichtig, da eine mögliche Schwangerschaft bei Versagen der Methode ausgetragen werden würde. Außerdem ist die Patientin motiviert, an fruchtbaren Tagen auf Geschlechtsverkehr zu verzichten und der Zyklus ist stabil. Dies sind die idealen Voraussetzungen, wenn eine Patientin Methoden der natürlichen Familienplanung anwenden möchte. Die Sicherheit dieser Methoden ist theoretisch bei korrekter Anwendung relativ gut, praktisch (also bei „typischer" Anwendung) eher niedrig. Die Zeitwahlmethode wäre in diesem speziellen Fall auch gut geeignet gewesen. Die vor Beginn der Methode zu protokollierenden 6–12 Zyklen (wegen eventueller Zyklusschwankungen) hat die Patientin Ihnen ja bereits mitgebracht.

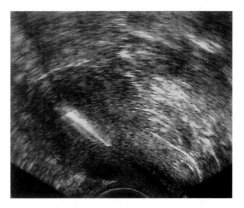

Sono: IUP in korrekter Lage

ZUSATZTHEMEN FÜR LERNGRUPPEN
Hormonale Kontrazeption
Methoden der Sterilisation

85.1 Wenn bei dieser Patientin ein Vaginalkarzinom im FIGO Stadium IVa vorliegen würde, nach welchen weiteren Symptomen/Befunden müssten Sie dann suchen? Nennen Sie mindestens 3 Symptome/Befunde!

Stadium IVa bedeutet Ausbreitung über das kleine Becken hinaus mit Befall von Nachbarorganen (Blase/Darm)

Durch **Infiltration der Nachbarorgane Blase und Darm:**

- Blasentenesmen, Dysurie, Algurie, Hämaturie
- Urovaginale Fisteln mit (extraurethraler) Inkontinenz
- Blutauflagerung und Schmerzen beim Stuhlgang
- Rektovaginale Fisteln mit Stuhlabgang über die Vagina
- Kloakenbildung (= urorektovaginale Fistel)

Durch Ausbreitung im kleinen Becken und darüber hinaus:

- Kompression der großen Beckenvenen mit Stauungserscheinungen der Beine
- Kompression des Ureters (bei weit fortgeschrittenen Vaginalkarzinomen des oberen Scheidendrittels möglich)

Allgemeinsymptome fortgeschrittener Tumoren: Schmerzen, Kachexie

85.2 Worin unterscheidet sich die operative Behandlung primärer Vaginalkarzinome des oberen bzw. des unteren Scheidendrittels und warum?

Die operative Behandlung unterscheidet sich je nach Sitz des Karzinoms durch die **unterschiedlichen Lymphabflusswege** bezüglich der Lymphonodektomie:

- Oberes/mittleres Scheidendrittel: iliakale (eventuell paraaortale) Lymphonodektomie (analog dem Zervixkarzinom).
- Unteres Scheidendrittel: Inguino-femorale Lymphonodektomie.

Bei größeren Tumoren, die nicht mehr lokal im Gesunden exzidiert werden können, erfolgt die Kolpektomie (mit Parakolpien bis 2 cm im Gesunden) mit radikaler Hysterektomie.

85.3 Definieren Sie die Begriffe „Brachytherapie" und „Afterloading"!

- Brachytherapie: Radiotherapie mit Strahlung „kurzer" bzw. „kleiner" Reichweite. Die radioaktive Strahlenquelle wird dabei unmittelbar in die Nähe des Tumors gebracht bzw. sogar in den Tumor eingebracht („Kontaktbestrahlung"). Vorteil: Hohe Strahlendosis im Tumorgebiet bei Schonung des umliegenden Gewebes.
- Afterloading (= automatisiertes Nachladeverfahren bei Brachytherapie): Zunächst werden „ungeladene" (d. h. ohne Strahlungsquelle) Applikatoren (z. B. Röhrchen, Sonden, Nadeln) in die Tumorregion eingeführt. Die Bestrahlungsquellen (z. B. Iridium 192) werden anschließend computergesteuert in einem abgeschirmten und überwachten Bestrahlungsraum in die Applikatoren eingebracht. Die Bestrahlung erfolgt meist mit hoher Dosis über einen kurzen Zeitraum (HDR = High Dose Rate). Durch computergesteuerte Bewegung der Strahlenquelle im Applikator kann die Wirkdosis modifiziert werden.

85.4 Woran müssten Sie jetzt denken? Nennen Sie Ihren nächsten diagnostischen Schritt!

Häufiger als ein primäres Vaginalkarzinom findet man Metastasen anderer Tumore in der Vagina; „endometroid" legt den Uterus nahe. Deshalb: Fraktionierte Abrasio zum Ausschluss eines Endometriumkarzinoms oder Zervixkarzinoms bei Adenokarzinom der Vagina.

Kommentar

Epidemiologie/Ätiologie: Das primäre (= von der Vagina ausgehende) Vaginalkarzinom ist ein seltener Tumor, häufiger handelt es sich bei malignen Tumoren der Vagina um in die Vagina vorgewachsene Tumore der Zervix, der Vulva, der Urethra, der Harnblase oder um Metastasen von Primärtumoren anderer Lokalisation. 90 – 95 % aller Vaginalkarzinome sind **Plattenepithelkarzinome**. Beim selteneren vaginalen Adenokarzinom (5 – 10 % der Fälle) wird ätiologisch Diethylstilbestrol vermutet, ein synthetisches Östrogen, das bis 1975 Schwangeren z. B. in den USA verordnet wurde, um Aborten vorzubeugen. Die Töchter dieser Frauen leiden gehäuft unter klarzelligen Adenokarzinomen der Vagina, in Deutschland ist kein Fall bekannt.

Klinik/Diagnostik: Symptomatisch wird das Vaginalkarzinom erst wenn durch Ulzera der Oberfläche **Blutungen und Fluor** oder Beschwerden durch Infiltration der Nachbarorgane auftreten. Die Diagnose wird durch Biopsie und Histologie gesichert. Urethrozystoskopie und Rektoskopie dienen der Abklärung einer möglichen Ausdehnung auf die Nachbarorgane.

Therapie: Die Therapie erfolgt je nach Ausdehnung und Stadium des Tumors durch **Operation** (Frage

85.2) und/oder **Radiotherapie** (Frage 85.4). Allgemein gültige Richtlinien gibt es nicht. Das Karzinom ist selten und sehr variabel in Sitz und Ausdehnung. Bei einem Vaginalkarzinom im fortgeschrittenen Stadium ist (bis auf wenige Ausnahmen) die primäre **Radiotherapie** – meist als Kombination aus **Brachytherapie** und **Teletherapie** – die Therapie der Wahl. Teletherapie bedeutet, dass der Abstand zwischen Strahlenquelle und Zielorgan mehrere Zentimeter bis zu 1 m betragen kann. Die Strahlenquelle befindet sich außerhalb des Körpers, d.h. die Strahlen müssen, um ihr Ziel zu erreichen, die Haut durchdringen. Dementsprechend spricht man auch von einer perkutanen Strahlentherapie.

Prognose: Es treten häufig Lokalrezidive auf.

ZUSATZTHEMEN FÜR LERNGRUPPEN
Stadieneinteilung des Vaginalkarzinoms

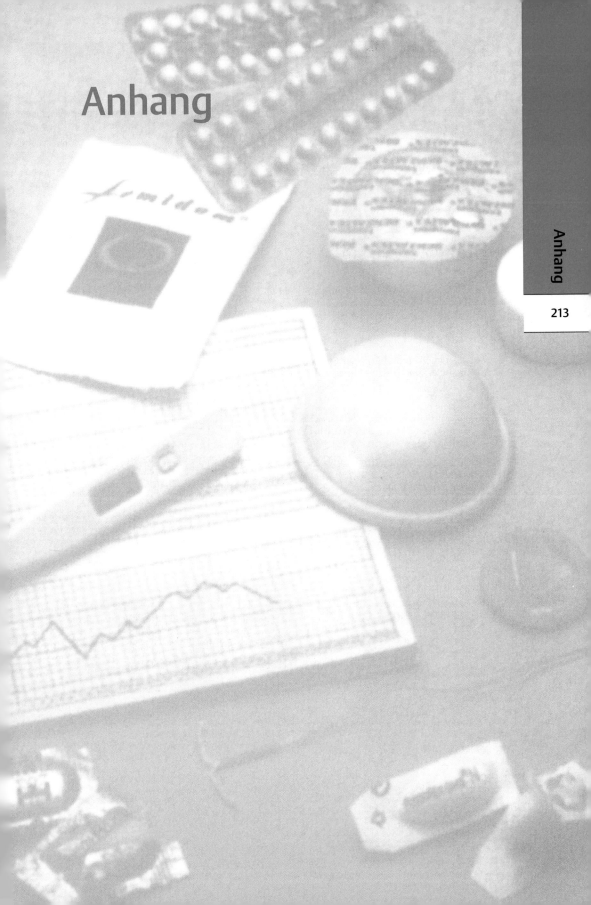

Anhang

Augustin, N., Schwarze Reihe Chirurgie, 15. Auflage, Georg Thieme Verlag, Stuttgart, New York 2001
Fall 36

Burghardt, E., Kolposkopie, spezielle Zervixpathologie, Georg Thieme Verlag, Stuttgart, New York 1986
Fall 28

Hofer, M., Sono Grundkurs, 3. Auflage, Georg Thieme Verlag, Stuttgart, New York 1999
Fall 61, 84

Kaiser, F., et al., Medizinische Mikrobiologie, 7. Auflage, Georg Thieme Verlag, Stuttgart, New York
Fall 77

Keck, C., Neulen, J., Breckwoldt, M., Endokrinologie Reproduktionsmedizin Andrologie, Georg Thieme Verlag, Stuttgart, New York 1977
Fall 37, 63

Kirschbaum, M., et al., Checkliste Gynäkologie und Geburtshilfe, Georg Thieme Verlag, Stuttgart, New York 2001
Fall 9, 11

Martius, G., Rath, W., Geburtshilfe und Perinatologie, Georg Thieme Verlag, Stuttgart, New York 1998
Fall 23 (2x)

Martius, G., Differenzialdiagnose in Gynäkologie und Geburtshilfe Band II, Georg Thieme Verlag, Stuttgart, New York 1987
Fall 21

Merz, E., Sonographische Diagnostik in Gynäkologie und Geburtshilfe Band 1, 2. Auflage, Georg Thieme Verlag, Stuttgart, New York 1997
Fall 16, 80

Merz, E., Sonographische Diagnostik in Gynäkologie und Geburtshilfe Band 2, 2. Auflage, Georg Thieme Verlag, Stuttgart, New York 2002
Fall 18, 39, 43, 81

Nauth, H-F., Der schwer beurteilbare gynäkologische Abstrich, Georg Thieme Verlag, Stuttgart, New York 1996
Fall 57

Neurath, M., Lohse, A., Checkliste Anamnese und klinische Untersuchung, Georg Thieme Verlag, Stuttgart, New York 2002
Fall 2

Oestmann, J-W., Radiologie, Georg Thieme Verlag, Stuttgart, New York 2002
Fall 31

Petersen, E., Infektionen in Gynäkologie und Geburtshilfe, 2. Auflage, Georg Thieme Verlag, Stuttgart, New York 1994
Fall 3, 13, 20, 51

Pfleiderer, A., Breckwoldt, M., Martius, G., Gynäkologie und Geburtshilfe, 3. Auflage, Georg Thieme Verlag, Stuttgart, New York 2000
Fall 9, 13, 38, 69, 75

Stauber, M., Weyerstahl, Th., Duale Reihe Gynäkologie und Geburtshilfe, Georg Thieme Verlag, Stuttgart, New York 2001
Fall 17, 56

Sohn, C., Holzgreve, W., Ultraschall in Gynäkologie und Geburtshilfe, Georg Thieme Verlag, Stuttgart, New York 1995
Fall 45, 50, 53, 74

Sohn, C., Krapfl-Gast, S., Schiesser, M., Checkliste Sonographie in Gynäkologie und Geburtshilfe, Georg Thieme Verlag, Stuttgart, New York 1998
Fall 1, 5, 83

Sohn, C., Blohmer, J-U., Mammasonographie, Georg Thieme Verlag, Stuttgart, New York 1996
Fall 14

Vetter, S., Strecker, E-P., Schwarze Reihe Klinische Radiologie, 10. Auflage, Georg Thieme Verlag, Stuttgart, New York 2001
Fall 10

I. Geburtshilfe

Stichwort	Erläuterung	Internet-Adresse
Empfehlungen und Leitlinien für Diagnostik und Therapie in der Geburtshilfe	Die Deutsche Gesellschaft für Gynäkologie und Geburtshilfe (DGGG) hat Empfehlungen und Leitlinien zu bestimmten geburtshilflichen Sachverhalten (z. B. Bluthochdruck in der Schwangerschaft, Empfehlungen zum Vorgehen beim vorzeitigen Blasensprung, Tokolyse etc.) aufgelistet.	„Leitlinien der AWMF" (= Arbeitsgemeinschaft der Wissenschaftlichen Medizinischen Fachgesellschaften: http://www.uni-duesseldorf.de/WWW/AWMF/)" „Deutsche Gesellschaft für Gynäkologie und Geburtshilfe": http://www.dggg.de/
Mutterpass	Mutterpass Seite für Seite mit den entsprechenden Erläuterungen (für medizinische Laien)	http://www.9monate.de/Mutterpass.html
Mutterschaftsrichtlinien	Richtlinien des Bundesausschusses der Ärzte und Krankenkassen über die ärztliche Betreuung während der Schwangerschaft und nach der Entbindung.	http://www.gynaktuell.de/pdf/00000045.pdf

II. Gynäkologie

Stichwort	Erläuterung	Internet-Adresse
Empfehlungen und Leitlinien für Diagnostik und Therapie in der Gynäkologie	Die Deutsche Gesellschaft für Gynäkologie und Geburtshilfe (DGGG) hat Empfehlungen und Leitlinien zu bestimmten (uro)gynäkologischen Sachverhalten (z. B. Laparoskopische Operation von Ovarialtumoren, Diagnostik und Therapie der HPV-Infektion des weiblichen Genitale, Stressharninkontinenz etc.) aufgelistet.	„Leitlinien der AWMF" (= Arbeitsgemeinschaft der Wissenschaftlichen Medizinischen Fachgesellschaften: http://www.uni-duesseldorf.de/WWW/AWMF/)" „Deutsche Gesellschaft für Gynäkologie und Geburtshilfe": http://www.dggg.de/
Infektionskrankheiten, STDs, Meldepflicht, Infektionsschutzgesetz	Robert-Koch-Institut	http://www.rki.de

Internetadressen *Fortsetzung* ▶

III. Onkologie

Stichwort	Erläuterung	Internet-Adresse
Empfehlungen und Leitlinien für Diagnostik und Therapie in der gynäkologischen Onkologie	Die Deutsche Gesellschaft für Gynäkologie und Geburtshilfe (DGGG) hat Empfehlungen und Leitlinien zu folgenden Erkrankungen veröffentlicht („Kurzgefasste Interdisziplinäre Leitlinie"): Vulva-, Vaginal-, Zervix-, Endometrium- und Ovarialkarzinom	**„Leitlinien der AWMF"** (= Arbeitsgemeinschaft der Wissenschaftlichen Medizinischen Fachgesellschaften: http://www.uni-duesseldorf.de/ WWW/AWMF/)" **„Deutsche Gesellschaft für Gynäkologie und Geburtshilfe":** http://www.dggg.de/
Ausführlichere Informationen zu gynäkologischen Karzinomen	Manuale des Tumorzentrum Münchens („Empfehlungen zu Diagnostik, Therapie und Nachsorge" von malignen Ovarialtumoren, Malignomen des Corpus uteri, Mammakarzinom, Vulvakarzinom, Zervixkarzinom)	http://www.krebsinfo.de/ki/ manuale.html

I. Niedrigstdosierte Mikropillen

Präparat Name (Hersteller)	Zusammensetzung	Darreichungs-form
Eve 20 (Grünenthal)	0,02 mg Ethinylestradiol + 0,5 mg Norethisteron	21 Tabl.
Miranova (Schering) Leios (Wyeth)	0,02 mg Ethinylestradiol + 0,1 mg Levonorgestrel	21 Drag.
Lovelle (Organon) Desmin 20 (Grünenthal) LAMUNA 20 (Hexal)	0,02 mg Ethinylestradiol + 0,15 mg Desogestrel	21 Tabl. 21 Filmtabl. 21 Filmtabl.

II. Mikropillen – Einphasige Mikropillen

Präparat Name (Hersteller)	Zusammensetzung	Darreichungs-form
Conceplan M (Grünenthal) Nora-Ratiopharm (Ratio-pharm)	0,03 mg Ethinylestradiol + 0,5 mg Norethisteron	21 Tabl. 21 Filmtabl.
Ovysmen 1/35 (Janssen-Cilag)	0,035 mg Ethinylestradiol + 1 mg Norethisteron	21 Tabl.
Ovoresta M (Organon)	0,0375 mg Ethinylestradiol + 0,75 mg Lynestrenol	22 Tabl.
Femranette mikro Dargees (NIDDApharm) Femigoa (Wyeth) Microgynon (Schering) Stediril-30 (Wyeth)	0,03 mg Ethinylestradiol + 0,15 mg Levonorgestrel	21 Drag.
Stediril-30/28 (Wyeth)		28 Drag. (21 aktive + 7 wirkstofffreie)
Minisiston (Jenapharm)	0,03 mg Ethinylestradiol + 0,125 mg Levonorgestrel	21 Drag.
Cilest (Janssen-Cilag)	0,035 mg Ethinylestradiol + 0,25 mg Norgestimat	21 Tabl.
Desmin 30 (Grünenthal) Marvelon (Organon) LAMUNA 30 (Hexal)	0,03 mg Ethinylestradiol + 0,15 mg Desogestrel	21 Filmtabl.
Femovan (Schering) Minulet (Wyeth)	0,03 mg Ethinylestradiol + 0,075 mg Gestoden	21 Drag.
Yasmin (Schering) Petibelle (Jenapharm)	0,03 mg Ethinylestradiol + 3 mg Drospirenon	21 Filmtabl.

Anhang

217

Übersicht der hormonellen Kontrazeptiva *Fortsetzung* ▶

III. Drei-Phasen-Präparate

Präparat Name (Hersteller)	Zusammensetzung	Darreichungsform
Synphasec (Grünenthal)	1. Phase = 7 Tage 0,035 mg EE + 0,5 mg Norethisteron 2. Phase = 9 Tage 0,035 mg EE + 1 mg Norethisteron 3. Phase = 5 Tage 0,035 mg EE + 0,5 mg Norethisteron	7 Tabl. (weiß) + 9 Tabl. (hellgelb) + 5 Tabl. (weiß)
Trinovum (Janssen-Cilag)	1. Phase = 7 Tage 0,035 mg EE + 0,5 mg Norethisteron 2. Phase = 7 Tage 0,035 mg EE + 0,75 mg Norethisteron 3. Phase = 7 Tage 0,035 mg EE + 1 mg Norethisteron	7 Tabl. (weiß) + 7 Tabl. (hellrosa) + 7 Tabl. (rosa)
Trigoa (Wyeth) Trinordiol 21 (Wyeth) Triquilar (Schering) Triette Dragees (NIDDApharm)	1. Phase = 6 Tage 0,03 mg EE + 0,05 mg Levonorgestrel 2. Phase = 5 Tage 0,04 mg EE + 0,075 mg Levonorgestrel 3. Phase = 10 Tage 0,03 mg EE + 0,125 mg Levonorgestrel	6 Drag. (hellbraun) + 5 Drag. (weiß) + 10 Drag. (ocker)
Trisiston (Jenapharm)	1. Phase = 6 Tage 0,03 mg EE + 0,05 mg Levonorgestrel 2. Phase = 6 Tage 0,04 mg EE + 0,075 mg Levonorgestrel 3. Phase = 9 Tage 0,03 mg EE + 0,125 mg Levonorgestrel	6 Drag. (rotbraun) + 6 Drag. (weiß) + 9 Drag. (ocker)
Pramino (Janssen-Cilag)	1. Phase = 7 Tage 0,035 mg EE + 0,180 mg Norgestimat 2. Phase = 7 Tage 0,035 mg EE + 0,215 mg Norgestimat 3. Phase = 7 Tage 0,035 mg EE + 0,250 mg Norgestimat	7 Tabl. (weiß) + 7 Tabl. (hellblau) + 7 Tabl. (dunkelblau)
Novial (Organon)	1. Phase = 7 Tage 0,035 mg EE + 0,050 mg Desogestrel 2. Phase = 7 Tage 0,030 mg EE + 0,100 mg Desogestrel 3. Phase = 7 Tage 0,030 mg EE + 0,150 mg Desogestrel	7 Filmtabl. (gelb) + 7 Filmtabl. (rot) + 7 Filmtabl. (weiß)

EE = Ethinylestradiol

IV. Antiandrogene Pillen

Präparat Name (Hersteller)	Zusammensetzung	Darreichungsform
Diane 35 (Schering)	0,035 mg Ethinylestradiol + 2 mg Cyproteronacetat	21 Drag.
Gestamestrol N (Hermal)	0,05 mg Mestranol + 2 mg Chlormadinonacetat	21 Drag.
Neo-Eunomin (Grünenthal)	1. Phase = 11 Tage 0,05 mg Ethinylestradiol + 1 mg Chlormadinonacetat 2. Phase = 11 Tage 0,05 mg Ethinylestradiol + 2 mg Chlormadinonacetat	11 Filmtabl. (beige) + 11 Filmtabl. (ocker) +
Belara (Grünenthal)	0,03 mg Ethinylestradiol + 2 mg Chlormadinonacetat	21 Filmtabl.
Ovosiston (Jenapharm)	0,08 mg Mestranol + 2 mg Chlormadinonacetat	21 Drag.
Valette (Jenapharm)	0,03 mg Ethinylestradiol + 2 mg Dienogest	21 Drag.

V. Höherdosierte Pillen – Einphasen-Präparate

Präparat Name (Hersteller)	Zusammensetzung	Darreichungsform
Non-Ovlon (Jenapharm)	0,05 mg Ethinylestradiol + 1 mg Norethisteronacetat	21 Drag.
Stediril (Wyeth)	0,05 mg Ethinylestradiol + 0,5 mg Norgestrel	21 Drag.
Gravistat 125 (Jenapharm) Neo-Stediril (Wyeth)	0,05 mg Ethinylestradiol + 0,125 mg Levonorgestrel	21 Drag.
Neogynon 21 (Schering) Stediril-d (Wyeth)	0,05 mg Ethinylestradiol + 0,25 mg Levonorgestrol	21 Drag.

VI. Zwei-Phasen-Präparate

Präparat Name (Hersteller)	Zusammensetzung	Darreichungs-form
Biviol (Nourypharma)	1. Phase = 7 Tage 0,04 mg Ethinylestradiol + 0,025 mg Desogestrel 2. Phase = 15 Tage 0,03 mg Ethinylestradiol + 0,125 mg Desogestrel	7 Tabl. (blau) + 15 Tabl. (weiß)
Perikursal 21 (Wyeth) Sequilar 21 (Schering) Sequilar 28 (Schering)	1. Phase = 11 Tage 0,05 mg Ethinylestradiol + 0,05 mg Levonorgestrel 2. Phase = 10 Tage 0,05 mg Ethinylestradiol + 0,125 mg Levonorgestrel	11 Drag. (weiß) + 10 Drag. (ocker) (+ 7 Drag. wirk- stofffrei bei Sequi- lar 28)

VII. Sequenz-Präparate

Präparat Name (Hersteller)	Zusammensetzung	Darreichungs-form
Lyn-ratiopharm-Sequenz (Ratiopharm)	1. Phase = 7 Tage 0,05 mg Ethinylestradiol 2. Phase = 15 Tage 0,05 mg Ethinylestradiol + 2,5 mg Lynestrenol	7 Kaps. (orange) + 15 Kaps. (gelb)
Oviol 22 (Nourypharma) Oviol 28 (Nourypharma)	1. Phase = 7 Tage 0,05 mg Ethinylestradiol 2. Phase = 15 Tage 0,05 mg Ethinylestradiol + 0,125 mg Desogestrel	7 Tabl. (blau) + 15 Tabl. (weiß) (+ 7 Tabl. wirk- stofffrei bei Oviol 28)
Sequostat (Jenapharm)	1. Phase = 6 Tage 0,05 mg Ethinylestradiol 2. Phase = 15 Tage 0,05 mg Ethinylestradiol + 1 mg Norethisteronacetat	6 Drag. (gelb) 15 Drag. (grün)

VIII. Vaginal applizierbare hormonale Kontrazeptiva

Präparat Name (Hersteller)	Zusammensetzung	Darreichungs- form
NuvaRingVaginalring (Organon / Nourypharma)	11,7 mg Etonogestrel + 2,7 mg Ethinylestradiol (= Tgl. Freisetzung: 0,12 mg Etonogestrel u. 0,015 mg Ethinylestradiol)	Intravaginale Applikation für 21 Tage, 7 Tage Pause

IX. Gestagen-Präparate

Präparat Name (Hersteller)	Zusammensetzung	Darreichungs- form
Cerazette (Organon)	0,075 mg Desogestrel	28 Filmtabl.
Microlut (Schering) Mikro-30 Wyeth (Wyeth) 28 mini (Jenapharm)	0,03 mg Levonorgestrel	35 Drag. 28 Drag.
Depo-Clinovir (Pharmacia)	150 mg Medroxyprogesteronacetat pro 1 Fertigspritze	i.m. Inj. in 3 monatigen Abständen
Noristerat (Schering)	200 mg Norethisteronenantat pro Spritzampulle	i.m. Inj. in zunächst 2-monatigen (3-mal), dann 3-monatigen Abständen
Implanon (Nourypharma)	68 mg Etonogestrel pro Implantat	Subkutane Insertion eines Implantats an der Innenseite des Oberarms; 3-jährige Anwendungsdauer

I. Östrogene oral

Präparat Name (Hersteller)	Zusammensetzung	Darreichungs-form
Ia. Konjugierte Östrogene		
Oestrofeminal 0,3 (Mack,Illert) Presomen (28) 0,3 (Solvay)	0,3 mg konjug. Östrogene	21 Kaps. (28) 20 Drag.
Oestrofeminal 0,6 (Mack, Illert) Presomen (28) 0,6 (Solvay) Climarest 0,6 (Wyeth)	0,6 mg konjug. Östrogene	21 Kaps. (28) 20 Drag. 20 Drag.
Femavit 0,625 (Pharmacia) Transannon mite (Pharmacia)	0,625 mg konjug. Östrogene	21 Drag. (gelb) + 7 Drag. (weiß wirkstofffrei)
Climarest 1,25 (Wyeth) Oestrofeminal 1,25 (Mack, Illert) Presomen (28) 1,25 (Solvay)	1,25 mg konjug. Östrogene	20 Drag. 21 Kaps. (28) 20 Drag.
Femavit 1,25 (Pharmacia) Transannor (Pharmacia)		21 Drag. (orange) + 7 Drag. (weiß wirkstofffrei)
Ib. Estradiol, seine Ester und Derivate		
Estrifam 1 mg (Novo Nordisk) Estronorm 1 mg (Jenapharm)	1 mg Estradiol	28 Filmtabl. 20 Filmtabl.
Estrifam (Novo Nordisk) Estronorm 2 mg (Jenapharm) Femoston mono 2 mg (Solvay)	2 mg Estradiol	28 Filmtabl. 20 Filmtabl. 28 Filmtabl.
Estrifam forte (Novo Nordisk)	4 mg Estradiol	28 Filmtabl.
Merimono 1 mg (Novartis / Pierre fabre Pharma) Progynova 21 mite (Schering)	1 mg Estradiolvalerat	28 Filmtabl. 21 Drag.
Merimono 2 mg (Novartis / Pierre fabre Pharma) Progynova 21 (Schering) Estradiol 2 mg Jenapharm (Jenapharm) Gynokadin (Kade) Sisare (28 Tage) Tabletten (Nourypharma)	2 mg Estradiolvalerat	28 Filmtabl. 21 Drag. 30 Tabl. 30 Tabl. 21 (28) Tabl.
Estradiol 4 mg Jenapharm (Jenapharm)	4 mg Estradiolvalerat	30 Tabl.
Ic. Estriol		
Gynäsan 1000 (Bastian) Ovestin 1 mg Tabletten (Organon) Synapause E (Nourypharma)	1 mg Estriol	30 Drag. 30 Tabl. 30 Tabl.
OeKolp-Tabletten 2 mg (Kade) Estriol 2 mg JENAPHARM (Jenapharm)	2 mg Estriol	30 Tabl. 30 Tabl.

II. Östrogene transdermal – Pflaster

Präparat Name (Hersteller)	Zusammen-setzung Estradiol	Nom. Abga-berate Estra-diol/24 Std.	Darreichungs-form
Estrabeta 25 Pflaster (betapharm)	2 mg	25 µg	Transderm. Pflaster
Estraderm MX 25 (Novartis)	0,75 mg		Matrixpflaster
Estraderm TTS 25 (Novartis)	2 mg		Membranpflaster
Dermestril 25 (Opfermann)	2 mg		Transderm. Pflaster
Estramon 25 (Hexal)	2 mg		Transderm. Pflaster
Tradelia 25 (Wolff)	2 mg		Transderm. Pflaster
Ephelia 25 Mikrogramm/24 h (NIDDApharm)	0,5 mg		Transderm. Pflaster
Menorest 37,5 (Novartis)	3,29 mg	37,5 µg	Transderm. Pflaster
Ephelia 37,5 Mikrogramm/24 h (NIDDApharm)	7,5 mg		Transderm. Pflaster
Estradot 37,5 Mikrogramm/24 h (Novartis)	0,585 mg		Transderm. Pflaster
Estraderm MX 50 (Novartis)	1,5 mg	50 µg	Matrixpflaster
Estraderm TTS 50 (Novartis)	4 mg		Membranpflaster
Dermestril 50 (Opfermann)	4 mg		Transderm. Pflaster
Estramon 50 / Uno 50 (Hexal)	4 mg		Transderm. Pflaster
Tradelia seven 50 µg (Wolff)	4 mg / 5 mg		Transderm. Pflaster
Evorel (Janssen-Cilag)	3,1 mg		Transderm. Pflaster
Menorest 50 (Novartis)	4,33 mg		Transderm. Pflaster
Cutanum 50 (Jenapharm)	3,9 mg		Matrixpflaster
Ephelia 50 Mikrogramm/24 h (NIDDApharm)	10 mg		Transderm. Pflaster
Estrabeta 50 Pflaster (betapharm)	4 mg		Transderm. Pflaster
Estradot 50 Mikrogramm/24 h (Novartis)	0,78 mg		Transderm. Pflaster
Fem 7 50 µg (Merck)	1,5 mg		Matrixpflaster
Estraderm MX 75 (Novartis)	2,25 mg	75 µg	Matrixpflaster
Estramon Uno 75 (Hexal)	6 mg		Transderm. Pflaster
Tradelia seven 75 µg (Wolff)	7,5 mg		Transderm. Pflaster
Menorest 75 (Novartis)	6,75 mg		Transderm. Pflaster
Ephelia 75 Mikrogramm/24 h (NIDDApharm)	15 mg		Transderm. Pflaster
Estradot 75 Mikrogramm/24 h (Novartis)	1,7 mg		Transderm. Pflaster
Fem 7 75 µg (Merck)	2,25 mg		Matrixpflaster
Estraderm MX 100 (Novartis)	3 mg	100 µg	Matrixpflaster
Estraderm TTS 100 (Novartis)	8 mg		Membranpflaster
Dermestril 100 (Opfermann)	8 mg		Transderm. Pflaster
Estramon 100 /Uno 100 (Hexal)	8 mg		Transderm. Pflaster
Tradelia 100 (Wolff)	8 mg		Transderm. Pflaster
Cutanum 100 (Jenapharm)	7,8 mg		Matrixpflaster
Estrabeta 50 Pflaster (betapharm)	8 mg		Transderm. Pflaster
Estradot 100 Mikrogramm/24 h (Novartis)	1,56 mg		Transderm. Pflaster
Fem 7 100 µg (Merck)	3 mg		Matrixpflaster

Übersicht der Hormon-Präparate zur Therapie in der Menopause *Fortsetzung* ▶

III. Östrogene transdermal – Gel

Präparat Name (Hersteller)	Zusammensetzung pro 1 g Gel	Darreichungs- form
Estreva Gel 0,1 % (Merck) GynPolar Gel 1,0 mg (Orion Pharma) Sandrena 1,0 mg (Organon) Sisare Gel mono 1,0 mg (Nourypharma)	1 mg Estradiol	Gel
Gynokadin Gel/-Dosiergel (Kade / Besins)	0,6 mg Estradiol	Gel
GynPolar Gel 0,5 mg (Orion Pharma) Sandrena 0,5 mg (Organon) Sisare Gel mono 0,5 mg (Nourypharma)	0,5 mg Estradiol	Gel

IV. Östrogene – lokal

Präparat Name (Hersteller)	Zusammensetzung pro Ovula oder 1 g Creme / Salbe	Darreichungs- form (intravaginal)
IVa. Estriol		
OeKolp Ovula / Vaginalcreme (Kade)	0,03 mg Estriol	Ovula / Vaginal- zäpfchen
Ortho-Gynest Creme (Janssen-Cilag)	0,1 mg Estriol	Vaginalcreme
Oekolp forte Ovula / Vaginalcreme (Kade) Ovestin 0,5 mg Ovula (Organon) Ortho-Gynest (Janssen-Cilag) Oestro-Gynaedron M 0,5 (Artesan/Casella-med) Cordes-Estriol (APS) Estriol-Ovulum Jenapharm (Jenapharm)	0,5 mg Estriol	Ovula / Vaginal- zäpfchen Ovula Vaginalzäpfchen Vaginalcreme Creme Ovula
Estriolsalbe (TEOFARMA) OeKolp Creme (Kade) Ovestin 1 mg Creme (Organon) Xapro (Jenapharm) Oestro-Gynaedron M 1,0 (Artesan/Casella-med)	1 mg Estriol	Salbe Vaginalcreme Creme Creme Vaginalcreme
IVb. Estradiol		
Linoladiol N (Wolff)	0,1 mg Estradiol	Vaginalcreme
Vagifem (Novo Nordisk)	0,25 mg Estradiol	Vaginaltabletten
Estring (Pharmacia)	2 mg Estradiol / pro Vaginal- ring = Estradiolabgabe / 24 Stunden: 7,5 µg (für 3 Mona- te)	Vaginalring

Übersicht der Hormon-Präparate zur Therapie in der Menopause *Fortsetzung* ▶

V. Gestagene – oral

Präparat Name (Hersteller)	Zusammensetzung	Darreichungsform
Va. Progesteronderivate		
Clinofem 2,5 (Pharmacia)	2,5 mg Medroxyprogesteronacetat	Tabl.
Clinofem 5 (Pharmacia) G-Farlutal (Pharmacia) MPA GYN 5 (Hexal)	5 mg Medroxyprogesteronacetat	Tabl.
Clinofem 10 (Pharmacia)	10 mg Medroxyprogesteronacetat	Tabl.
Duphaston 10 mg (Solvay)	10 mg Dydrogesteron	Tabl.
Prothil 5 mg (Solvay)	5 mg Medrogeston	Tabl.
Chlormadinon (Jenapharm) Gestafortin (Merck)	2 mg Chlormadinonacetat	Tabl.
Vb. Nortestosteronderivate		
Gestakadin (Kade) Norethisteron 1 mg JENAPHARM (Jenapharm) Sovel (Novartis)	1 mg Norethistesteronacetat	Tabl. Drag. Filmtabl.
Primolut-Nor-5 (Schering) Norethisteron 5 mg JENAPHARM (Jenapharm)	5 mg Norethisteronacetat	Tabl.
Primolut-Nor-10 (Schering)	10 mg Norethisteronacetat	Tabl.
Orgametril (Organon)	5 mg Lynestrenol	Tabl.

VI. Zyklische Präparate – oral

Präparat Name (Hersteller)	Zusammensetzung	Darreichungsform
VIa. Östrogen-Gestagenkombinationen mit Dydrogesteron		
Femoston 1/10 mg (Solvay)	1 mg Estradiol 1 mg Estradiol + 10 mg Dydrogesteron	14 Tabl. (weiß) + 14 Tabl. (grau)
Femoston 2/10 mg (Solvay)	2 mg Estradiol 2 mg Estradiol + 10 mg Dydrogesteron	14 Tabl. (rot) + 14 Tabl. (gelb)
VIb. Östrogen-Gestagenkombinationen mit Medrogeston		
Presomen 28 compositum 0,3 mg / 5 mg (Solvay)	0,3 mg konjugierte Estrogene 0,3 mg konjugierte Estrogene + 5 mg Medrogeston	14 Tabl. (braun) + 14 Tabl. (apricot)
Presomen 0,6 mg / 5 mg compositum (Solvay)	0,6 mg konjugierte Estrogene 0,6 mg konjugierte Estrogene + 5 mg Medrogeston	10 Tabl. (weiß) + 11 Tabl. (rosa)

Präparat Name (Hersteller)	Zusammensetzung	Darreichungsform
Presomen 28 compositum 0,6 mg / 5 mg (Solvay)	0,6 mg konjugierte Estrogene 0,6 mg konjugierte Estrogene + 5 mg Medrogeston	14 Drag. (weiß) + 14 Drag. (rosa)
Presomen 1,25 mg / 5 mg compositum (Solvay)	1,25 mg konjugierte Estrogene 1,25 mg konjugierte Estrogene + 5 mg Medrogeston	10 Drag. (orange) + 11 Drag. (rot)

VIc. Östrogen-Gestagenkombinationen mit Medroxyprogesteronacetat (MPA)

Präparat Name (Hersteller)	Zusammensetzung	Darreichungsform
Climopax cyclo 0,625/2,5 mg (Wyeth)	0,625 mg konjugierte Estrogene 0,625 mg konjugierte Estrogene + 5 mg MPA	Drag. (weiß) + Drag. (blau)
Estrafemol (Henning) Gianda (Grünenthal)	1 mg Estradiolvalerat 1,25 mg Estradiolvalerat + 5 mg MPA	12 Kaps. (beige) + 14 Kaps. (braun)
Osmil (Opfermann)	2 mg Estradiol 2 mg Estradiol + 5 mg MPA	16 Filmtabl. (weiß) + 12 Filmtabl. (hellblau)
Procyclo (Organon) Sisare Tabletten (Nourypharma)	2 mg Estradiolvalerat 2 mg Estradiolvalerat + 10 mg MPA	11 Tabl. (weiß) + 10 Tabl. (blau)

VId. Östrogen-Gestagenkombinationen mit Levonorgestrel

Präparat Name (Hersteller)	Zusammensetzung	Darreichungsform
Cyclo-Menorette (Wyeth)	1 mg Estradiolvalerat + 2 mg Estriol 1 mg Estradiolvalerat + 2 mg Estriol + 0,25 mg Levonorgestrel	11 Drag. (weiß) + 10 Drag. (rosa)
Klimonorm (Jenapharm)	2 mg Estradiolvalerat 2 mg Estradiolvalerat + 0,15 mg Levonorgestrel	9 Drag. (gelb) + 12 Drag. (braun)
Östronara (Kade/Besins)	2 mg Estradiolvalerat 2 mg Estradiolvalerat + 0,075 mg Levonorgestrel	16 Drag. (weiß) + 12 Drag. (rosa)

VIe. Östrogen-Gestagenkombinationen mit Norgestrel

Präparat Name (Hersteller)	Zusammensetzung	Darreichungsform
Cyclo-Progynova (Schering)	2 mg Estradiolvalerat 2 mg Estradiolvalerat + 0,5 mg Norgestrel	11 Drag. (weiß) + 10 Drag. (hellbraun)

VIf. Östrogen-Gestagenkombinationen mit Norethisteron und Norethistheronacetat (NETA)

Präparat Name (Hersteller)	Zusammensetzung	Darreichungsform
Mericomb 1 mg (Novartis)	1 mg Estradiolvalerat 1 mg Estradiolvalerat + 1 mg Norethisteron	16 Filmtabl. (blau) + 12 Filmtabl. (weiß)

Präparat Name (Hersteller)	Zusammensetzung	Darreichungsform
Mericomb 2 mg (Novartis)	2 mg Estradiolvalerat 2 mg Estradiolvalerat + 1 mg Norethisteron	16 Filmtabl. (blau) + 12 Filmtabl. (gelb)
Novofem (Novo Nordisk)	1 mg Estradiol 1 mg Estradiol + 1 mg NETA	16 Filmtabl. (rot) + 12 Filmtabl. (weiß)
Gynamon (Jenapharm)	2 mg Estradiol 2 mg Estradiol + 1 mg NETA	16 Filmtabl. (orange) + 12 Filmtabl. (grau)
Trisequens (Novo Nordisk)	2 mg Estradiol 2 mg Estradiol + 1 mg NETA 1 mg Estradiol	10 Filmtabl. (blau) + 12 Filmtabl. (weiß) + 6 Filmtabl. (rot)
Trisequens forte (Novo Nordisk)	4 mg Estradiol 4 mg Estradiol + 1 mg NETA 1 mg Estradiol	10 Filmtabl. (gelb) + 12 Filmtabl. (weiß) + 6 Filmtabl. (rot)

VIg. Östrogen-Gestagenkombinationen mit Cyproteronacetat

Climen (Schering)	2 mg Estradiolvalerat 2 mg Estradiolvalerat + 1 mg Cyproteronacetat	11 Drag. (weiß) + 10 Drag. (rosa)

VII. Zyklische Präparate – transdermal

Präparat Name (Hersteller)	Zusammensetzung	Nom. Abgaberate pro 24 Std.	Darreichungsform
Estracomb TTS (Novartis)	4 mg Estradiol pro Pflaster 10 mg Estradiol + 30 mg NETA pro Pflaster	50 µg Estradiol 50 µg Estradiol + 250 µg Norethisteronacetat	Rundes Membranpflaster Brillenförmiges Membranpflaster
Estalis sequi 50/250 (Novartis)	4,16 mg Estradiol pro Pflaster 0,48 mg Estradiol + 4,8 mg Norethisteronacetat pro Pflaster	50 µg Estradiol 50 µg Estradiol + 250 µg Norethisteronacetat	Phase-I-Pflaster (weißer Btl.) Phase-II-Pflaster (türkisfarbener Btl.)
Fem7 Combi 50 Mikrogramm /10 Mikrogramm/ 24 Stunden Transdermales Pflaster (Merck)	1,5 mg Estradiol pro Pflaster 1,5 mg Estradiol + 1,5 mg Levonorgestrel pro Pflaster	50 µg Estradiol 50 µg Estradiol + 10 µg Levonorgestrel	Phase-I-Pflaster Phase-II-Pflaster

Übersicht der Hormon-Präparate zur Therapie in der Menopause *Fortsetzung* ▶

VIII. Kontinuierlich kombinierte Präparate

Präparat Name (Hersteller)	Zusammensetzung	Darreichungs- form
Activelle (Novo Nordisk)	1 mg Estradiol + 0,5 mg Norethisteron- acetat	28 Filmtabl.
Kliogest N (Novo Nordisk) Clionara 2 mg/1 mg Filmtabletten (Kade/Besins)	2 mg Estradiol + 1 mg Norethisteron- acetat	28 Filmtabl.
Merigest (Novartis)	2 mg Estradiolvalerat + 0,7 mg Nor- ethisteron	28 Filmtabl.
Climodien 2/2 mg überzogene Tabletten (Schering)	2 mg Estradiolvalerat + 2 mg Dienogest	28 Tabl.
Lafamme 2/2 mg (Jenapharm)		28 Drag.
Climopax 0,625/2,5 mg (Wyeth)	0,625 mg konjugierte Estrogene + 2,5 mg MPA	28 Drag.
Climopax 0,625/5 mg (Wyeth)	0,625 mg konjugierte Estrogene + 5 mg MPA	28 Drag.
Femoston conti 1 mg/5 mg Film- tabletten (Solvay)	1 mg Estradiol + 5 mg Dydrogesteron	28 Filmtabl.
Indivina Tabletten 1 mg/2,5 mg (Orion/Grünenthal)	1 mg Estradiolvalerat + 2,5 mg MPA	28 Tabl.
Indivina Tabletten 1 mg/5 mg (Orion/Grünenthal)	1 mg Estradiolvalerat + 5 mg MPA	28 Tabl.
Indivina Tabletten 2 mg/5 mg (Orion/Grünenthal)	2 mg Estradiolvalerat + 5 mg MPA	28 Tabl.

IX. Kontinuierlich kombinierte Präparate – transdermal

Präparat Name (Hersteller)	Zusammensetzung	Nom. Abgaberate pro 24 Std.	Darreichungsform
Estragest TTS (Novartis)	5 mg Estradiol+ 15 mg Norethiste- ronacetat	Estradiol 25 µg + Norethisteronacetat 125 µg	Transdermales Pflaster

X. Andere Wirkstoffe zur Therapie klimakterischer Beschwerden

Präparat Name (Hersteller)	Zusammensetzung	Darreichungs- form
Liviella (Organon / Nourypharma)	2,5 mg Tibolon	28 Tabletten

Übersicht der Hormon-Präparate zur Therapie in der Menopause

Parameter		Normwerte		
		konventionell	x Faktor =	SI-Einheiten
B = Vollblut, C = Citratblut, E = EDTA-Blut, P = Plasma, S = Serum, St = Stuhl, U = Urin				
Albumin		S	3,5 – 5,5 g/dl	10	35 – 55 g/l
α_1-Fetoprotein (AFP)		S	< 10 ng/ml		
Antithrombin (AT III)		S	75 – 120 %		
Bilirubin	gesamt	P/S	0,2 – 1,1 mg/dl	17,1	3,4 – 18,8 µmol/l
	direkt	P/S	0,05 – 0,3 mg/dl		0,9 – 5,1 µmol/l
	indirekt	P/S	< 0,8 mg/dl		< 13,7 µmol/l
Blutgase	pH		7,36 – 7,44		
(arteriell)	pCO_2		35 – 45 mmHg	0,133	4,67 – 6,00 kPa
	pO_2		90 – 100 mmHg	0,133	12 – 13,3 kPa
	BE		– 2 bis + 2 mmol/l		
	Standard-Bikarbonat		22 – 26 mmol/l		
	O_2-Sättigung		92 – 96 %	0,01	0,92 – 0,96
Blutungszeit			< 2 – 8 Min.		
BSG (BKS)		C	m: 3 – 10 mm (1 h)		
			w: 6 – 20 mm (1 h)		
Calcium		S	2,3 – 2,6 mmol/l		
		U	4,0 – 5 mmol/l		
Cholesterin	gesamt	P/S	120 – 240 mg/dl	0,026	3,1 – 6,2 mmol/l
	DL	P/S	> 50 mg/dl		> 1,3 mmol/l
	LDL	P/S	< 150 mg/dl		< 3,87 mmol/l
C-Peptid		S	0,37 – 1,2 nmol/l	2,97	1,1 – 3,6 µg/l
C-reaktives Protein (CRP)		P/S	< 5 mg/l		
Creatinkinase (CK)		P/S	< 80 U/l		
Creatinkinase-Isoenzym MB (CK-MB)		P/S	< 6 % der CK		
Differenzialblutbild:		E			
– stabkernige neutrophile Granulozyten			0 – 5 %		
– segmentkernige neutrophile Granulozyten			50 – 70 % (1800 – 7000/µl)		
– eosinophile Granulozyten			0 – 5 % (< 450/µl)		
– basophile Granulozyten			0 – 2 % (< 200/µl)		
– Monozyten			2 – 6 % (< 800/µl)		
– Lymphozyten			25 – 45 % (1000 – 4800/µl)		
Eisen		S	m: 80 – 150 µg/dl	0,179	m: 14 – 27 µmol/l
			w: 60 – 140 µg/dl		w: 11 – 25 µmol/l
Eiweiße		S	(Elektrophorese)		
– Albumin			3,6 – 5,0 g/dl (45 – 65 %)	10	36 – 50 g/l
– α_1-Globulin			0,1 – 0,4 g/dl (2 – 5 %)	10	1 – 4 g/l
– α_2-Globulin			0,5 – 0,9 g/dl (7 – 10 %)	10	5 – 9 g/l
– β-Globulin			0,6 – 1,1 g/dl (9 – 12 %)	10	6 – 11 g/l
– γ-Globulin			0,8 – 1,5 g/dl (12 – 20 %)	10	8 – 15 g/l
Erythrozyten		E	m: 4,5 – 5,9 Mio./µl		
			w: 4,0 – 5,2 Mio./µl		

modifiziert nach Kirschbaum,
Checkliste Gynäkologie und Geburtshilfe

Laborwerte – Normalbereiche *Fortsetzung* ▶

Parameter		Normwerte		
		konventionell	x Faktor =	SI-Einheiten
B = Vollblut, C = Citratblut, E = EDTA-Blut, P = Plasma, S = Serum, St = Stuhl, U = Urin				
Ferritin	S	30–200 µg/l		
Fibrinogen	P	200–400 mg/dl	0,03	5,9–11,8 µmol/l
Folsäure	P	3–15 ng/ml		
Gesamteiweiß	S	6–8,4 g/dl	10	60–84 g/l
Glukose nüchtern	B/S	55–110 mg/dl	0,0555	3,05–6,1 mmol/l
γGT	S	m: 6–28 U/l w: 4–18 U/l		
GOT (AST)	S	m: < 18 U/l w: < 15 U/l		
GPT (ALT)	S	m: < 22 U/l w: < 17 U/l		
HbA$_{1c}$	E	< 6% des Hb		
Hämatokrit	E	m: 41–50% w: 37–46%		
Hämoglobin	E	m: 14–18 g/dl w: 12–16 g/dl	0,62	8,7–11,2 mmol/l 7,5–9,9 mmol/l
Haptoglobin	S	20–204 mg/dl	0,01	0,2–2,04 g/l
Harnsäure	S	2,6–6,4 mg/dl	60	155–384 µmol/l
Harnstoff	S	10–55 mg/dl	0,17	1,7–9,3 mmol/l
α-HBDH	S	55–140 U/l		
Immunglobulin G	S	0,8–1,8 g/dl	10	8–18 g/l
Immunglobulin A	S	0,09–0,45 g/dl	10	0,9–4,5 g/l
Immunglobulin M	S	0,06–0,26 g/dl	10	0,6–2,6 g/l
INR (international normalized ratio)	C	S. 97		
Kalium	S U	3,5–5 mmol/l 30–100 mmol/24 h		
Kalzium	S U	2,3–2,6 mmol/l 4,0–5 mmol/l		
Kreatinin	S	0,5–1,2 mg/dl	88,4	44–106 µmol/l
Kreatinin-Clearance (alters- und geschlechtsabhängig)		80–160 ml/min		
Laktat	S	9–16 mg/dl	0,111	1–1,8 mmol/l
LDH	S	120–240 U/l		
Leukozyten	E	4000–10000/µl		
Lipase	S	30–180 U/l		
Lipoprotein (a)	S	< 30 mg/dl	10	< 300 mg/l
Magnesium	S	1,75–4 mg/dl	0,41	0,7–1,6 mmol/l
MCH (mittlerer Hb-Gehalt des Erythrozyten)	E	27–34 pg		
MCHC (mittlere Hb-Konzentration der Erythrozyten)	E	30–36 g/dl		
MCV (mittlere Erythrozytenvolumen)	E	85–98 fl		
Natrium	S U	135–150 mmol/l 120–220 mmol/24 h		

Parameter		Normwerte		
		konventionell	x Faktor =	SI-Einheiten
B = Vollblut, C = Citratblut, E = EDTA-Blut, P = Plasma, S = Serum, St = Stuhl, U = Urin				
Partielle Thromboplastinzeit (PTT)	C	20 – 38 Sek.		
Prolaktin	S	m: < 11 ng/l w: < 15 ng/l	1	m: < 11 µg/ml w: < 15 µg/ml
Phosphat	S	0,77 – 1,55 mmol/l		
Quick	C	siehe Thromboplastinzeit		
Retikulozyten	E	4 – 15‰ (20 000 – 75 000 /µl)		
Spezifisches Uringewicht	U	1,002 – 1,035		
STH (GH)	S	< 5 ng/l	1	< 5 µg/ml
Thrombinzeit (TZ)	C	14 – 20 Sek.		
Thromboplastinzeit (Quick)	C	70 – 100 %		siehe auch S. 97
Thrombozyten	E	150 000 – 350 000/µl		
TSH basal – 30 Min. nach Injektion von 200 mg TRH	S	0,3 – 4,0 mU/l Anstieg > 2 mU/l		
freies Thyroxin (fT$_4$)	S	0,5 – 2,3 ng/dl	14	7 – 30 pmol/l
freies Trijodthyronin (fT$_3$)	S	3,0 – 6,0 pg/ml	1,53	4,6 – 9,2 pmol/l
TBG	S	12 – 30 µg/ml		
Thyreoglobulin	S	< 50 ng/ml		
Transferrin	S	200 – 400 mg/dl	0,01	2,0 – 4,0 g/l
Triglyzeride	S	75 – 200 mg/dl	0,0112	0,83 – 2,3 mmol/l

Sachverzeichnis